G. VITHOULKAS / MATERIA MEDICA VIVA IX

GEORGOS VITHOULKAS

MATERIA MEDICA VIVA

Band IX
Cicuta virosa – Corallium rubrum

Ulrich Burgdorf
Verlag für homöopathische Literatur

Vithoulkas, Georgos:
Materia Medica viva / Georgos Vithoulkas. Göttingen : Burgdorf.
ISBN 3-922345-81-6
NE : HST

Bd. 9: Cic.-Cor-r. - 2002
ISBN 3-922345-89-1

Lektorat: Frank Seiß
Gesetzt aus der Adobe Garamond
Herstellung: Mediaprint, Paderborn

ISBN 3-922345-89-1

INHALTSVERZEICHNIS

Sehr geehrte Leserinnen und Leser der Materia Medica viva,

wir freuen uns sehr, Ihnen nach langer Stockung den Fortgang der großen Arzneimittellehre von Georgos Vithoulkas anzeigen zu können. Während Sie diesen Band 9 in Händen halten, ist Band 10 bereits in Teilen fertiggestellt; er soll folgende Arzneimittel enthalten: Crocus, Croton tiglium, Crotalus horridus, Cyclamen europaeum, Cuprum, Digitalis, Dioscorea, Drosera rotundifolia, Dulcamara, Elaps, Eupatorium perfoliatum, Euphrasia, Euphorbium.

Für das nächste Jahr ist Band 11 mit diesen Mitteln vorgesehen: Fagopyrum, Ferrum iodatum, Ferrum metallicum, Ferrum phosphoricum, Fluoricum acidum, Formica rufa, Gambogia, Gelsemium, Glonoinum, Graphites.

In regelmäßigen Abständen werden weitere Bände erscheinen. Es geht also weiter — und voran! Wir möchten Sie sehr herzlich bitten, uns die Treue zu halten.

Auf den repertoriumsartigen Index zu den einzelnen Bänden wollen wir künftig verzichten. Eine Reihe von Lesern hat uns darauf hingewiesen, daß ein solcher Index für einen alphabetischen Ausschnitt aus der Materia Medica kaum genutzt wird. Wir werden jedoch alle Informationen in einem Registerband zusammenführen — es geht Ihnen nichts verloren! Anregung und Kritik nehmen wir gerne auf. Sie erreichen den Verlag neuerdings auch per e-mail: burgdorf-verlag@t-online.de.

Die Anfänge der Materia Medica Viva reichen in die siebziger Jahre zurück, als Georgos Vithoulkas zuerst eine mehrbändige Arzneimittellehre als Summe seines Lebenswerkes plante. Wesentlichen Anteil daran, daß diese Idee schließlich Früchte trug, hat Ulrich Burgdorf, der im März 2002 ganz überraschend verstorbene Gründer und Leiter unseres Verlages, der mit Idealismus, Engagement und Risikobereitschaft auf eine Entscheidung drängte und die Veröffentlichung im Deutschen übernahm. So kam es, daß 1991 endlich der erste Band erschien — zuerst auf Deutsch, wie alle seither herausgekommenen Teilbände. Nach wie vor wird die Materia Medica viva zuerst auf Deutsch beim Burgdorf Verlag publiziert; die englischen Bände sind regelmäßig später erschienen. Und nach wie vor geschieht die notwendige Überprüfung der ›klassischen‹, so häufig ja deutschsprachigen Quellen im Burgdorf Verlag, und die Ergebnisse werden von uns dem Autor zugänglich gemacht.

In die neunziger Jahre, die Entstehungszeit der ersten acht Bände, fiel unter anderem die Eröffnung des homöopathischen Studienzentrums von Georgos Vithoulkas in Alonnisos sowie die Verleihung des »Right Livelihood Award«, des sog. Alternativen Nobelpreises, an ihn »für seinen herausragenden Beitrag zur Wiederbelebung des homöopathischen Wissens und für seine unermüdlichen Bemühungen um eine höchsten Ansprüchen genügende homöopathische Ausbildung«.

Wir sind stolz auf einen solchen Autor und fühlen uns auch in Zukunft seiner bescheiden klingenden und doch so anspruchsvollen Zielsetzung verpflichtet, die er im ersten Band so formulierte: »Dieses Werk kann nicht mehr sein als ein Schritt in die richtige Richtung: nämlich den Lernenden zu helfen, die Einzigartigkeit eines jeden Mittels mit größtmöglicher Klarheit zu erkennen und diese heilige Wissenschaft in wirkungsvoller Weise anzuwenden.«

Raphael Burgdorf	Vera Basting Burgdorf	Frank Seiß
Inhaber	Geschäftsführung	Lektorat

CICUTA VIROSA

Die essentiellen Merkmale

Wenn man erfährt, daß sich **nach einer Kopfverletzung** der Charakter des Patienten verändert hat, und zwar **von Aggressivität und Unbeherrschtheit hin zu Nachgiebigkeit, Freundlichkeit und geradezu engelhaftem Wesen**, dann ist das Hauptmittel für einen solchen Fall Cicuta virosa. Ein solcher Wandel ist unmöglich ohne eine tiefgreifende und ernsthafte Affektion des Nervensystems, bei diesem Mittel oft in Form von **Krampfleiden**. Das bedeutet eine Verlagerung des Problems, und zwar von einer zentrumsnahen zu einer zentrumsferneren Hirnregion; doch zugleich wird durch den Schock das Ungleichgewicht im Organismus noch vergrößert.

Cicuta ist ein Arzneityp mit einem innerlichen Gewaltpotential, das vom Organismus des Patienten tief drinnen unter Verschluß gehalten wird. Äußerlich wirken solche Menschen friedlich, unschuldig, ja kindlich, solange der Organismus nicht in die Stürme einer Krise gerät; und diese äußert sich eben meist in **Konvulsionen**. Und wenn das innere Gewaltpotential tatsächlich in Gestalt epileptischer Krampfattacken an die Oberfläche gelangt, ist das ein erschreckendes Phänomen. Mit Entsetzen sieht man die gräßlichen Verziehungen besonders der Gesichtsmuskeln, hört man die durchdringenden Schreie, nimmt man wahr, wie heftig die Kinnladen zusammengepreßt sind, erkennt man, wie die Augen nach oben verdreht werden, sieht man den blutigen Schaum vor dem Mund, den unwillkürlichen Harn- und Stuhlabgang, den Zungenbiß. Dazu kommt heftigstes Schielen. Der Organismus scheint vollständig die Kontrolle verloren zu haben.

Doch wenn man einen Cicuta-Fall außerhalb einer solchen Krise aufnimmt, sieht es ganz anders aus. Man hat dann den Eindruck, es mit einer sehr friedlichen Person zu tun zu haben. So könnte man zum Beispiel einen Mann vor sich sehen, den man nach seinen Gesichtszügen eigentlich für eine sehr triebhafte Person halten möchte, bis hin zur Gewalttätigkeit und Unbeherrschtheit; er hat dicke Lippen, dichte, breite Augenbrauen, tief eingegrabene Linien im Gesicht, grobe Züge — und zugleich wirkt er so sanft, daß man es gar nicht glauben mag. Solche Unschuld spricht aus dem Blick und dem Gesichtsausdruck des Patienten, daß man gleich spürt: entweder ist dies eine Maske, die er aufsetzt, um liebenswert zu erscheinen, oder es handelt sich um einen Cicuta-Zustand. Der Ausdruck »**engelhaftes Gesicht**« trifft es sehr genau.

Unterhalb dieses Erscheinungsbildes wird freilich der aufmerksame Beobachter das andere Gesicht des Patienten erkennen: **Entstellung, Verzerrung, Heftigkeit, Gewalt, Strabismus, Zuckungen, krampfhafte Bewegungen**. Man spürt, daß ein solcher Mensch zum Beispiel leicht zu einem jugendlichen Kriminellen werden könnte: er könnte stehlen, trinken, alle möglichen antisozialen Handlungen begehen. Es handelt sich hier nicht um wahre Unschuld, sondern um eine unschuldige Erscheinung. Das Gleichgewicht des Organismus ist tiefgreifend gestört; er schwankt zwischen den Extremen der unschuldigen, kindlichen Erscheinung und dem Ausdruck des Bösen, Boshaften, Schlechten. Tatsächlich wird man bei der Anamnese oft gerade so eine Geschichte erzählt bekommen: einen Wandel von der Bosheit des früheren Lebens zur Unschuld der Gegenwart, weil die Krankheit sich schlicht und einfach auf einen anderen Teil des Hirns verlagert hat — in Form von Krämpfen, von massiven epileptischen Anfällen, mit gräßlichen Verziehungen der Gesichtsmuskeln und starkem Strabismus. Man kann resümieren: Die Kopfverletzung hat dazu geführt, daß die Gleichgewichtsstörung des Organismus in eine andere Hirnregion verschoben wurde, und zwar in eine, die relativ zur ursprünglichen als peripher betrachtet werden muß.

Cicuta greift besonders das zentrale und periphere Nervensystem an. Das Wort, das die Cicuta-Wirkung in diesem Bereich wesenhaft charakterisiert, ist: **Verzerrung.** Solche Patienten werden von ihrem Organismus gezwungen, Verzerrungen, Entstellungen, Distorsionen im Nervensystem zu manifestieren. Das äußert sich in Grimassieren, Schielen, Krämpfen und krampfhaften Bewegungen der Extremitäten. Die Gliederkrämpfe sind so heftig, daß der Patient in die seltsamsten Stellungen geworfen wird. Das Delirium kann zum Beispiel so aussehen: »»Wahnsinn: nach ungewöhnlichem Schlafe, Hitze des Körpers; **sie sprang aus dem Bett, tanzte, lachte und trieb allerlei Narrheiten**, trank viel Wein, hüpfte immer umher, klatschte in die Hände und sah dabei sehr rot im Gesicht aus — die ganze Nacht hindurch.« Oder so: »Geistige Aberrationen; singt, **führt höchst groteske Tanzschritte aus, schreit.**«

Die peripheren Nerven befinden sich in einem solchen Erregungszustand, daß der Patient **auf eine Berührung hin, besonders am Kopf, erneut in Krämpfe verfallen** kann. Das gesamte Nervensystem ist angespannt und kann auf geringste Belastungen sehr heftig reagieren; **Geräusche**, Türenschlagen, ein Schrei oder plötzliche laute Musik führen zu Zuckungen, Krämpfen oder Verdrehungen der Gliedmaßen. Auch geringfügige **Verletzungen** können bei Cicuta-Patienten Krämpfe hervorrufen, z. B. wenn ein scharfer Knochensplitter oder eine Fischgräte im Hals steckenbleibt. Nach jeder Auseinandersetzung mit einer anderen Person, auch wenn sie in ganz gemäßigten Bahnen verläuft, fühlen sich diese Leute ganz fassungslos, durcheinander, aus dem Gleichgewicht geraten.

Doch wenn der ganze Aufruhr vorbei ist, vollführt der Organismus einen Umschlag in den genau entgegengesetzten Zustand, so als wollte er das Gleichgewicht wieder herstellen. Krankhafte Friedfertigkeit, Unterwürfigkeit, Nachgiebigkeit, Sanftheit, Nettigkeit, Freundlichkeit, Gehorsam — so sieht dieser entgegengesetzte Zustand aus, der keinerlei aggressive Regung mehr zuzulassen scheint.

Manchmal wird **der Blick des Patienten ganz starr**, so als ob er in die Unendlichkeit schaute; und aus dieser Starre kann nichts ihn herausholen. Es scheint, daß der Organismus diese kurzen Pausen benötigt, um sein Gleichgewicht wiederzufinden. Wenn die Patienten in einer solchen Phase massiv gestört werden, können sie die Besinnung verlieren oder Krämpfe bekommen. Das Mittel kann sowohl bei Petit mal als auch bei Grand mal angezeigt sein. Übrigens ist die Beziehung von Cicuta zu den **Augenmuskeln** ein wichtiges Element des Arzneibildes, das man sich unbedingt einprägen sollte.

Gemütssymptome: unreif, kindlich, mitfühlend

In chronischen Krankheitszuständen, die Geist und Gemüt betreffen, fallen die Symptome der **Unreife** und des **kindlichen, ja kindischen Wesens** auf. Manchmal vermitteln die Patienten einen vollkommen unschuldigen Eindruck, sie wirken geläutert, als hätten sie ihre Vergangenheit total vergessen, als hätte alles Frühere keine Bedeutung mehr. Man sieht nicht den Ernst und die Tiefe, die man mit einem erwachsenen Menschen verbindet; sie sind oft zu naiv für ihr Alter und ihre Erfahrungen. In ihnen kann man die Schönheit und zugleich die Unreife des Kindes erkennen. Ein sehr charakteristisches Prüfungssymptom: »**Er deuchte sich wie ein Kind von 7, 8 Jahren, als wären ihm die Gegenstände sehr lieb und anziehend, wie einem Kind das Spielzeug.**«

Diese Art von Unreife ähnelt einigen anderen Arzneitypen. PULSATILLA, das viele Symptome mit Cicuta gemeinsam hat, ist ebenfalls ein bißchen naiv, die Patienten haben oft nicht gelernt, mit alltäglichen Konflikten umzugehen. PULSATILLA-Patienten versuchen immer, sich auf jemanden zu stützen, eine Person zu finden, die ihre Probleme für sie löst. Sie weinen und klagen viel; sanfte Charaktere, die nie das Kämpfen gelernt haben.

BARYTA-CARBONICA-Patienten hingegen sind Menschen, die am liebsten im Status der Kindheit bleiben würden, weil sie sich darin wohlfühlen. Sie könnten zum Beispiel sagen: »Ich will nicht erwachsen werden!«

BUFO-Patienten sind ebenfalls oft unreif und geistig zurückgeblieben, doch sie haben gewöhnlich erheblich größere Probleme mit zwischenmenschlichen Kontakten. Es sind ›schwierige‹ Typen, man kommt nicht leicht an sie heran, und deshalb sind sie häufig unfähig, emotionale oder sexuelle Beziehungen aufzubauen. Die Folge ist, daß sie zu übertriebenem Masturbieren neigen. Selbst wenn es ihnen gelingt, einen Sexualpartner zu finden, bleiben sie ›schwierig‹ und zeigen beim Sex oft aggressives Verhalten.

Der sanfte, nachgiebige Charakter von Cicuta-Patienten kann auch in akuten Zuständen zum Ausdruck kommen: während die Konvulsionen durch extreme Heftigkeit in allen Bewegungen gekennzeichnet sind, ist der Patient »zwischen den Krampfanfällen sanft, friedlich und nachgiebig, was die Arznei von NUX VOMICA oder STRYCHNINUM unterscheidet« (Kent). Doch diese Gemütsverfassung zeigt sich auch in chronischen und konstitutionellen Fällen. Im Anamnesegespräch legen Cicuta-Patienten es oft darauf an, nett zu dem Arzt zu sein und ihm zu gefallen. Sie können nicht nein sagen, statt dessen präsentieren sie sich als glückliche, ruhige Menschen. Streit und Konfrontationen versuchen sie möglichst zu vermeiden. Auch sehr **mitfühlend** sind Cicuta-Patienten oft, selbst bei Personen, die nicht zum näheren Bekanntschaftskreis zählen. »Er wird von traurigen Erzählungen heftig angegriffen« (Hahnemann); durch freudige Anlässe leicht zu Tränen gerührt.

Die Unreife kann mit **schweren Krankheitserscheinungen auf der intellektuellen Ebene** verbunden sein, das Hirn scheint sich nicht weiterentwickeln zu wollen. In einem Fall von Tyler war die Patientin mit dreieinhalb Jahren auf den Kopf gefallen und hatte daraufhin vier Monate lang »bewußtlos und blind« im Bett liegen müssen. Später bekam sie einen pustulösen Ausschlag am ganzen Kopf, der allopathisch behandelt wurde. Seitdem litt sie unter epileptischen Anfällen mit unwillkürlichem Harnabgang und heftigen klonischen Krämpfen, besonders nachts. In manchen Nächten wurden zwanzig bis dreißig Attacken gezählt. Vor ihrer Kopfverletzung war sie sehr intelligent gewesen, aber als Tyler sie sah, im Alter von 23 Jahren, war sie wie ein Baby. Sie konnte sich nicht allein waschen und anziehen. Wenn sie gefragt wurde, ob sie etwas zu essen wollte, sagte sie nein; aber wenn man das Essen dann vor sie hinstellte, aß sie. Tyler gab ihr Cicuta C200 aufgrund der heftigen Konvulsionen, des Pustelausschlags und der »Folgen von Schlag auf den Kopf«, mit eindrucksvollem Erfolg. Nicht nur wurden die epileptischen Anfälle schwächer und seltener und hörten schließlich ganz auf, sondern auch ihr Verstand entwickelte sich deutlich zum Besseren. Sie lernte, sich allein anzuziehen und zu waschen, konnte viele Hausarbeiten selbst verrichten, ihr Gedächtnis besserte sich enorm usw. Der Fall wurde danach mehr als fünf Jahre lang beobachtet, bei steter Zunahme der Geisteskräfte; epileptische Anfälle kamen zunächst gelegentlich noch vor, nach Aufregungen, Krankheiten oder Verletzungen, später blieben sie über lange Zeiträume völlig aus. Tyler zitiert einen weiteren Fall mit ähnlichem Verlauf der Krankheit und der Behandlung — und ähnlich gutem Ausgang.

Argwohn, Menschenhaß

Ein anderer Zug von Cicuta-Patienten scheint ganz im Gegensatz zu ihrem sanften Wesen zu stehen, nämlich Verachtung und **Haß auf die Menschheit** als solche. Sie sagen zum Beispiel, daß sie den Menschen kein Vertrauen schenken können, daß die Leute schlecht, verrückt, töricht sind, daß sie nichts mit ihnen zu tun haben wollen. Und solche Dinge sagen sie in einem Ton, der verrät, daß sie selbst gar nicht recht verstehen, was sie da reden. Es ist eben keine Haltung oder Einstellung, es ist ein Symptom: eine Art Wahnidee oder zwanghafte Einbildung. Bei der Fallaufnahme kann man unmittelbar merken, ob jemand mit Verstand und aus Erfahrung spricht oder ob ihm Krankheit und Verwirrung seine Worte eingeben. Dieser Unterschied ist sehr bedeutsam.

Hahnemann schreibt in seiner Prüfung: »**Geringschätzung und Verachtung der Menschheit**; er floh die Menschen, verabscheute ihre Torheiten im höchsten Grade, und sein Gemüt schien sich in

Menschenhaß zu verwandeln; er zog sich in die Einsamkeit zurück.« Und: »Mangel an Zutrauen zu den Menschen und **Menschenscheu**; er floh sie, blieb einsam und dachte über die Irrtümer derselben und über sich selbst ernsthaft nach.« Die Patienten sind auch sehr **argwöhnisch**.

Benommenheit und Wahnideen

Cicuta-Patienten sind oft ziemlich durcheinander, und das kann sich bis zu veritablen Wahnideen steigern, die die eigene Identität, die Zeit und die Körperwahrnehmung betreffen.

»**Er verwechselte Gegenwärtiges mit Vergangenem.**«

»Dumm und dämisch.« »**Gedankenlosigkeit, Unbesinnlichkeit, Sinnenberaubung.**« »**Große Betäubung und Erschöpfung.**«

»Den ganzen Tag die Gedanken verworren und schnell ohne Zusammenhang von einem auf den anderen Gegenstand überspringend, oft von quälerischer Beschaffenheit und trübe Seiten der Dinge hervorkehrend.«

»Alles ist verworren und fremdartig. ... Die Gesichter alter Freunde sehen fremd aus; er schaut sie an und fragt sich, ob das noch die gleichen Leute sind, die er einmal gekannt hat. ... Stimmen hören sich fremd an. Sehkraft, Geruchssinn, überhaupt alle Sinne sind gestört und verwirrt. Verwirrung in bezug auf die eigene Person, sein Alter, seine Umgebung« (Kent).

»**Er glaubte nicht, in den gewöhnlichen Verhältnissen zu leben; es deuchte ihm alles fremd und fast furchtbar**; es war, als wenn er aus einem hitzigen Fieber erwachte und allerlei Gestalten sähe, doch ohne körperliches Krankheitsgefühl.«

»Er ward gleichgültig gegen alles, und fing an zu zweifeln, ob dies auch wirklich der Zustand sei, in dem er sich befände.«

»Hat das Gefühl, als ob er an einem fremden Ort wäre, was Furcht auslöst.«

»Während des Liegens im Bett, ein sonderbares Gefühl, als wenn sein ganzer Körper angeschwollen wäre, und zugleich (wachend) ein sonderbares Zusammenfahren, als ob er aus dem Bett fiele.«

Delirium, kann nicht sprechen, ist nicht bei sich.

»Glaubt, sie sehe einen riesigen Mann auf sich zukommen, der sich neben sie legt; sie bittet ihn wegzugehen, verfällt in Krämpfe und dreht sich auf den Bauch.«

Extreme Heftigkeit der spastischen und Deliriumssymptome; neigt zu unbedachten, absurden Handlungen (Guernsey).

»Delirium, weint und singt; verliert das Bewußtsein bei offenen Augen; erkennt niemanden, aber antwortet auf Fragen, wenn man sie berührt und anspricht; plötzlich kehrt die Besinnung zurück, **und sie weiß nichts mehr von dem, was passiert ist.**« Solche Gedächtnislücken können Stunden oder gar Tage umfassen (Kent).

Ein weiteres Thema der Cicuta-Pathologie ist der **Gegensatz von Selbstüberschätzung und Unsicherheit**. Ein interessantes Schwindelsymptom, das sehr schön die Unsicherheit aufzeigt: »**Sie glaubt sich fester stellen oder setzen zu müssen** ...« Dieses seltsame Symptom kann sich in der Praxis zum Beispiel so präsentieren: Der Patient scheint das Gefühl zu haben, er sitze nicht richtig auf seinem Stuhl. Mehrmals erhebt er sich, aber nicht ganz, sondern nur zehn oder zwanzig Zentimeter, und setzt sich dann gleich wieder hin. Während des Anamnesegesprächs tut er das immer wieder. Man könnte glauben, er werde jetzt gleich aufstehen und weggehen, aber er setzt sich jedesmal wieder hin. Es geht ihm nur darum, »sich fester zu setzen«, seiner Körperhaltung mehr Sicherheit zu verleihen.

Furcht, Angst, Depression

»Aufgeregtheit, mit Kümmernis für die Zukunft, alles, was ihm begegnen könnte, stellt er sich gefährlich vor.«

»**Er dachte mit Ängstlichkeit an die Zukunft und war immer traurig.**«

»Viel Blähungsanhäufung, mit immerwährender Angst und Verdrießlichkeit.«

»**Große Schreckhaftigkeit; bei jeder Öffnung der Türe und bei jedem, auch nicht gar laut gesprochenen Wort** empfindet sie vor Schreck Stiche in der (linken) Seite des Kopfes.«

»Traurigkeit, mehrere Tage lang.«

»Wo andere lustig waren, war er traurig.«

»Am liebsten einsam und ohne zu sprechen, mit Mangel an Entschließungskraft.«

»Zu keiner Arbeit aufgelegt, mürrisch und trüben Gedanken nachhängend.«

»Sehr beschäftigt mit unabweislich sich aufdrängenden Gedanken über menschliche Verhältnisse.«

»Liebt die Einsamkeit, große Abneigung gegen die Gesellschaft anderer.«

»Öfter wiederkehrendes Schluchzen und Weinen, mit Schmerz im Nacken, krampfhaftem Ziehen des Kopfes nach hinten und Zittern der Hände.«

»Wimmern, Winseln und Heulen.«

Die Krampfsymptome von Cicuta im Einzelnen

Der Wasserschierling ist wohlbekannt für seine Fähigkeit, **Konvulsionen und Spasmen heftigster Art** hervorzurufen und zu heilen. Klonische Krämpfe mit gräßlichen oder lächerlichen Verdrehungen und Verziehungen der Gliedmaßen, der Gesichtsmuskeln, heftige Zuckungen von Kopf und Extremitäten; **tonische Krämpfe von extremer Stärke**, starrkrampfartig, jeder Muskel ist starr und hart wie Holz; auch Katalepsie mit Flexibilitas cerea; Trismus, oft mit Zähneknirschen und blutigem Schaum vor dem Mund, beißt sich auf die Zunge usw.; langanhaltender und sehr lauter **Singultus**, Zwerchfellkrämpfe mit starker Anschwellung in der Magengegend; usw. Die Liste der eindrucksvollen spasmodischen Symptome ist lang, aber besonders oft wird eine große Neigung berichtet, **Kopf und Rücken rückwärts zu biegen (Opisthotonus)**. »Wie ein Bogen gekrümmter Rücken.«

Ein weiteres konvulsives Phänomen ist **Strabismus convergens** von spastischem Charakter. Kent: »Jedesmal wenn das Kind erschrickt, fängt es an zu schielen; von Berührung oder Erkältung oder auch nach einem Sturz, bei dem es sich den Kopf verletzt, oder in periodischen Abständen kommt es zu Strabismus.«

Schlundkrämpfe sind ebenfalls häufig. Sie können sehr gefährlich sein, ja durch **Atemstillstand** lebensbedrohlich werden und mit völliger Unfähigkeit zu schlucken einhergehen. Schon eine leichte Verletzung kann bei Cicuta-Patienten derart bedrohliche Symptome hervorrufen, z.B. wenn ein scharfer Knochensplitter oder eine Fischgräte im Hals steckenbleibt; nicht die Verletzung als solche macht das Besondere und Bedrohliche dieses Zustandes aus, sondern der übermäßig heftige Krampf, der durch sie ausgelöst wird.

Einige besondere Merkmale der Konvulsionen: gewöhnlich **beginnen sie oben, am Kopf** oder in seiner Nähe (Zuckungen des Kopfes, um die Augen, auch Schlundkrämpfe) und **bewegen sich abwärts zum Rumpf und den Gliedmaßen** (entgegengesetzt: CUPRUM); **vom Zentrum zur Peripherie**, zuletzt die Akren ergreifend.

Krampfanfälle werden erregt **durch jede noch so leichte Berührung, vom Öffnen der Tür, von jedem Geräusch** (wie z. B. wenn jemand im Zimmer spricht). Es besteht große **Empfindlichkeit und Abneigung gegen Berührungen am Kopf**. Auch Aufregung jeder Art kann Krampfattacken auslösen.

Einige häufige Symptome eines Krampfanfalls: fällt zu Boden, lauter und heftiger Schluckauf, beißt sich auf die Zunge, unwillkürlicher Harnabgang mit heftiger Ausspritzung des Urins; Bewußtlosigkeit, mit weit offenen, hervorstehenden, stieren, glasigen Augen; Wimmern, Winseln und Heulen, selbst Beißen — oder auch Lachen; Atemstillstand, große Atemnot, und eine Unzahl weiterer Symptome.

Die Attacken können ganz plötzlich auftreten, ohne jede Vorankündigung, aber es gibt auch einige deutlich umrissene **Aura-Symptome**. Etwa: **Angstgefühl; durchdringendes Geschrei; bekommt plötzlich ein ganz starres, unbewegliches Aussehen**; hört nichts mehr; Schluckauf; Druck auf dem Kopf, mit Ohrenklingen, Schwindelgefühl, Ohnmachtsanwandlung; Kältegefühl am Herzen, das sich zu den Gliedmaßen hin verbreitet; oder ein **plötzlicher Stoß, wie ein elektrischer Schlag, besonders wenn er im Epigastrium empfunden wird**. »Ein Stoß in der Gegend der Magengrube, wie mit einem Finger, wodurch er zusammenfährt und sich dann erst wieder sammelt und besinnt.« Solche Empfindungen können schnell wie der Blitz in den Rücken fahren und Opisthotonus auslösen. Ähnliche Empfindungen kommen auch in anderen Körperregionen vor: **plötzliche Rucke durch Kopf, Arme, Finger und Beine, wie von elektrischen Schlägen**; oder Zusammenschütteln wie von Frost überlaufen.

Ein starker Anfall wird fast ausnahmslos **in extreme Erschöpfung münden**; liegt da wie tot, ein komatöser Schlaf, der Stunden oder gar Tage andauert, kann folgen. Wie Farrington sagt, ist die Erschöpfung nur mit der von CHININUM ARSENICOSUM zu vergleichen. Häufig sind damit Gedächtnislücken von Stunden oder selbst Tagen verbunden.

Aufgrund all dieser Symptome hat Cicuta einen Ruf als Arznei bei **Epilepsie**. Die erwähnten Symptome deuten auf Grand mal hin, aber auch Petit mal wird durch viele Arzneizeichen abgedeckt, wie Tyler bemerkt. Geistesabwesenheit, plötzliche Gedankenlosigkeit und besonders eine **große Neigung zum Starren** bestätigen diese Indikation. Prüfungssymptome: »**Sehr geneigt, irgendwohin zu starren.**« Oder diese Sequenz aus Hahnemanns *Reiner Arzneimittellehre:* »Starrsehen: sie sieht unverwandten Blicks auf ein und dieselbe Stelle hin und kann nicht anders, so gern sie auch wollte — sie ist dabei ihrer Sinne nicht ganz mächtig und muß sehr aufgeregt werden, um richtig zu antworten —; zwingt sie sich mit Gewalt, durch Wegdrehen des Kopfes, den Gegenstand mit den Augen zu verlassen, so verliert sie ihre Besinnung, und es wird ihr alles finster vor den Augen. — Wenn sie auch ihren Blick unverwandt auf ihren Gegenstand richtet, so sieht sie doch nichts genau; es fließt alles ineinander, wie in dem Zustand, wenn man allzu lange auf einen und denselben Gegenstand gesehen hat, wo einem, wie man sagt, die Augen vergehen. — Sieht sie lange nach derselben Stelle, so wird sie schläfrig und der Kopf wird ihr herabgedrückt, ob man gleich nichts davon sieht, da sie dann mit offenen, starren Augen keinen Buchstaben mehr erkennt. — Sooft man auch in sie hineinredet und sie dadurch aus ihrem unbesinnlichen Starrsehen herausreißt und durch Anrufen erweckt, so oft fällt sie doch immer wieder hinein, wobei man nur 50 Pulse in einer Minute fühlt. — Läßt man sie längere Zeit in Ruhe sitzen, so sinkt der Kopf allmählich herab, während die starren Augen auf denselben Punkt gerichtet bleiben, so daß, bei tieferem Sinken des Kopfes, die Pupillen fast hinter das obere Augenlid zu liegen kommen; dann bekommt sie einen inneren Ruck, wodurch sie schnell auf eine kurze Zeit zur Besinnung kommt; sie verfällt dann wieder in eine ähnliche Unbesinnlichkeit, woraus sie von Zeit zu Zeit durch ein inneres Schütteln, was sie für einen Frostschauder ausgibt, geweckt wird.«

Die spastischen und epileptiformen Symptome, aber auch andere wie Schwindel, Kopfweh und Ohnmachten sind oft **seit einer Kopfverletzung** vorhanden, die lange zurückliegen kann. **Folgen von Schlag auf den Kopf, von Gehirnerschütterung** oder evtl. auch von mechanischem Druck durch einen Hirntumor sind sehr charakteristisch für dieses Mittel. Wenn diese Causa während des Anamnesegesprächs ans Licht kommt, sollte man nicht nur an ARNICA, sondern eben auch an Cicuta virosa denken. Tyler sind einige sehr beeindruckende Heilungen von **Epilepsie seit einem Schlag auf den Kopf** gelungen, wobei die **geistige Entwicklung stark retardiert** war.

Ein weiteres Symptom in der Vorgeschichte, das auf diese Arznei hinweist, ist ein **Pustelausschlag, meist am Kopf und/oder im Gesicht**, häufig mit einem gelben Exsudat, das massive, honigartige Krusten bildet. Die Unterdrückung eines solchen Hautausschlags kann ebenfalls auslösende Ursache eines epileptischen Zustands oder anderer zerebraler Erkrankungen sein. Cicuta ist eine der Arzneien, die eine **besondere Affinität zu Hirn, Nervensystem und Haut** aufweisen. Überdies kann Aufregung jeder Art ein kausativer Faktor sein.

Cicuta ist nicht nur bei Epilepsie, sondern auch bei einer großen Zahl anderer Krampfbeschwerden angewandt worden, etwa: Eklampsie; Krämpfen schwangerer oder gebärender Frauen, Krämpfen im Wochenbett; Zahnungskrämpfen usw. Kent sagt: »Es war das alte Heilmittel bei Tetanus und Spasmen infolge von in die Haut eingezogenen Splittern.« Zerebrospinale Meningitis mit heftigen Krampferscheinungen.

Ein Keynote

Großes Verlangen nach Kohlen und anderen unverdaulichen Dingen, z.B. rohen Kartoffeln; Kinder kauen und schlucken so etwas mit offensichtlichem Behagen. Kent merkt an, daß dieses Merkmal beim Cicuta-Patienten seinen Grund auf der geistigen Ebene hat: »weil er unfähig ist, zwischen Eßbarem und nicht zum Essen Geeignetem zu unterscheiden«.

Eine Auswahl von Symptomen

Allgemeines

Auf die Krampfneigung, den hervorstechendsten allgemeinen Zug von Cicuta virosa, ist bereits ausführlich eingegangen worden. Hier folgen daher lediglich einige Beschreibungen aus Vergiftungsfällen oder geheilten Fällen, die ein besonders plastisches Bild der Heftigkeit ergeben, welche die Konvulsionen annehmen können.

»Epileptische Anfälle: eine Geschwulst im Magen erschütterte heftig das Zwerchfell, Schluckauf, Geschrei, Röte des Gesichts, Trismus, Verlust der Sinne und Verdrehung der Glieder traten ein.«

»Heftige Konvulsionen ... Die Glieder warf er sonderbar umher und verdrehte sie; oft wurde ihm der Kopf nach hinten getrieben und der ganze Rücken im Bogen gekrümmt.«

»Krampfhafte Gliederverdrehungen, welche ihn zwei Fuß weit warfen.«

»Die Krämpfe nahmen an Heftigkeit zu; das Gesicht wurde dabei dunkelrot, die Lippen blau und ein blutiger Schaum trat vor den Mund.«

»Katalepsis: die Glieder hingen schlaff herab, wie bei einem Toten, ohne Atem.«

»Fallsucht-Anfall mit wunderbaren Verdrehungen der Glieder, des Oberkörpers und des Kopfes, mit bläulichem Gesicht und **auf einige Augenblicke unterbrochenem Atem**, mit Schaum vor dem Mund — und nach den Konvulsionen, als der Atem frei war, hatte er keinen Verstand und lag wie tot, gab kein Zeichen von Empfindung von sich, man mochte ihm zurufen oder ihn kneipen.«

Zittern aller Glieder, alle Bewegungen geschehen zitternd.

Zucken und Rucken des Kopfes; auch beim Sprechen, die Sprache behindernd. Häufige unwillkürliche Rucke über den ganzen Körper.

»Die heftigsten (tonischen) Krämpfe, so daß **weder die gekrümmten Finger aufgebogen noch die Gliedmaßen weder gebogen noch ausgedehnt werden konnten.**«

Aus einem Fall von Messerschmidt, dessen Symptome in Jahrs *Symptomencodex* und Herings *Guiding Symptoms* aufgenommen wurden: »Saß er ruhig, so schüttelte es ihn von Zeit zu Zeit zusammen, wie von Frost überlaufen, häufiger aber geschah es, daß er Rucke durch Kopf, Arme, Finger und Beine bekam, wie von elektrischen Schlägen.«

Beschreibung eines Krampfzustands bei einer 17jährigen, deren Menarche noch nicht eingetreten war: »Die schmerzhaften Anfälle von Opisthotonus traten fast alle Minuten ein, dabei verdrehte sie die Augen, verzog das Gesicht auf eine gräßliche Weise und stieß ein durchdringendes Geschrei aus; diese schrecklichen Anfälle wiederholten sich bei jeder Berührung, ja selbst wenn nur die Stubentüre wie gewöhnlich geöffnet wurde oder wenn jemand in der Stube stark sprach. **Sie konnte nicht das mindeste Geräusch vertragen, ohne sogleich laut aufzuschreien.** … Körper und Glieder steif wie Holz …«

»Konvulsionen und Verlust der Besinnung, Kopf permanent nach hinten gezogen, hohes Fieber, Erbrechen, erweiterte Pupillen, Doppeltsehen, Gesicht blaß, aschfarben, ein durchfälliger Stuhl, dann Obstipation« (Hering).

Einige weitere Allgemeinsymptome:

Matt besonders in den Knien und in den Rückenmuskeln, nach ganz kurzem Stehen. Auch nach geringer Anstrengung große Mattigkeit in den Beinen und Armen, beim Biegen schmerzhafte Steifheit im Rücken.

Ungemein ermattet, schwach und kraftlos; die Füße wollen ihn nicht mehr tragen, alle Muskeln versagen ihm ihren Dienst. Andererseits manchmal auch: »Leichtigkeit, Festigkeit in den Bewegungen ... mit erhöhtem Kraftgefühl ...«

Große Müdigkeit, mittags sogar noch mehr ermüdet als abends.

Ohnmachten von Druck auf den Kopf.

»**Sie verlangen alle nach dem warmen Ofen.**«

Auslösende Ursachen: Gehirnverletzungen, besonders Commotio; überhaupt Verletzungen; Unterdrückung von Pustelausschlägen an Kopf und Gesicht; Kälte; Gemütsbewegungen, besonders Schreck.

Schlimmer von geringster Erschütterung, Geräusch und Berührung, besonders Berührung am Kopf; von Erkältung; von jedem Luftzug; von Tabakrauch; von Drehen des Kopfes.

Besser durch Wärme; wenn man über die genaue Natur des Schmerzes nachdenkt (bei Kopfweh); durch Blähungsabgang.

Schwindel

Schwindel ist ein wichtiges Symptom von Cicuta virosa. Er kann verbunden sein mit einem **Gefühl, als fiele man nach vorn**, mit Schwanken wie berauscht, oder mit einem **Gefühl wie betrunken im Sitzen, Stehen und Gehen**; oft fällt der Patient tatsächlich zu Boden. »Beim Bücken ists, als sollte er mit dem Kopf vorstürzen.«

Der Schwindel kann begleitet werden von Ohrensausen, Gesichtsverdunklung, stechendem Kopfschmerz, Angst, Beklommenheit des Atems usw.

Schwindel, als bewegten sich alle Gegenstände in einem Kreis, selbst viele Stunden lang; oder **mit dem Eindruck, die Gegenstände kämen bald nahe, bald entfernten sie sich wieder**; oder **als beweg-**

ten sie sich herüber und hinüber. Möchte sich festhalten aufgrund des »Wankens« der Gegenstände vor den Augen; **glaubt, sie selbst wanke.** Beim Gehen wird es dunkel vor den Augen, unter Schwindel und scheinbarem Schwanken der Gegenstände.

Wenn er sich mühsam im Bett aufgerichtet hat, bekommt er einen Schwindel, die Gegenstände scheinen sich dann in einem Kreis zu drehen, es wird ihm dunkel vor den Augen und er muß sich sogleich wieder niederlegen.

Drehschwindel, auch Gleichgewichtsstörungen ohne wirklichen Schwindel, **nach einer Kopfverletzung**, oft mit starken Kopfschmerzen und Sehstörungen.

Schwindelgefühl bis zur Ohnmacht von jeglichem Druck auf den Kopf, besonders auf den Scheitel.

Kopf

Krampfhafte **Rückwärtsbiegung** des Kopfes, oder er ist nach einer Seite gedreht, oder steif vorwärts gebogen, oder er sinkt langsam herab während einer Absence, mit Starrsehen; **Rucken und Zucken des Kopfes** als Vorankündigung von Krampfattacken. Heftige Rukke durch den Kopf wie elektrische Schläge.

Sichtbarer Ruck am Kopf rückwärts beim Sprechen, **so daß er die auszusprechende Silbe gleichsam rückwärts ziehen und verschlukken muß**, fast wie beim Schluckauf.

Zittern des Kopfes, mit Hochfahren und Zucken; schlimmer in der Kälte, besser durch Wärme und Ruhe.

Drückend betäubendes Kopfweh äußerlich an der Stirne, mehr in der Ruhe.

Starkes Kopfweh im Hinterhaupt, wie dumpfer Druck und wie etwas Schnupfen dabei.

Halbseitiger Kopfschmerz, wie ein Drücken, mehr äußerlich; oder **wie von Blutandrang, durch Aufrechtsitzen vergehend**.

Ein hämmernder Schmerz in der Stirn, von mittags bis abends.

Kopfschmerz, der durch Blähungsabgang erleichtert wird.

Früh, beim Erwachen Kopfweh, gleich als wäre das Gehirn locker und würde erschüttert beim Gehen; wenn er darauf dachte, wie der Schmerz genau beschaffen sei, so war er verschwunden.

Druck in der Tiefe des Hirns, mit Schweregefühl im Vorder- und/oder Hinterhaupt.

Langjährige Kopfschmerzen nach Kopfverletzung. Folgen von Gehirnerschütterung. Ist auch bei Fällen von zerebrospinaler Meningitis mit positiven Ergebnissen angewandt worden. Kinder mit Neigung zum Kopfschweiß im Schlaf.

Große Abneigung gegen Druck auf den Kopf.

Viele Ausschläge der Kopfhaut, meist pustulös, mit Brennschmerz, Eiterung und Bildung dicker gelber Krusten; Milchschorf. Nash berichtet von der Heilung einer jungen Frau mit Eczema capitis, das die gesamte Kopfhaut wie eine Kappe bedeckte.

Augen

Hier ist das bemerkenswerteste Symptom die **Neigung zum Starren, mit weit offenen, oft glasigen Augen, Vergehen der Gedanken, Absencen**.

Kann die Augen nicht abwenden von dem Gegenstand, den er anstarrt; erkennt nichts, bei offenen, starren Augen, der Kopf sinkt allmählich herab, während die starren Augen auf denselben Punkt gerichtet bleiben, so daß die Pupillen schließlich fast hinter das obere Augenlid zu liegen kommen; kann aus diesem Zustand aufgeweckt werden, etwa durch Anrufen, fällt aber gleich wieder in das geistesabwesende Starren zurück; oder ein innerer Ruck bringt sie zur Besinnung, aber sie fällt gleich wieder zurück.

Die Pupillen sind manchmal erst verengt, dann sehr erweitert, häufiger ist aber eine **starke Erweiterung ohne Reaktion auf Licht**. Auch intensive Photophobie kann bestehen.

Zahlreiche weitere Störungen des Sehens: plötzliche Gesichtsverdunklung mit Schwindel; alles erscheint doppelt und von schwarzer Farbe, **im Wechsel mit Schwerhörigkeit**; Gegenstände bewegen sich herüber und hinüber, oder kommen bald nahe, bald entfernen sie sich, mit Schwindel und Wunsch, sich irgendwo festzuhalten; die Buchstaben scheinen sich zu drehen und haben, wie auch das Licht der Kerze, Regenbogenscheine um sich; diese Symptome können begleitet sein von Brennen in den Augen, Kopfweh über den Augenhöhlen, morgendlichem Verkleben der Lider und Erscheinen blauer Ränder um die Augen.

Strabismus, gewöhnlich Strabismus convergens, wenn er periodisch auftritt und spastischen Charakter hat oder durch Krämpfe ausgelöst wird. Strabismus nach einem Schlag aufs Auge.

Zuckungen und Krämpfe um die Augen herum; besonders **Zittern und Zucken der Lider**. »Ein Fippern unter dem unteren Augenlid in dem Kreismuskel.«

Hervortreten der Augen während der Konvulsionen.

Ohren

Schwerhörigkeit; sie **hört nicht gut, wenn man nicht »stark in sie hineinredet« und sie darauf aufmerksam macht**. Schwerhörigkeit im Wechsel mit Doppelt- und Schwarzsehen. Schwerhörigkeit alter Leute. Dies kann verbunden sein mit einem Platzgeräusch, wie von einer Explosion, im (rechten) Ohr beim Schlucken.

Überempfindlichkeit gegen Geräusche ist andererseits ein wichtiges Charakteristikum in vielen Fällen. Geräusche können Konvulsionen, Kopfschmerzen, Schwindelanfälle, Durchfälle usw. auslösen oder erneuern.

Die Ohren können sich innerlich wie äußerlich sehr heiß anfühlen; oder aber sie sind kalt, mit kalten Extremitäten, bläulichen Nägeln usw.

Bluten aus den Ohren, bei Gehirnerkrankungen; Herausspritzen des Blutes während der Konvulsionen.

Wundheitsempfindung hinter dem Ohr, wie von einem Stoß oder Schlag zurückbleiben würde.

Starke Hautausschläge an, vor und unter den Ohren; mit Brennen und Eiterung.

Nase

Nasenbluten, Nase sehr berührungsempfindlich; bei geringer Berührung der Nase fängt sie an zu bluten.

Gelber Ausfluß aus der Nase.

Gelbbraune Schorfe selbst in den Nasenlöchern, bei Hautausschlägen im Gesicht.

Sehr häufiges Niesen, ohne Schnupfen.

Gesicht

Bei akuten Zuständen ist das Gesicht oft **rot, selbst dunkelrot**, mit blauen Lippen; oder auch leichenblaß und kalt.

Krampfzustände, die besonders die **Gesichtsmuskeln** betreffen, mit **gräßlichen oder lächerlichen Verziehungen des Gesichts**. Verdreht die Augen, stößt durchdringende Schreie aus. **Zusammenbeißen der Zahnleisten oder Zähne, wie bei Kieferklemme**, ist ebenfalls häufig, oft mit Zähneknirschen.

Nach Gehirnerschütterung kann das Gesicht gerötet sein, mit Kopfweh und unruhigem Schlaf; später blaß und kalt.

Lippen brennend, schmerzend; eiternd, geschwürig; ist selbst bei bösartigen Lippenaffektionen mit günstigem Resultat angewandt worden.

Cicuta virosa ist eine wichtige Arznei bei **gewissen Gesichtsausschlägen: eitrig zusammenfließende Hautausschläge mit Brennschmerz und gelber Absonderung, wie Honig**. Ein Beispiel (geheilter Fall von Caspari): »Am linken Mundwinkel entsteht ein kleines Grindchen, welches nach dem Abkratzen sich immer mehr ausbreitet und ein gelbes Wasser ausfließen läßt, welches auf den Teilen, die es berührt, einen brennenden Schmerz erregt und sie wund macht. Diese wunden Stellen fangen nun ebenfalls an, ein solches Wasser auszusondern, welches in der Gestalt von honiggelben Grinden antrocknet und eine dicke Kruste bildet. Der Schmerz ist bloß brennend, selten und nur im Anfang des Entstehens einer neuen wunden Stelle zugleich fressend. Von der Mitte der linken Oberlippe fängt der Grind an und bedeckt den unteren Teil der Wange, das ganze Kinn und einen großen Teil der Haut unter dem Kinn. Die Submaxillardrüsen beider Seiten sind geschwollen, eine ist schmerzhaft. In beiden Nasenlöchern sind gelbbraune Schorfe befindlich. ... Sie hat einen sehr starken Appetit und möchte immer essen, wird nie satt ...« Oder: »Linsengroße Ausschlags-Erhöhungen im ganzen Gesicht (und an beiden Händen), welche bei ihrem Entstehen einen brennenden Schmerz verursachten, dann in eins zusammenflossen, von dunkelroter Farbe, neun Tage anhaltend, worauf die Abschälung erfolgte ...« (Hahnemann).

Bei männlichen Patienten ist vor allem die Hautregion, wo der Bart wächst, für solche Hautkrankheiten anfällig; die Krusten können den Bart völlig verfilzen und verkleben. Kent berichtet, daß Cicuta bei **Hautproblemen vom Rasieren** nützlich ist, besonders bei »Bartflechte« (Trichophytia barbae profunda).

Mund

Weißliche wunde, geschwürige Stellen am Rand der Zunge, bei Berührung sehr schmerzhaft; können sich auch auf die Innenseite der Lippen ausbreiten.

Trockene, belegte Zunge.

Zunge angeschwollen, mit Geschwürchen an ihrem Rand; dick, unbeholfen, schwer beweglich; **mit schwierigem Sprechen**.

Oder: »Beim Sprechen mehrerer Worte kann er wohl die ersten fünf, sechs Worte ohne Anstoß hervorbringen, bei den übrigen aber bekommt er, im Aussprechen des Wortes, einen kleinen, selbst von außen bemerkbaren Ruck am Kopf rückwärts, und zugleich zucken die Arme etwas, so daß er die auszusprechende Silbe gleichsam rückwärts ziehen und verschlucken muß, fast wie der Schluckauf zu tun pflegt.«

In konvulsivischen Zuständen: Schaum im und vor dem Mund, Trismus, beißt sich auf die Zunge (dies kommt auch nachts im Schlaf vor), Zähneknirschen.

Hals

Der Hals scheint innerlich wie zugewachsen zu sein und äußerlich wie schmerzhaft zerschlagen beim Anfassen, mehrere Stunden sich verschlimmernd, unter Aufstoßen von Mittag bis Abend.

Schlundkrämpfe vom Verschlucken eines scharfen Knochensplitters oder einer Fischgräte, mit innerlicher Verschwellung des Halses; die Kehle verschließt sich, mit Unfähigkeit zu schlucken und Erstickungsgefahr; die Krämpfe können sich vom Schlund aus abwärts ausbreiten und den ganzen Körper erfassen. Zusammenschnürende Krämpfe des Pharynx und Ösophagus, durch unterschiedliche Ursachen bedingt; oft auch mit krampfhaftem Zusammenziehen der Hals- und Nackenmuskeln.

Trockenheit des Halses, mit Durst.

Atmung, Brust

Atembeklemmung, Atemnot; **Engheit auf der Brust, so daß sie kaum Atem bekommen kann, den ganzen Tag über.** Dies kann durch tonische Krämpfe in den Brustmuskeln bedingt sein und ist gelegentlich von heftigem Schluckauf begleitet. Während der Krampfanfälle ist **die Atmung häufig für Augenblicke unterbrochen**, danach Schnappen nach Luft; oder schnarchendes, ungleichmäßiges Atmen.

Empfindung auf der Brust und im Hals, als stäke etwas Voneinanderpressendes darin, wie eine Faust dick, die das Atemholen verhindert und den Hals auseinandertreiben will.

Hitzegefühl in der Brust, durch Tabakrauchen vermehrt; oder **Kältegefühl in der Brust**, besonders am Herzen, **das sich zu den Extremitäten hin verbreitet, danach Geneigtheit, starr nach einem Punkt hin zu sehen.**

Am unteren Ende des Brustbeins ein Druck, wie nach einem Stoße und wie wund.

Herz

Das Leitsymptom in diesem Bereich ist: »Beim Gehen plötzlich eignes **Gefühl, als bleibe der Herzschlag aus.**«

Es kommt ihm ans Herz, als wenn er ohnmächtig werden sollte; mit Ängstlichkeit, Schweiß im Gesicht und Zittern der Hände.

Zittriges Herzklopfen, zittriger Puls.

Der Puls ist meist **verlangsamt und schwach**, manchmal kaum tastbar; allerdings ist auch beschleunigter Puls beobachtet worden.

Magen

Appetitlosigkeit, mit Trockenheitsgefühl im Mund und Beeinträchtigung des Geschmacks.

Beständiger Hunger und Eßlust, auch wenn er eben erst gegessen hat.

Mittags, Appetit zum Essen, aber der Appetit verschwand beim ersten Bissen; Sattheit und Drücken im Magen beim ersten Bissen.

Starker Durst auf kaltes Wasser, mit Trockenheit von Schlund und Hals, doch zugleich kann wegen krampfhafter Verschließung des Schlundes Schluckunfähigkeit bestehen.

Das wichtige Nahrungsverlangen ist eines **nach unverdaulichen Dingen wie Kohlen oder rohen Kartoffeln**; solche Dinge können mit offensichtlichem Genuß verzehrt werden. Auch ein Verlangen nach Wein ist beobachtet worden, sowie eine Abneigung gegen Eier und eine Unverträglichkeit von Milch, welche Blähungen verursachen kann.

Lauter, weit schallender Schluckauf; von Zwerchfellkrämpfen, mit Anschwellung in der Magengegend. In einigen Vergiftungsfällen war der Zwerchfellkrampf so heftig, daß er das Schlucken völlig verhinderte und auch durch Drücken auf den Magen nicht unterbunden werden konnte. **Singultus als Aurasymptom** bei Epilepsie.

Übelkeit, besonders morgens und während des Essens, mit stechend-reißendem Kopfschmerz.

Heftiges Erbrechen: von Blut oder Galle; beim Versuch, sich aufzurichten; während der Schwangerschaft; mit Trismus, ohne daß dieser sich löst; abwechselnd mit tonischen Krämpfen in den Brustmuskeln und Verdrehung der Augen.

Erbrechen mit Kopfweh, Durst und Trockenheit des Halses.

»Es schwulkt ihr, wie durch Aufstoßen, eine sehr bittere, gelbe Feuchtigkeit, während sie sich bückte, aus dem Magen zum Munde heraus, und es brannte darauf im Schlunde den ganzen Vormittag.«

»Ein Gefühl aus dem Magen herauf, wie **Wasseraufschwulken; es wurde ihm übel und über und über heiß, und es floß ihm eine Menge aus dem Magen zum Mund heraufgekommenen Speichels zum Munde heraus.**«

Hitze, Brennen oder brennender Druck in Magen und Gedärmen.

Stechender Schmerz in der Magengrube.

Klopfen in der Magengrube, die stark angeschwollen war (»eine Faust hoch«).

Ein Stoß in der Gegend der Magengrube, wie mit einem Finger, wodurch er zusammenfährt und sich dann erst wieder sammelt und besinnt. Solche »Stoßgefühle« in der Magengegend können **schnell wie der Blitz gerade durch in den Rücken fahren und einen äußerst schmerzhaften Opisthotonus auslösen.**

Abdomen

Gleich nach dem Essen, Bauchweh und Schläfrigkeit; auch ein Schwindel, als hätte man ›einen getrunken‹.

Heftiger brennender Schmerz in den Gedärmen.

Leibschmerzen, Erbrechen und Konvulsionen. Solche Leibschmerzen können extrem stark sein.

Unterleib aufgetrieben und bei Berührung sehr schmerzhaft. Starker Meteorismus, mit Knurren und Kollern im Unterleib, als sollte man Stuhlgang haben; mit ständiger Angst und Verdrießlichkeit.

Rektum und Stuhl

Ein interessantes Prüfungssymptom (Lembke): »Die Stühle hatten das Eigne, daß sie sich **ohne Vorboten plötzlich mit einem Drang meldeten, den zurückzuhalten kaum die Kraft hinreichte**, zugleich Zerschlagenheitsschmerz im Kreuz und allgemeines Kraftlosigkeitsgefühl; der Stuhl selbst stürzte plötzlich hervor und dann folgte einiges Drängen; Trieb zum Harnen war dabei häufig.«

Dünner Kotstuhl mit heftigem, nicht aufzuhaltendem Harndrang, der nach gelassenem Urin sich gleich wieder meldet; besonders nachts, nach Mitternacht.

Fast stündlich Stuhl von schwarzem, aashaft riechendem Schleim in kleiner Menge, mit Drängen.

Obstipation; oder Stühle häufiger und dünner als sonst; oder durchfälliger Stuhl, gefolgt von Verstopfung.

Reichliche, wäßrige Durchfallstühle, erregt durch jedes Geräusch; gebessert in der Ruhe und im dunklen Zimmer.

Cicuta kann bei **Colitis ulcerosa** angezeigt sein, mit viel Bluten aus dem Anus und krampfhaften Schmerzen. De Baets beschreibt einen Fall *(Small Remedies)*, wo der Patient nach einem Autounfall Kopfweh und epileptiforme Krampfzustände (allerdings bei negativem EEG-Befund!) entwickelt hatte. Er hatte schon früher zu Blutungen geneigt: wiederholtes Nasenbluten, mehrmals kleine Darmblutungen, was nach einer Kauterisation der Nase schlimmer wurde. Nachdem er PULSATILLA erhalten hatte, verschwand der Kopfschmerz, aber die Blutungen wurden immer schlimmer, bis er schließlich eine schwere Colitis mit zehn Blutungen am Tag entwikkelte. Cicuta beseitigte die Blutungen und Krampfschmerzen ebenso wie die epileptiformen Krampfattacken.

Jucken innen im Mastdarm, gleich über dem After; nach dem Reiben schmerzte es brennend, ein Schmerz, welcher ihm jedesmal Schauder erregte.

Harnwege

Unwillkürlicher Harnabgang während der Konvulsionen, der Harn wird heftig ausgespritzt (in einem alten Vergiftungsbericht heißt es, der Junge »harnte mannshoch«, nachdem er zu Boden gestürzt war).

Unwillkürlicher Urinabgang alter Männer, mit großer Beängstigung und mit allgemeiner Ermattung und Kraftlosigkeit.

Häufiger Harndrang; häufiges Wasserlassen. **Unaufhaltsamer Harndrang nach dem Stuhlgang**, nach Harnabgang sogleich erneuert.

Oder auch: Harnverhaltung, mit Stuhlverstopfung.

Männliche Genitalien

Die Hoden straff an den (äußeren) Leistenring gezogen.

Wundartig ziehender Schmerz unter dem Penis bis zur Eichel, welcher zum Harnen nötigt.

Dumpfes Stechen in der Fossa navicularis.

Samenerguß ohne erotische Träume.

Weibliche Genitalien

Verspätetes Einsetzen der Menses; **verzögerte Menarche**. Wenn dies der Fall ist, können heftige konvulsive Anfälle auftreten, wie in einem Fall von Bethmann, wo eine 17jährige, die noch nicht menstruiert hatte, schmerzhafteste Attacken von Opisthotonus bekam, einen nach dem anderen in schneller Folge.

Neuralgie des Steißbeins während der Regel.

Übelkeit, Erbrechen und Sehstörungen während der Schwangerschaft.

Konvulsionen während der Schwangerschaft, der Geburt oder im Wochenbett; sehr heftig, mit sonderbaren Verdrehungen des Oberkörpers und der Glieder, bläulichem Gesicht und **häufigen Unterbrechungen des Atems für einige Augenblicke**.

Äußerer Hals und Rücken

Die Halsmuskeln sind **tonischen Krämpfen unterworfen, die den Kopf nach hinten zwingen**, manchmal mit Zittern der Hände und Weinen und Schluchzen. Die Muskeln können beim Krampf hart wie Holz werden.

»Eine Art Krampf in den Halsmuskeln: wenn er sich umsieht, kann er mit dem Kopf nicht gleich wieder zurück — die Halsmuskeln geben nicht nach und wenn er's erzwingen wollte, würde es sehr weh tun.« Spannen und Verkürzungsgefühl der Halsmuskeln ist charakteristisch.

Hals äußerlich wie schmerzhaft zerschlagen beim Anfassen, mit krampfhafter Zuschnürung der Kehle nach Verschlucken einer Fischgräte.

Opisthotonus, »der Rücken wie ein Bogen gekrümmt«, ist ein Leitsymptom. Manchmal geht dem ein ›Stoßgefühl‹ in der Magengegend voraus. Der Krampf wird erneuert durch jede Berührung oder jedes Geräusch.

Schmerzhafte Empfindung auf der inneren Fläche der Schulterblätter. Schmerz wie von einem Geschwür oder wie zerschlagen auf dem rechten Schulterblatt.

Matt in den Rückenmuskeln, nach ganz kurzem Stehen; beim Biegen schmerzhafte Steifheit im Rücken.

Ein rotes Bläschen auf dem rechten Schulterblatt, das beim Anfühlen sehr schmerzt.

Reißendes Zucken im Steißbein; besonders während der Regel.

Extremitäten

Die Symptome der Gliedmaßen sind meist spasmodischer Art und äußerst heftig, die geringste Berührung kann sie erneuern. »**Krampfhafte Gliederverdrehungen, welche ihn zwei Fuß weit warfen.**« Heftigste Konvulsionen der Gliedmaßen, der Patient wird in die seltsamsten Stellungen geworfen.

Rucken, Zucken, Zittern der Glieder. Öfteres unwillkürliches Zucken und Rucken in den Armen und Fingern; in den unteren Gliedmaßen.

Die heftigsten tonischen Krämpfe, so daß weder die gekrümmten Finger aufgebogen noch die Gliedmaßen weder gebogen noch ausgedehnt werden konnten.

Große Mattigkeit in den Beinen und Armen nach geringer Anstrengung. Völlige Kraftlosigkeit, die Muskeln versagen den Dienst; die Füße wollen ihn nicht mehr tragen.

Kalte Extremitäten, bläuliche Nägel.

Die linke Seite scheint mehr betroffen als die rechte; oder Symptome erst links, dann rechts.

Zucken im linken Arm, den ganzen Tag; teilt dem ganzen Körper einen Ruck mit.

Tonische Krämpfe, Arme an den Ellbogen gebeugt, Finger und Daumen eingekrümmt.

Totale Kraftlosigkeit der Arme und Finger; besonders nach Krampfanfällen.

Beim Aufheben kommt ihr der Arm sehr schwer vor, und dabei sticht es ihr so heftig in der Achsel, daß sie den Arm nicht, ohne laut zu schreien, auf den Kopf bringen kann; sie darf nicht einmal die Finger bewegen; häufiger auf der linken Seite.

Zittern der Hände, verbunden mit heftigem Schmerz am Hinterhaupt und Wurmleiden; oder mit krampfhaftem Rückwärtsziehen des Kopfes.

Angeschwollene Adern auf den Händen.

Taubheit, Kribbeln und Kälte in den Fingern; manchmal mit zukkenden oder zusammenfahrenden Bewegungen.

Linsengroße Ausschlags-Erhöhungen an beiden Händen, selbst den Daumenballen, welche bei ihrem Entstehen einen brennenden Schmerz verursachen, dann in eins zusammenfließen, von dunkelroter Farbe.

Schmerzhaftes Starrheits- und Steifheitsgefühl in den Muskeln der unteren Gliedmaßen, so daß er gar nicht gehen konnte.

Füße wollen ihn nicht mehr tragen, mit Taumeln und Hinfallen.

Sichtbares Zittern des einen Schenkels; sehr heftiges Zittern des linken Unterschenkels.

Heftiger Schmerz im linken Schenkel, der ihm die Bewegung verleidet und ihn zum Liegen zwingt; verbreitet sich über Unterschenkel und Fuß und scheint eine **horizontale Ausstreckung des Fußes** zu bewirken, **der schließlich eine gerade Linie mit dem Schienbein**

bildet. Die Anfälle folgen einander im Abstand einer Viertelstunde und sind nachts viel schmerzhafter.

Schwäche in den Knien nach kurzem Stehen.

Schwellung und Schmerz des linken Knies.

Tritt beim Gehen nicht gehörig auf die Fußsohlen, **sie kippen viel einwärts, geht auf der äußeren Kante.** Mit dieser Ganganomalie ist manchmal ein bogenförmiges Schlenkern des Unterschenkels beim Gehen verbunden.

Schlaf

Große Schläfrigkeit direkt nach dem Mittagessen, mit Bauchweh; fühlt sich mittags noch müder als abends.

Langanhaltender Schlaf nach Konvulsionen, manchmal den ganzen Tag.

Dämmerzustände, aus denen der Patient kaum aufgerüttelt werden kann; sie können nachts ebenso wie tagsüber auftreten.

Öfteres Aufwachen aus dem Schlaf, wo er jedesmal über und über schwitzte, wovon er sich aber eher gestärkt fühlt.

Plötzliches Auffahren aus dem Schlaf, mit einem Rucken in den Muskeln, das wie der Blitz durch den ganzen Körper zu fahren scheint; wie ein elektrischer Schlag, mit Anspannung aller Muskeln.

Unruhiger Nachtschlaf, beißt sich im Schlaf wiederholt auf die Zunge.

Nächtliche epileptische Anfälle; fährt aus dem Schlaf auf, hebt den Kopf, starrt vor sich hin, Atmung setzt aus, wird blau im Gesicht, schnappt ängstlich nach Luft; große Schweißperlen stehen auf der Stirn.

Lebhafte Träume, welche die Begebenheiten des vergangenen Tages enthalten, ein Symptom, das in der klinischen Erfahrung mehrfach bestätigt werden konnte. Oder: Lebhafte, aber unerinnerliche Träume.

Er hat jeden Morgen nicht ausgeschlafen, ist »nicht mit Schlaf gesättigt«.

In bestimmten Fällen, wo große Erregung vorliegt, kann auch totale Schlaflosigkeit bestehen.

Fieber, Frost, Schweiß

Kälte und Frösteln überwiegen bei dieser Arznei; **großes Verlangen nach dem warmen Ofen**. Wärme wird gewöhnlich lindern, während Kälte verschlimmert und manchmal Krampfzustände auslöst. Die Extremitäten und Ohren sind oft sehr kalt, aber dies kann mit großer Hitze und Röte der Ohren oder anderer Teile wechseln.

Seltsame Kältegefühle, die besonders aus der Brust zu kommen scheinen, aus der Herzregion, dann läuft es kalt an den Schenkeln herunter und über die Arme; sie können einen epileptischen Anfall ankündigen.

Manchmal auch eigentümliche Hitzeempfindungen, am ganzen Körper oder speziell in der Brust, oder in Magen und Gedärmen.

Starker Nachtschweiß, besonders am Unterleib. Kinder, die im Schlaf zu Kopfschweiß neigen.

Haut

Ein **Hautausschlag gelber Eiterpusteln, die gelbe Flüssigkeit absondern und zusammenfließende dicke, honiggelbe Grinde bilden, mit Brennschmerz des Exanthems**, weist stark auf Cicuta hin. Er tritt besonders an Kopf und Gesicht, manchmal auch an den Händen auf (siehe dort). Diese Art von Hautausschlag findet man nicht selten in der Vorgeschichte von epileptischen oder sonstigen Krampfleiden. **Zerebrale Krankheitsbilder, meist spasmodischer Art, nach Unterdrückung eines Hautausschlages** sind eine wohlbestätigte Indikation.

Nässendes Ekzem, das Exsudat trocknet zu einer harten, zitronenfarbenen Kruste, aber **ohne Jucken**.

Brennendes Jucken über und über.

CIMICIFUGA RACEMOSA

Die essentiellen Merkmale

Die Cimicifuga-Person neigt zu **chronischen Kopfschmerzen und rheumatischen Beschwerden.** Besonders wird diese Arznei angezeigt sein, wenn sich die rheumatischen Beschwerden auf die Halsregion konzentrieren. Charakteristisch ist ein **steifer Hals, der unerträgliche Kopfschmerzen mit sich bringt** — oder auch ein **dumpfes Gefühl im Kopf, als wäre das Gehirn von einer Wolke eingehüllt.**

Alle Beschwerden werden **durch Zugluft, kaltes Wetter oder Wetterumschwünge vermehrt.** Jeder Wetterwechsel bringt schlimme Kopfschmerzen, die meist mit der typischen Halssteifigkeit beginnen. Auch Frauen, die **in der Zeit ihrer Periode unter unerträglichen Kopfschmerzen leiden** und elend aussehen, können Cimicifuga benötigen.

Erregung und Unruhe

Den Patienten wohnt oft ein hysterisches Element inne; in den früheren Stadien befinden sie sich in einem anhaltenden Zustand gesteigerter Erregung. Sie reden in hohem Tempo und wechseln dauernd das Thema, aber der Ton ihrer Stimme bleibt immer gleich; deshalb klingen sie trotz ihres lauten und aufgeregten Sprechen monoton, und es fällt dem Zuhörer schwer, ihnen zu folgen. Wenn man ihnen eine Frage stellt, liefern sie in der Antwort eine Unmenge an Informationen, die man eigentlich gar nicht braucht, aber man schafft es gar nicht, diese Patienten zu unterbrechen, weil sie so schnell reden — bei ihnen scheinen sich die Gedanken zu überstürzen. Merke: Wenn Patienten **schnell und pausenlos reden und sich dabei zwar aufregen, aber monoton klingen**, sollte man unter anderem an Cimicifuga denken.

»**Unablässiges, ungeordnetes Reden, wobei die Patienten von einem Gegenstand zum anderen springen.**«

In einem solchen Erregungszustand verspüren diese Menschen eine Unruhe, die in der Materia Medica so beschrieben wird: »**Allgemeine Unruhe und Rastlosigkeit** im ganzen Organismus, so daß es schwierig ist, sich auf etwas Geschäftliches oder auf den Lernstoff zu konzentrieren.« Oft hat man den Eindruck, daß sie gar nicht zuhören. Sie scheinen nur auf ihren inneren Gedankenstrom zu lauschen, der zur Äußerung drängt, und da sie diesen Gedankenstrom weder unterdrücken noch lenken können, sprechen sie ihn laut aus. Vor lauter Hast sagen sie manchmal etwas, was sie besser nicht gesagt hätten und was sie später bereuen. Die Erregung ergreift den ganzen Organismus, Körper und Geist gleichermaßen, und die Patienten müssen ständig in Bewegung bleiben, sonst werden sie verrückt. In den Prüfungen kann man Symptome finden wie dieses: »Unruhig und ungeduldig, kann nur ein paar Minuten lang lesen, dann muß sie aufstehen und herumlaufen, ermüdet aber schnell.«

Nervosität aus Angst oder Überanstrengung. »**Nervös, hippelig, erregbar, ruckartige Bewegungen**« (Boger, Kent). Diese nervöse Unrast ist oft verbunden mit einem »**nervösen Schaudern« ohne wirkliches Kältegefühl.**

Es ist interessant zu sehen, daß solche Patienten zwar einerseits ein Bild überwältigender Vitalität und enormer Energie bieten, besonders beim Reden, andererseits aber auch klagen, daß sie leicht in **Zustände großer Erschöpfung** geraten. Es ist, als ob der Organismus von einem Energiestrom angetrieben würde, der nicht zu bremsen und zu regulieren ist — der Patient kann nicht anders, als dem Strom nachzugeben. Er redet, bewegt sich, regt sich auf, bis er ganz erledigt ist. »Drang, ständig herumzulaufen, fühlt sich aber so schwach und müde, daß er kaum aufstehen kann.«

Häufig gibt es auch eine Art frei flottierende Angst, die sich gewöhnlich auf den eigenen Gesundheitszustand bezieht. Die Patienten haben das Gefühl, daß bei ihnen etwas nicht stimmt, daß etwas in ihrem Organismus schiefläuft, daß sie bald schwer krank werden usw. Ausgeprägt ist besonders die **Angst vor drohender Krankheit und vor dem Wahnsinnigwerden.** Diese Angst kommt vor allem dann auf, wenn der Organismus ohnehin unter Streß steht: wenn man sich etwas vorgenommen hat, was einem zuviel ist; wenn man auf einer weiten Reise ist; und bei Frauen während der Schwangerschaft. Schwangere können ein **festes Vorgefühl eines unglücklichen Ausgangs der Schwangerschaft** haben. In einem Fall setzte die Wehentätigkeit plötzlich aus, genau wie die Schwangere es zwanghaft befürchtet und vorausgesagt hatte. Cimicifuga überwand diese gefährliche Situation innerhalb von wenigen Minuten.

Todesfurcht.

Ängstlich, weint.

Fährt beim Einschlafen plötzlich hoch, weil er sich einbildet zu fallen oder einer Gefahr aus dem Wege gehen zu müssen glaubt.

Tödliche Angst vor Ratten. »Bildet sich ein, seltsame Objekte wären auf dem Bett oder im Zimmer, wie **Ratten**, Schafe usw.«

Gewitterangst.

Angst, auf der Straße umzufallen.

Große Nervosität, zupft ständig am Stuhl, während er redet; **hat dauernd das Gefühl, es werde etwas Schlimmes passieren**; am Rande des Wahnsinns.

Verzweifelte **Sorge, nie mehr gesund zu werden**. Immer wieder wird der Behandler vom Patienten gefragt, ob er denn wirklich ganz bestimmt wieder gesund werde.

Cimicifuga-Patientinnen haben ein starkes **Kontrollbedürfnis.** Sie möchten ihren Zustand unter Kontrolle haben, aber auch die Menschen kontrollieren, die sie lieben, zum Beispiel den Ehemann. Doch zugleich fühlt sich die Cimicifuga-Frau sehr abhängig von ihrem Mann. Sie wird schließlich sehr an ihm hängen — aber nur dann, wenn sie das Gefühl hat, die Situation im Griff zu haben. Es ist interessant zu beobachten, wie sich ihre Unsicherheit in Form dieses Bedürfnisses äußert, die geliebten Menschen möglichst total zu kontrollieren. Eine solche Patientin kann gut auf die sexuellen Signale des Partners reagieren und leicht in sexuelle Erregung geraten, aber trotzdem fühlt sie sich am besten, wenn sie glaubt, den Partner zu beherrschen.

Wollen wir uns eine Cimicifuga-Frau vorstellen, so denken wir an eine zur Hysterie neigende Frau, die an Kopfschmerzen und rheumatischen Beschwerden leidet, besonders zur Zeit der Periode oder in den Wechseljahren; die sich zum pausenlosen Reden gedrängt fühlt, während sich ihr im Kopf alles dreht oder ein dumpfes betäubtes Gefühl vorherrscht; die eine untergründige Angst spürt, eine unheilbare chronische Krankheit zu bekommen, und ständig Bestätigung durch den sie liebenden Partner und den Arzt braucht — sie benötigt die Versicherung, daß alles gut werden wird.

Der Homöopath achtet sorgfältig auf all diese kleinen Züge, die einen Fall einzigartig machen und von allen anderen unterscheiden. Er muß jedoch immer daran denken, daß solche Merkmale eben nur dann Symptome sind, wenn sie das natürliche Maß übersteigen und dem Patienten Begrenzungen auferlegen. Kurz: Er muß sich sorgfältig Gewißheit verschaffen, daß es sich tatsächlich um krankhafte, pathologische Zustände handelt.

Depressionen, Niedergedrücktheit

In den ersten Stadien des mental-emotionalen Krankheitsbildes werden Cimicifuga-Patientinnen rastlos und ängstlich, wie beschrieben, doch später können sie in Depressionen verfallen. Sie fühlen sich traurig, verdüstert, schwerfällig und haben Suizidtendenzen; häufiges und tiefes Seufzen. »**Fühlt sich elend und niedergeschlagen**; Geist erscheint stumpf und schwerfällig.«

Diese beiden Stadien, das der Unruhe und das der Niedergeschlagenheit, unterscheiden sich in ihrem Erscheinungsbild sehr deutlich. Doch ein sehr kennzeichnendes Symptom von Cimicifuga, das während aller Krankheitsstadien vorkommt, ist das Gefühl einer schwarzen Wolke um den Kopf. »**Gefühl, als hätte sich eine schwere schwarze Wolke auf sie gesenkt und hüllte ihren ganzen Kopf ein**, so daß alles finster und verworren war, während es ihr gleichzeitig **wie ein Bleigewicht auf dem Herzen** lag.«

»**Bekümmert und beunruhigt, mit Seufzen.**«

Mit dem depressiven Zustand kann »ein Gefühl von freudigem Zittern, mit Heiterkeit, spielerischer Laune und klarem Verstand« alternieren — eine Illustration der Veränderlichkeit dieses Arzneityps und zugleich ein Hinweis darauf, daß die Arznei bei manisch-depressiven Zuständen heilen kann.

»Melancholisch; zeitweise ausgesprochen reizbar; besser, wenn die Regelblutung einsetzt.«

»Kann wegen quälend depressiver Gedanken nicht einschlafen.«

»Starke Depression, weint abends vor Erschöpfung.«

In depressiven Zuständen ist ein interessantes Symptom: »**Sah Drähte, die einen Käfig um ihn bildeten.**«

»**Niedergedrücktheit, selbst mit Suizidgedanken; nach Unterdrückung einer Neuralgie.**«

Kent beschreibt die melancholischen Zustände so: »Überwältigende Traurigkeit, sie ist gramgebeugt. Sitzt Trübsal blasend herum.« Er spricht von Cimicifuga-Frauen, die nur dasitzen und kein Wort sagen; aber »wenn man ihr Fragen stellt, bricht sie vielleicht in Tränen aus oder drückt auf andere Weise ihre maßlose Traurigkeit aus«. Dieser Zustand mag an PULSATILLA erinnern, aber man kann die beiden Mittel eigentlich gar nicht verwechseln. PULSATILLA ist warmblütig, gern im Freien und hat nichts gegen Luftbewegung, Cimicifuga ist kalt und haßt Zugluft.

Manische und andere psychopathologische Zustände

Argwohn ist ein ausgeprägtes Merkmal dieser Arzneipersönlichkeit. **Verdächtigt jeden**; an Verfolgungswahn grenzender Argwohn. »Furcht, die Hausbewohner wollten ihn töten.« »Fühlt sich von aller Welt verlassen, alles ist gegen sie.«

In chronischen Zuständen werden diese Patienten alle möglichen Gründe finden, warum sie niemandem trauen können; in akuten

Zuständen ist dieses Symptom beobachtet worden: »Will nicht einmal ihre Arznei einnehmen, weil angeblich irgend etwas damit nicht in Ordnung ist.«

»Verdächtigt ihren Mann, sie vergiftet zu haben.«

»Ständiger Argwohn gegen ihre Freunde, Abneigung gegen die, die ihr früher am liebsten waren.«

»Sieht manchmal unter dem Bett nach.«

In akuten Zuständen zeigen sich manchmal Symptome wie bei Delirium tremens: Übelkeit, Würgen, erweiterte Pupillen, Kopfschmerzen, die nach außen pressen, Gliederzittern, unablässiges, ungeordnetes Reden, wobei die Patienten von einem Gegenstand zum anderen springen, obwohl sie völlig vernünftig sind, wenn man sie anspricht; hellwach, schlaflos, bilden sich ein, daß seltsame Dinge auf dem Bett und im Zimmer sind, Ratten, Schafe usw.; manchmal schrecken sie aus ihrem **zusammenhanglosen Gerede** auf und stellen Fragen über anwesende Personen: Wer ist dies? Wer ist das? Was will er hier?; bei schnellem, vollem Puls und einem eigentümlich wilden Blick.

»Sie erschrak häufig über die Einbildung, eine Maus liefe unter ihrem Stuhl hervor.«

»Ruft aus, daß sie Ratten, Mäuse und Insekten auf dem Bett, am Boden und an der Decke sieht.«

Manien nach Verschwinden einer Neuralgie; Abwechseln von manischen oder depressiven Zuständen einerseits, rheumatischen Schmerzen andererseits.

Wahnzustände im Wochenbett. Zum Beispiel: Weiß nicht, was mit ihrem Kopf los ist, er fühlt sich so seltsam an, spricht unzusammenhängend, schreit, greift sich an die Brust, als hätte sie Schmerzen, versucht sich selbst zu verletzen.

Delirium: mit extremer Unruhe, Sehnenhüpfen usw., fährt plötzlich hoch; mit wilden Wahnvorstellungen von Ratten usw. oder mit einem »wilden«, seltsamen Gefühl im und am Kopf; erschrocken, zitternd, kann nicht an einer Stelle bleiben.

Hysterische Zustände, depressive Verstimmungen, ja selbst akute Geisteskrankheiten, die während der Wechseljahre auftreten, sollten an Cimicifuga denken lassen.

Ängstlich und schlaflos; während der Schwangerschaft. **Unbeschreibliche Furcht vor drohendem Unheil.** Träume von Katastrophen, aus denen er in großer Angst erwacht.

Düstere Vorahnungen.

Furcht, in geschlossenem Wagen zu fahren, hat Angst, zum Herausspringen genötigt zu sein.

Akustische Halluzinationen: Hört Klopfen und Poltern im Haus, glaubt, daß da jemand herumläuft.

Noch ein paar Geistessymptome

Große Vergeßlichkeit, kann sich nicht konzentrieren, was sie sehr zornig macht.

Kann das rechte Wort nicht finden. Das Wort, das sie sagen will, fällt ihr nicht ein.

Gedächtnisschwäche, Vergeßlichkeit. Vergißt, was sie getan hat.

Geist stumpf: Gefühl wie halb betrunken, im Kopf scheint alles zu verschwimmen.

Allgemeines Trunkenheitsgefühl. (Wirkt sich auch auf den Gleichgewichtssinn aus:) Muß beim Gehen sehr vorsichtig sein, aus Furcht zu fallen.

Verstand stumpf und schwerfällig; kann ihre Gedanken nicht einmal lang genug sammeln, um ein paar Zeilen niederzuschreiben.

Neigt zum Jähzorn. Reizbar; wird schon böse, wenn die geringste Kleinigkeit schiefgeht. Zornig, weil sie sich nicht konzentrieren kann.

Flaues Gefühl im Oberbauch, wenn man einen Bekannten trifft — ähnlich wie das Gefühl bei einem plötzlichen Schreck.

Eine Auswahl von Symptomen

Allgemeines

Diese Arznei hat eine starke Affinität zum **weiblichen Organismus**, speziell zu den Organen und Funktionen der Sexualität und Fortpflanzung bei der Frau. Sie ist erfolgreich in vielen Fällen von **drohender Fehlgeburt, Dysmenorrhoe und neuralgischen Schmerzen des Uterus und der Ovarien** angewandt worden; zudem aber auch bei Symptomen auf allen Ebenen des Organismus und in allen Körperregionen, die irgendwie im Zusammenhang mit Fehlfunktionen der weiblichen Genitalien stehen. **Bei Uterusaffektionen** werden **Reflexschmerzen** beschrieben, die nach oben, nach unten oder von einer Seite zur anderen schießen können, und zwar an allen möglichen Lokalitäten, beispielsweise im Abdomen, die Seiten des Thorax hinauf, oder den Hals herauf zum Kopf, quer über die Hüften und die Oberschenkel herab usw. Solche Schmerzen können sich schließlich unter der linken Mamma festsetzen, und dann besteht ein dauerhafter **stechender oder schießender Schmerz unter der linken Brust**.

Eine große Zahl von Symptomen wird vorzugsweise zur Zeit der Monatsblutung auftreten. »**Schlimmer während der Menses**« ist eine sehr wichtige Modalität von Cimicifuga. Ähnliches gilt auch für das **Klimakterium**: Cimicifuga ist das Heilmittel in einer Unzahl von Beschwerden, die mit den Wechseljahren erscheinen. Und auch zu vielen Beschwerden von Schwangerschaft und Geburt hat die Arznei homöopathische Ähnlichkeit.

Zu den ***auslösenden Ursachen*** eines Cimicifuga-Zustands gehört die **Unterdrückung oder das Ausbleiben der Monatsblutung oder anderer Absonderungen**, besonders aus dem Uterus (etwa des Wochenflusses). Solche Causae können viele Beschwerden auf unterschiedlichen Ebenen veranlassen: manische und hysterische Zustände ebenso wie Depressionen und tiefe Melancholie; Chorea, Tremor usw.; starke Kopfschmerzen usw.

Unterdrückung von Absonderungen bei Erkältung, daraufhin schwere Krankheitserscheinungen auch auf der Gemütsebene: depressive oder manische Episoden, Chorea usw. »Katarrh, der Attacken von Rheumatismus vorangeht« (Hale), ist eine Cimicifuga-Indikation.

Weitere auslösende Ursachen sind emotionale Einflüsse aller Art, die zum Ausbleiben der Menses, zu Kopfschmerzen usw. führen können. Einige Beispiele für solche Emotionen: Angst, Schreck, Aufregung, enttäuschte Liebe, Leid, Trauer, Sorge, auch Sorgen wegen geschäftlicher Probleme, beruflicher Fehlschläge usw.

Ferner kann intellektuelle Überanstrengung Symptome auslösen, besonders Kopfschmerzen. »Studenten-Kopfweh« (Hering).

Da Cimicifuga-Patienten sehr **empfindlich gegen kalte Luft** sind, besonders feuchtkalte Luft und Zugluft, bekommen sie leicht Erkältungen, und diese können wiederum zahlreiche Symptome im ganzen Organismus nach sich ziehen. Wenn die Patienten kalter Luft oder Zugluft ausgesetzt sind, kommt es auch leicht zu steifem Hals, Lumbago oder anderen Beschwerden am Bewegungsapparat. Es sollte hier jedoch angemerkt werden, daß Kopfschmerzen an der frischen Luft gewöhnlich besser werden.

Die Symptome sind ausgesprochen **veränderlich**. Sie **alternieren, wechseln die Qualität oder den Ort**. Wie Kent sagt: »So ausgeprägt ist dieser Wechsel der Symptome, daß man das Alternieren als das Wesen des Falles begreifen kann. … Sie werden feststellen: wenn eine Symptomengruppe sehr stark wird, verschwinden andere Symptome temporär; die Symptome wechseln wie bei PULSATILLA. … Eine Frau mag sich mit einer Symptomengruppe in Ihrer Praxis vorstellen, ein paar Tage später hat sie vielleicht eine vollkommen andere Gruppe von Krankheitszeichen.«

»Agitiertheit und Schmerz sind die Zeichen von Cimicifuga in allen Bereichen« (Hughes). Die Agitiertheit zeigt sich in zahlreichen unwillkürlichen, ›nervösen‹ Bewegungen. Unbehagen, Unruhe, Rastlosigkeit, die alle Ebenen des Organismus ergreifen: geistig, emotional, physisch.

Nervöses Schaudern, durch den Oberkörper und den hinteren (dorsalen) Teil des Körpers; ohne eigentliches Kältegefühl.

Zittern am ganzen Körper; so schwach und zittrig, kann weder gehen noch lernen.

Zuckungen, Rucke, generalisiert oder in einzelnen Teilen; **besonders in der linken Körperseite.** Oder »**nur in den Teilen, auf denen man liegt**«. Ein Prüfungssymptom: »Nach dem Schlafengehen kam ein Zucken in der Seite auf, auf der er lag, und nötigte ihn dazu, sich umzudrehen; es begann als spürbares Zucken im linken Fuß.« Kent gibt folgendes Beispiel: »So eine nervöse, hysterische, von Rheumatismus geplagte Frau braucht nicht dauernd generalisierte Zuckungen zu haben. Aber sobald sie zu Bett geht, beginnt die ganze Seite, auf der sie liegt, zu zucken, und sie kann nicht einschlafen. Legt sie sich auf den Rücken, zucken die Rücken- und Schultermuskeln und hindern sie am Schlafen. Sie dreht sich auf die andere Seite, aber bald fangen die Muskeln, auf die jetzt Druck ausgeübt wird, zu zukken an. Sie wird allmählich so unruhig und nervös, daß sie zur Verzweiflung getrieben wird.«

Chorea und veitstanzartige Bewegungen können nach Cimicifuga verlangen. Solche Zustände können durch jegliche Störungen des Menstruationszyklus hervorgerufen werden und sind während der Menses normalerweise schlimmer. Das gilt auch, wenn die Monatsblutung ausbleibt; dann treten die Zuckungen anstelle der Blutung auf, zu der Zeit, wo sie eigentlich einsetzen sollte. Auch alle möglichen anderen Störungen im Uterusbereich können zu veitstanzartigen Symptomen führen. Weitere Causae: Aufregung; Kälteexposition; rheumatische Reizung der motorischen Nerven (Vorderstrang des Rückenmarks). Symptome der Chorea: anomale Bewegungen, nicht willkürlich steuerbar, in allen Körperteilen, die von motorischen Nerven innerviert sind, in glatten und quergestreiften Muskeln. Zuckende, ruckende, verdrehende Bewegungen, die von Schmerzen wie bei Neuralgien oder Rheumatismus begleitet sein können, oft verbunden mit Niedergeschlagenheit, Schlaflosigkeit und psychischen Störungen. Im Schlaf hören die Bewegungen auf oder fehlen ganz (Hale).

Ähnliches gilt für die Bewegungen des Herzens. Hale rühmt die Erfolge von Cimicifuga bei einem Krankheitsbild, das er »Chorea des Herzens« nennt: tumultuarische, unregelmäßige, unerwartete, seltsame Bewegungen des Herzens, verstärkt durch Emotionen, aufhörend im Schlaf.

Hale vertritt die Auffassung, daß Cimicifuga bei echten epileptischen Anfällen wahrscheinlich unwirksam sei und eher Zuständen entspreche, die dem Veitstanz ähneln. Aber die Literatur bietet auch einige Fälle epileptischer und epileptiformer Konvulsionen, die durch die Arznei geheilt wurden. Clarke erwähnt einen »inveterierten Fall«, bei dem ein »wogendes Gefühl im Gehirn« in der Aura war. Hysterische oder epileptiforme Krämpfe mit zeitlicher Beziehung zu den Menses sind mehr als einmal mit Cimicifuga geheilt worden.

Der **Schmerz** von Cimicifuga **wird sehr stark empfunden**. Cimicifuga-Patienten sind oft zierliche, empfindsame, nervöse und verfrorene Personen, für die Schmerzen völlig unerträglich sind. **Schmerzüberempfindlichkeit** ist ein starkes Merkmal der Arznei, wie bei CHAMOMILLA, aber mit anderen Konsequenzen. Phobische, ja psychotische Zustände, ausgelöst durch die Furcht vor den starken Schmerzen bei der Entbindung. Schmerzen können so intensiv empfunden werden, daß man das Gefühl hat, verrückt zu werden. Manchmal, wie bei starken Kopfschmerzen, wird dieses Gefühl auch laut ausgesprochen.

Meist verschlimmert Bewegung die Schmerzen, doch die eigentümliche Unruhe von Cimicifuga nötigt die Patienten häufig trotzdem zum Herumlaufen.

Cimicifuga hat verschiedene charakteristische Schmerzarten. Einerseits findet sich häufig eine **dumpfe Schmerzhaftigkeit wie wund und zerschlagen**, die in jedem Muskel empfunden wird. »Allgemeines Zerschlagenheitsgefühl, wie wund.« »**Wehtun am ganzen Körper, wie nach schwerer körperlicher Arbeit.**« »Übermäßiger Muskelkater.« Bei **steifem Hals** ist Cimicifuga häufig angezeigt, ebenso bei **Lumbago.** Starke Glieder-, Gelenk-, Rücken- und Nakkenschmerzen wie bei bestimmten Infektionskrankheiten (Grippe, Scharlach usw.). Diese Schmerzqualität ist oft mit allgemeinem Schwäche- und Krankheitsgefühl verbunden, oder auch mit einem Gefühl wie verkatert. In Prüfungen und klinischen Fällen wird dies oft beschrieben als ein Gefühl, als ob man »die Nacht durchgemacht hätte«; oder wie nach Überanstrengung, oder wie nach Nachtwachen am Krankenbett.

Eine andere Schmerzqualität ist ein scharfer, stechender Schmerz, der wie der Blitz von einem Körperteil in den anderen fährt: von einer Bauchseite in die andere, oder an der Seite hinauf, oder die Schenkel herab. Manchmal hört er auch an einer Stelle auf und kommt an einer anderen wieder. »Heftig stechender Schmerz ... in der rechten Eierstockgegend, hinabschießend in den rechten Oberschenkel.« Eine weitere wertvolle Beobachtung, die das »irreguläre« Wandern der Schmerzen betrifft: »Seltsam ist, daß der Patient Ihnen erzählen wird, in Verbindung mit einem Schmerz in einer Schulter bekomme er Schmerz im anderen Knie. ... Schmerzen auf entgegengesetzten Körperseiten, gekreuzt: in einer Schulter und dem anderen Knie; in einem Knie und dem anderen Fußgelenk; selbst in einer Halsseite und der anderen Schulter« (Margery Blakkie).

Die **rheumatismusartigen und myalgischen Schmerzen** finden sich an vielen Lokalitäten, aber besonders oft: in **Nacken**, Rücken, Hinterkopf; **Augenmuskeln**; Oberschenkeln, Oberarmen; im Thoraxbereich (Pleurodynie, Interkostalneuralgie); im Abdomen, vorzugsweise in der Region von Uterus und Ovarien. Reflexschmerzen im Zusammenhang mit Uterus- oder Ovarialreizung zeigen sich typischerweise unter der linken Brust.

Aufgrund all dieser Schmerzsymptome ist Cimicifuga häufig erfolgreich bei den mannigfaltigen Krankheitszuständen angewandt worden, die man gewöhnlich unter den Namen »Rheumatismus« faßt. Einige Indikationen: bei entzündlichem Gelenkrheumatismus; bei rheumatoider Arthritis, besonders in Zusammenhang mit Uterusbeschwerden, die Schmerzen sind schlimmer nachts und bei feuchtem oder stürmischem Wetter.

Eine Zusammenfassung der wichtigsten Modalitäten:

Schlimmer: **während der Menses** (auch davor und danach); durch **Gefühlsregungen**; **feuchtkalte Luft, Zugluft, Wind**; Alkohol (beispielsweise schon durch geringe Mengen Wein); Bewegung, Überanstrengung; nachts.

Besser: durch **warmes Einpacken**; aber Kopfweh und psychische Symptome sind meist **an der frischen Luft** besser; durch Essen.

Äußerer Druck erleichtert viele Schmerzen, erzeugt oder verstärkt aber andere, besonders in der Wirbelsäulenregion (HWS und obere BWS). Zuckungen und Zittern auf der Seite, auf der man liegt.

Schwindel

Schwindel mit Vollheitsgefühl und dumpfem Wehtun im Scheitel; auch mit Sehstörungen und geistiger Stumpfheit.

Der Schwindel kann sehr stark werden, bis zu einem Grade, daß Aufsitzen unmöglich ist; dies ist oft ein Begleitsymptom starker Kopf-, Rücken- oder Gliederschmerzen.

Drehschwindel, nachts im Bett auftretend, besser an der frischen Luft.

Schwindelgefühl und Ohnmachtsanwandlung am Morgen, mit Schmerz über den Augen, Übelkeit und Erbrechen; Ohnmachtsanfälle bei Uterusbeschwerden und -schmerzen. **Das Ohnmachtsgefühl wird gewöhnlich im Oberbauch empfunden**, ein Leitsymptom von Cimicifuga. Es kann durch hormonelle Ursachen bedingt sein oder von Emotionen veranlaßt werden (»flaues Gefühl, wenn man einen Bekannten trifft«).

Kopf

Dumpfer Schmerz, besonders im Hinterkopf, der zum Scheitel oder auch durch den Kopf hindurch **zu den Augen zieht**. Hale meint: »Fast alle Schmerzen im Kopf ziehen zu den Augäpfeln hin«; oder auch umgekehrt, Schmerzen schießen von den Augen aus zum Scheitel, bzw. an der Schädelbasis entlang zum Hinterkopf und Nacken. Eine weitere Bewegungsrichtung von Kopfschmerzen ist: vom Hinterkopf den Nacken und die Wirbelsäule herabschießend.

Kopfschmerzen durch geistige Überanstrengung; durch Sorgen, etwa berufliche oder geschäftliche.

Kopfschmerzen können von einem Drang begleitet sein, den Kopf hintenüberzuwerfen, was ein wenig zu lindern scheint. Das **Rückwärtsziehen von Kopf und Genick** ist ein gut betätigtes Cimicifuga-Symptom, das auch zur Anwendung des Mittels bei Fällen von zerebrospinaler Meningitis geführt hat.

Ein weiteres charakteristisches Symptom ist ein scharf stechender oder brennender Schmerz, der in den Schläfen oder in der Stirn anfängt und sich über das ganze Gehirn verbreitet, mit Vollheits- und Hitzeempfindung. Dieser Schmerz erzeugt eine deutliche **Empfindlichkeit wie wund in der Okzipitalregion**, welche durch Bewegung sehr verstärkt wird.

Herauspressende Kopfschmerzen, als wäre nicht genug Platz im Schädel. Dieses Gefühl, als wäre das Gehirn zu groß für den Schädel, kann die Form einer Empfindung annehmen, **als würde der Scheitel abgesprengt**, besonders stark beim Treppensteigen. Es gibt mannigfaltige Beschreibungen dieses Kopfschmerztyps: als würde sich der Schädel öffnen und schließen (CANNABIS INDICA), jedesmal wenn man den Kopf oder die Augen bewegt; als wenn es den ganzen Kopf auseinanderreißt, ein Druck wie zum Ablassen, als wenn man ein Loch aufmachen müßte; als ob ihr Kopf ein Dampfkochtopf wäre, sie müßte da ein Ventil haben, das man aufmachen könnte; wie ein Keil von oben, der den Kopf nach beiden Seiten auseinanderdrückt usw.

Weitere merkwürdige Empfindungen: als ob der Scheitel sich öffnete und kalte Luft ans Gehirn ließe. Das ›Kalte-Luft-Gefühl‹ kann auch im Zusammenhang mit Einatmen durch die Nase auftreten, es ist dann, als wäre »die Basis des Gehirns bloßgelegt«, so daß die kalte Luft es direkt berührt. Aber auch ein Hitzegefühl auf dem

Kopf, direkt hinter dem Scheitel, wird von Farrington erwähnt, und zwar als leitendes Symptom bei »hysterischen Zuständen«.

Ein »wogendes Gefühl im Gehirn« oder auch ein »wildes«, »verrücktes«, »komisches« Gefühl im Kopf kann psychische Störungen begleiten oder eine Krampfattacke ankündigen.

Ein wohlbestätigtes Symptom ist: »**Starker klopfender Schmerz, als würde mit jedem Herzschlag eine Kugel vom Hals zum Scheitel getrieben.**« Andere Autoren sprechen von einem Bolzen oder einem Nagel statt einer Kugel.

Dumpfes Gefühl durch den ganzen Kopf, als hätte man eine Kneipentour gemacht.

Starker Schmerz in der Stirn, hinter oder über den Augenhöhlen, oft einseitig (meist links, aber auch rechts), festsitzend oder zum Scheitel oder Hinterkopf durchschießend.

Quälender Schmerz in Stirn, Augen und Schläfen, mit kalter Stirn, beim nächtlichen Erwachen.

Kompressionsgefühl in den Schläfen.

Reißender Schmerz im Scheitel, auf einer kleinen, münzgroßen Stelle.

Die Kopfschmerzen sind oft begleitet von Übelkeit, Erbrechen und flauem Gefühl in der Magengrube. Bei Frauen zeigen sie oft eine Beziehung zur Sexualsphäre — viel schlimmer während der Periode, im Klimakterium usw.

Augen

Starkes, dumpfes Wehtun in einem oder beiden Augäpfeln ist ein Leitsymptom. »Wenige Arzneien verursachen so starke und anhaltende Schmerzen in den Bulbi. Sie **erstrecken sich zu verschiedenen Teilen des Kopfes**« (Hale), etwa **zum Scheitel** oder an der Schädelbasis entlang **zum Hinterkopf**.

Doch Cimicifuga hat auch festsitzenden Schmerz im Zentrum des Augapfels sowie eine Schmerzempfindung hinter dem Bulbus, »**zwischen dem Augapfel und der Pars orbitalis des Stirnbeins**«.

Auch bei **heftig stechenden und schießenden Augenschmerzen** kann Cimicifuga angezeigt sein, mit dem Gefühl, »als wäre eine Schrotkugel im Auge« oder »als ob Nadeln durch die Hornhaut in den Bulbus gebohrt würden«, schlimmer beim Schließen der Augen. Quälende Augenschmerzen bei **Ziliarneuralgie**.

Als unerträglich empfundene Schmerzen, die zum Wahnsinn treiben, als würden die Augen herausgerissen. Leichteste Bewegung von Kopf oder Augen verschlimmert, gewöhnlich auch Licht; Druck kann verschlimmern oder bessern. Vergrößerungsgefühl, als würden die Augen aus den Höhlen gepreßt.

Da Cimicifuga hauptsächlich auf die Muskeln des Auges wirkt, sind die Augen oft auch bei starken Schmerzempfindungen kaum gerötet. Doch es ist in den Prüfungen auch dieses Symptom beobachtet worden: »Während des Kopfwehs waren die Augen so rot, daß es jedem auffiel, obwohl keine unangenehmen Empfindungen darin registriert wurden.«

Schmerzhaftigkeit und Sehstörungen durch längere Anstrengung der Augen, mit Lichtscheu.

In vielen Krankheitszuständen sind die **Pupillen erweitert**, mit schwarzen Flecken vor den Augen. In Mezgers Prüfungen wurde ein Flimmerskotom hervorgerufen, das etwa eine Viertelstunde anhielt, dann für den gleichen Zeitraum verschwand und wieder zurückkehrte. Auch Doppeltsehen, Asthenopie und andere Beeinträchtigungen des Visus werden berichtet, meist in Verbindung mit Kopfweh, Schwindel, Übelkeit, flauem Gefühl im Epigastrium usw.

Photophobie, besonders künstliches Licht ist unerträglich; mit schießenden Schmerzen in den Augäpfeln, großer Geräuschempfindlichkeit, unwillkürlichem Zucken der Lider.

Nach Hale soll Cimicifuga auch katarrhalische Bindehautentzündung geheilt haben.

Ohren

Tinnitus, singende oder sausende Ohrgeräusche. Langjähriges starkes Ohrensausen mit Schwerhörigkeit.

Große Geräuschempfindlichkeit bei diversen Beschwerden: Depressionen, Nervosität, Augenschmerzen, spasmodischen Wehen.

Nase

Hier gibt es hauptsächlich ein bemerkenswertes Symptom, das ich in voller Länge aus der Prüfung zitiere: »Zunächst Nasenlöcher trocken und verstopft, bald darauf ein feuchter, offener Zustand derselben, mit **großer Empfindlichkeit gegen kalte Luft, als wäre die Basis des Gehirns bloßgelegt und jeder Atemzug brächte die Luft mit dem Gehirn in Berührung**; dies ist genau das Gefühl, das man **bei plötzlichem Wetterumschwung im Winter hat, nämlich bei Tauwetter nach trockener Kälte**, wenn der Südwind den Schnee schmelzen läßt.«

Andere Beschreibungen ähnlicher Empfindungen: »Atmen tut in der Nase weh, der Schmerz geht dann zur Stirn und quer hinüber zu den Schläfen, die Brauen entlang.« Oder: »Wenn es im Zimmer oder draußen kalt ist und ich Luft hole, tut mir die Kälte in der Nasenwurzel weh.«

Gesicht

Das Gesicht kann totenbleich und kalt sein, besonders an der Stirn. Besonders im Klimakterium Wechsel von Blässe und Hitzewallungen.

Wilder, angstvoller Ausdruck in delirösen oder psychotischen Zuständen.

Neuralgie des Jochbeins; der Schmerz geht nachts weg, kommt aber am nächsten Tag wieder.

Austrittspunkt des Nervus trigeminus druckempfindlich.

Mund

Geschwollene Zunge, mit übelriechendem Atem, trockenem Hals, Schluckbeschwerden und rauher, heiserer Stimme. Geschwulst der Zungenwurzel.

Tremor der Zunge.

Rheumatischer Zahnschmerz, dem ein Katarrh vorausgegangen ist.

Ein eigentümliches Unbehaglichkeitsgefühl in den Zähnen; will hinlangen oder kauen.

Unangenehmer Mundgeschmack und Ansammlung dicken Schleims auf den Zähnen. Heraufräuspern eines klebrigen, nach Kupfer schmeckenden Schleims.

Spuckt dicken Speichel aus, der an Mund und Hals zu kleben scheint, nur schwer loszubekommen.

Bläschen an der Innenseite der Unterlippe, oder ein Geschwür an dieser Stelle.

Mund und Zunge werden warm und trocken empfunden.

Aphasie; bringt keine Silbe heraus, obwohl sie sich anstrengt.

Hals

Halsweh, besonders beim Schlucken, mit Dysphagie, Heiserkeit und einem ständigen unangenehmen Vollheitsgefühl im Schlund; manchmal verbunden mit Vollheitsgefühl im Scheitel und steifem Hals.

Empfindung, als wäre die Speiseröhre bis zum Brustbein hinauf voll.

Eigentümliches Prickeln an der hinteren Schlundwand, das sich zu den Schultern und zum oberen Brustraum hin ausbreitet, auch die Arme herab bis in die Fingerspitzen.

Verstärkte Sekretion dicken, klebrigen Schleims im Rachen.

Atmung und Brust

Nervöses Husten bei jedem Versuch zu sprechen; oder ›Reflexhusten‹ bei Affektionen der weiblichen Genitalsphäre. Husten während der Schwangerschaft. Trockener, kurzer, unablässiger Nachthusten.

Der Husten wird meist durch einen **Kitzelreiz im Hals** erregt. Das Kitzelgefühl kann sich vom oberen Teil der Luftröhre bis in den Unterbauch erstrecken. Es kann ständig anwesend sein, obwohl mal stärker, mal schwächer.

Pleurodynie; Interkostalrheumatismus; beide Zustände meist einseitig, vor allem links.

Stechende Schmerzen entlang der Knorpel der falschen Rippen links, stärker, wenn man einen langen Atemzug tut; mit kaltem Schweiß. Oder: Gleich nach dem Schlafengehen eine halbe Stunde lang durchstechender Schmerz in der linken Seite, sehr stark, verhindert eine Weile fast das Atmen. Aber auch: Heftiger Schmerz in der rechten Brustseite, kann sich nicht bewegen, ohne laut aufzuschreien; muß die Hand gegen die Seite pressen.

Ein greifender Schmerz in der linken Seite, gerade da, wo das Herz ist, der beim Vorbeugen auftritt, manchmal auch beim Stillsitzen beim und nach dem Essen.

Scharf stechende oder schneidende Schmerzen von einer Seite des Brustkorbs zur anderen.

Anhaltender Schmerz unter der linken weiblichen Brust, oft zur Schulter und zum Arm ziehend; häufig auch zu anderen Lokalitäten wechselnd: Kopf, Hals, Rücken. Dieser Schmerz soll mit Reizung des Uterus oder der Eierstöcke zusammenhängen. Aber auch: »Wehtun wie wund in der linken Seite unter der Brustwarze, besser durch einen langen Atemzug, bei einem Mann« (Hale).

Myalgie des Zwerchfells. Madden beschreibt einen solchen Fall (zitiert nach Tyler): »Es war, als ob jemand seine Faust fest auf das Brustbein preßte, als ob das Brustbein auf die Wirbelsäule zu gepreßt würde. Gehen rief die Anfälle hervor. **Es bestand nicht eigentlich Atemnot, wohl aber ein großer Drang, tief einzuatmen**, um das Kompressionsgefühl zu lindern. Waren die Anfälle stark, so dehnte sich der Schmerz den Ösophagus hinauf bis zum Pharynx aus und rief ein eigentümliches Prickeln an der Hinterwand des Schlundes hervor, welches sich zur Schulter und zum oberen Brustraum und die Arme hinab bis in die Fingerspitzen verbreitete. Ein paar Augenblicke völliger Ruhe brachten den Schmerz zum Verschwinden. In Ruhe kam diese Empfindung nie auf — außer bei zwei Anlässen, wo starke Gemütsbewegungen präsent waren. Sie war immer schlimmer nach dem Essen ...«

Gefühl, als wäre der obere Brustkorb in einen Schraubstock gespannt, zusammen mit Arm und Kopf.

Herz

Schmerz in der Herzgegend, gefolgt von leichtem Herzklopfen; allmählich wird der Schmerz konstant und ist dann begleitet von häufigen Anfällen von Herzklopfen.

Unruhe und Druckgefühl in der Herzgegend, besser durch Umhergehen an der frischen Luft; schlimmer abends im Bett, mit erschwertem Einschlafen. Anhaltendes Druckgefühl in der Herzgegend mit Beklemmung und Stechen.

Stechen wie von Nadeln in der Herzgegend, **mit leisem Zucken oder Pulsieren in den oberflächlichen Muskeln dieser Region.** Oder: Herzstechen nachts, mit heftigem Drehschwindel im Bett.

Greifender Schmerz ums Herz herum bei Frauen, der das Einatmen verhindert, mit Herzklopfen und Ohnmachtsanwandlung.

Schmerz wie bei Angina pectoris, von der Herzgegend ausgehend, über die ganze Brust und zur linken Schulter, den linken Arm herab ausstrahlend; mit Herzklopfen, Atemnot, kaltem

Schweiß auf den Händen, Gefühllosigkeit; **linker Arm taub und wie an die Seite gefesselt.**

Anfälle von starkem Herzschmerz und Angst bei einer Frau in den Wechseljahren; die Herzaktion scheint durch Krämpfe suspendiert, sie kann weder sprechen noch sich bewegen, glaubt zu erstikken; sitzt aufrecht da, mit dem Ausdruck größter Angst im Gesicht.

Empfindung, als hätte das Herz zu schlagen aufgehört.

Puls **unregelmäßig**, hart und voll oder **schwach und zittrig**; setzt jeden dritten oder vierten Schlag aus.

Tumultuarische, unregelmäßige, unerwartete und seltsame Bewegungen des Herzens, schlimmer von Gemütsbewegungen, aufhörend im Schlaf.

Magen

Verlangen nach salzigen, scharfen, sauren Speisen; nach Kaffee.

Üble Folgen von frischem Brot, Kohl, Spinat; Alkohol. Kaffee oder Tee bessert nicht selten die Kopfschmerzen, bisweilen auch Rückenschmerzen.

Ein Schlüsselsymptom von Cimicifuga ist ein **flaues, sackendes oder leeres Gefühl in der Magengegend**. Es kann aussetzen und wiederkehren, aber in vielen Fällen ist diese Empfindung beinahe konstant anwesend. Sie kann von einem Gefühl wie Zittern im Magen begleitet sein. Solche Empfindungen treten mit Übelkeit und Erbrechen auf, oder als Begleitsymptom von Kopfweh, Schwindel usw. »Flaues Gefühl im Epigastrium, das sich über den ganzen Kopf und Brustraum ausbreitet, gleich darauf eine pochende Empfindung am ganzen Körper.« Oder: »Flaues Gefühl im Epigastrium, wenn man einen Bekannten trifft, eine Empfindung wie bei einem plötzlichen Schreck.« Das Absacken kann mit einem **Völlegefühl** wechseln.

Übelkeit, Erbrechen, Aufstoßen und zahlreiche Symptome von Magenreizung, besonders bei Frauen. In den Prüfungen von Hill und Douglas zeigten sich diese Symptome nur bei den Prüferinnen, die männlichen Versuchspersonen berichteten kaum irgend etwas über Beeinträchtigungen am Magen.

Cimicifuga ist eine große Arznei bei **Übelkeit und Erbrechen in der Schwangerschaft**, auch mit Tremor am ganzen Körper und Schweiß, besonders wenn verbunden mit dem charakteristischen flauen Gefühl im Magen. Auch bei Erbrechen von Teetrinkern, Alkoholikern usw. Übelkeit mit Kopfweh.

Die Übelkeit wird nicht nur in der Magengrube empfunden, sondern breitet sich über das ganze Abdomen aus. Selbst von »Übelkeit im Gaumen« wird berichtet, die von Stechen über dem Herzen begleitet war.

Übelkeit, Schwindel, Ohnmacht, wenn der Magen leer ist, besser durch Essen.

Der Hunger wird durch Essen nur gemildert, er geht nicht ganz weg.

Lautes Magenknurren nach dem Essen.

Luftaufstoßen bei Migräne; Schwindel und Kopfschmerzen können durch das Aufstoßen gebessert werden.

Eine Stelle zwischen dem vierten und fünften Halswirbel sehr berührungsempfindlich. Leichter Druck auf diese Stelle erzeugt Würgen und Brechreiz. »Erbricht eine grüne Masse; stöhnt und schlägt um sich; drückt beide Hände gegen den Kopf, um Linderung zu erzielen.«

Sofort nach dem Essen starke, krampfartige, manchmal bohrende Schmerzen in der Magengegend, die mehrere Stunden andauern und durch Wärmeanwendung besser werden.

Abdomen

Periodisch sich wiederholende Kolikschmerzen mit Neigung zum Vorbeugen, gebessert nach Absetzen von Stuhl.

Scharf schießende Schmerzen quer durch den Unterbauch, von einer Seite zur anderen, besonders bei Frauen. Auch aufwärts (die Seiten hinauf) oder abwärts (die Schenkel herab) schießende Schmerzen.

Neuralgische Schmerzen im Abdomen, wie bei Peritonitis; besonders nach Fehlgeburt oder Entbindung.

Viel Flatulenz; abends häufig Schmerz von versetzten Blähungen und regelmäßiger Abgang von vermehrten Blähungen.

Ein ausgeprägtes Symptom aus Mezgers Prüfungen: **Starke Schmerzen in der Gallenblasengegend, in den Rücken ausstrahlend**, zur Mitte des rechten Schulterblattrandes, oder **in den rechten Brustkorb**. Besonders nach dem Essen und beim Gehen auftretend, durch frisches Brot und Kohl hervorgerufen oder verschlimmert; besonders stark von 20–22 Uhr; schlimmer im Liegen auf der rechten Seite, Druck mit der Hand, Gürteldruck, Erschütterung, etwa beim Fahren in der Straßenbahn; besser durch Bewegung in der frischen Luft, Hintenüberbeugen, trockene Wärme.

Schmerzhaftigkeit der Bauchmuskeln (»Muskelkater«).

Rektum und Stuhl

Wechsel von Verstopfung und Durchfall.

Morgendiarrhoe der Kinder.

Häufige dünne, dunkle, **übelriechende Stühle.**

Stuhl bleistiftartig, glänzend, gelegentlich frustraner Drang.

Stuhl wird hellgelb; am nächsten Tag gesellt sich eine sehr starke Diurese hinzu.

Unvollständige Stuhlentleerungen, Stuhl klebt wie Lehm am After; dazwischen gelegentlich auch harter Stuhl mit Hämorrhoidalblutung.

Harnwege

›**Nervöses Pinkeln**‹, Reizblase.

Zum Beispiel: Hat ständig das Gefühl, als ob die Blase nicht leer geworden wäre, die Patientin muß alle Viertelstunden wieder auf die Toilette.

Oder: Sehr starker, plötzlicher Harndrang, mit unwillkürlichem Harnabgang, wenn man ans Urinieren denkt oder das Wasser laufen hört.

Erhöhte Menge klaren Urins wird ausgeschieden, was ein großes Schwächegefühl des Patienten zur Folge hat. Außerordentlich starke Diurese; in kurzen Abständen Entleerung von reichlichem, wasserklarem Urin; mit hellgelbem Stuhl. Solche Symptome können begleitet sein von allgemeiner nervöser Depression und flauem Gefühl im Magen; sie können ›Nervenzufällen‹ verschiedener Art vorangehen oder folgen.

Andererseits auch: **Erhöhte Ausscheidung von Feststoffen durch den Harn**; reichliche Ablagerung von Harnsäurekristallen (gelber Harnsand); von Zylindern.

Übelriechender Harn. Urin leicht getrübt, stärker gefärbt, schärfer riechend, zeitweise mit Ziegelmehlsediment.

Männliche Genitalien

Wehtun wie wund in Hoden und Samenstrang.

Ist bei Spermatorrhoe und deren Folgen angewandt worden, wie Hale berichtet.

Laut Hughes soll Cimicifuga einen Fall von »Hypochondrie von Spermatorrhoe« geheilt haben.

Weibliche Genitalien

Die Wirkung von Cimicifuga auf die weiblichen Organe ist stark und weitgespannt.

Krämpfe und Kontraktionen, im Uterus empfunden.

Neuralgie des Uterus, mit großer Empfindlichkeit und Herabdrängen, Schmerzen schießen die Bauchseiten hinauf und **quer durch den Unterbauch, von einer Seite zur anderen**.

Kongestionierter Uterus; auch Endocervicitis, mit Hypertrophie des Gebärmutterhalses und Empfindlichkeit aller weiblichen Organe; mit allgemeinen nervösen Symptomen, die dem üblicherweise als Hysterie bezeichneten Krankheitszustand ähneln.

Uterusprolaps mit herabdrängenden Schmerzen, besonders bei nervösen, melancholischen Frauen oder nach Abortus. Hale gibt an, daß in solchen Fällen oft zwei Schlüsselsymptome zu registrieren sind: **depressive Stimmung und flaues Gefühl im Magen**.

Ovarialneuralgie, mit scharf schießenden Schmerzen von einem Eierstock zum anderen; oder Reflexschmerzen an anderen Körperstellen bzw. Ortswechsel der Schmerzen: zum Unterschenkel, zur **Region unter der linken Mamma**, die Seite hinauf zur Schulter; mit ungewöhnlich niedergedrückter Stimmung. **Brennen und Stechen in der Eierstockgegend**, links oder rechts, ähnlich dem gewohnten Mittelschmerz am Tag der Ovulation.

Gewichtsgefühl und Empfindung von Herabdrängen in der Uterusregion, verbunden mit Schwere- und Trägheitsgefühl der unteren Extremitäten.

Menses unregelmäßig, verzögert oder ausbleibend, mit Krampfleiden oder psychischen Symptomen zu der Zeit, wo die Regelblutung eintritt oder eintreten sollte. **Irregulär auch bezüglich der Blutmenge:** reichlich oder spärlich, aber in beiden Fällen mit dunklen Koagula.

Extrem starke herabdrängende Schmerzen während der Menses; auch **wandernde Schmerzen im Rücken und von einer Hüfte zur anderen sowie die Oberschenkel herab**, mit Gliederschmerzen; nötigen zum Hinlegen. Dabei nervöse, weinerliche Stimmung, Krämpfe, Berührungsempfindlichkeit des Hypogastriums usw. Vor solchen schmerzhaften Regelblutungen haben die Patientinnen oft die eigentümlichen Kopfschmerzen von Cimicifuga. **Zwischen den Perioden besteht große Schwäche und Erschöpfung**, manchmal auch nervöser Erethismus, neuralgische Schmerzen usw. Die Erschöpfung kann so groß sein, daß die Patientin kaum die Augenlider heben kann.

Auffällig ist, daß die Schmerzen nicht nachlassen, wenn die Blutung einsetzt, sondern mit der Blutung noch ansteigen. »Heftige greifende Schmerzen im Unterbauch, muß sich zusammenkrümmen; sie beginnen vor der Blutung, und **mit der Zunahme der Blutung nehmen auch die Schmerzen zu**, bis die Blutung ihren Höhepunkt erreicht hat; erst dann gehen die Schmerzen zurück« (H. N. Martin). Oder nach Kent: »Bei dieser Arznei leiden die Patientinnen in der Regel **während** der Monatsblutung.«

Ausbleiben oder Verzögerung der Menses durch Erkältung, durch Fieber, durch Emotionen.

Rötlicher, dann dunkelgelber Ausfluß die letzten acht Tage vor der Menstruation. Gelbgrüner Fluor, dünnflüssig, übelriechend, läuft die Beine herab.

Zahlreiche Symptome während der **Schwangerschaft**. Unter anderem: **Übelkeit, Erbrechen**, starke Blutungen, wehenartige Schmerzen, scharfe Schmerzen quer durch den Bauch, **Schlaflosigkeit**, selbst **schwere phobische, neurotische und psychotische Zustände. Überwältigende Furcht, daß die Schwangerschaft nicht gut ausgehen könnte.**

Bei **habituellen Fehlgeburten**, besonders in den ersten Schwangerschaftsmonaten.

Cimicifuga kann die **Wehen leichter machen und abkürzen**. Es kann daher angezeigt sein bei **Rigidität des Muttermundes**; bei **krampfhaften, sehr schmerzhaften und starken Wehen, die aussetzen** und manchmal stundenlang völlig aufhören; in Verbindung mit Ohnmachtsanfällen und großer Geräuschempfindlichkeit. Auch bei Untätigkeit des Uterus. Nervöses **Schaudern in den ersten Stadien der Wehen**.

Kann heftige Nachwehen lindern, die mit Überempfindlichkeit, Übelkeit und Erbrechen verbunden sind; die Nachwehen werden hauptsächlich in der Leistengegend empfunden.

Bei Ausbleiben des Wochenflusses nach Kälte oder emotionaler Aufregung; dadurch **manische oder depressive Zustände im Wochenbett.**

Schmerzen unter den Mammae, besonders links; festsitzend, aufwärtsziehend oder wandernd.

Auch Schmerzen in den Brüsten, zum Beispiel Brennen, oder auch **prickelndes Gefühl darin, mit Schaudern.**

Schließlich bei vielen **Beschwerden der Wechseljahre**: Hitzewallungen; Nervosität; Frösteln; Fettleibigkeit; herabdrängende Schmerzen, oder quer durchs Hypogastrium schießend; auch schwere psychische Pathologie.

Äußerer Hals und Rücken

Empfindungen von Steifheit und Kontraktion der Rücken- und Halsmuskeln mit starken rheumatischen Schmerzen sind hier die prominentesten Symptome. Besonders das **Genick** und die **Lumbalregion** sind betroffen.

Cimicifuga kann bei Schiefhals angezeigt sein, und bei **steifem Hals durch kalte Zugluft**. So empfindlich, daß **nicht einmal die Hände ohne heftige Schmerzen bewegt werden können**. Die großen Halsmuskeln sind sehr steif und rigide.

Verkrampfung der Halsmuskeln bei Kopfbewegung. Es ist oft unmöglich, den Kopf zu drehen, weil die Schmerzen im Hals- und Nackenbereich so stark sind.

Dumpfer Hinterkopfschmerz, mit schießendem Schmerz den Rücken herab, der Kopf ist hintenübergeworfen. Manchmal ist es ein Gefühl wie Frostüberlaufen, das den Kopf nach hinten zu zwingen scheint.

Morgens beim Vorbeugen des Kopfes ein **starker, ziehend-spannender Schmerz an den Spitzen der Dornfortsätze der ersten drei Brustwirbel**, welcher mehrere Stunden lang anhält.

Schmerz und Empfindlichkeit entlang der ganzen Wirbelsäule, mit schmerzhafter Empfindlichkeit aller Rückenmuskeln.

Frostüberlaufen den Rücken herab, von 11–12 Uhr, mit Schmerz unter dem linken Schulterblatt.

Bei spinaler Reizung, wenn die Hals- und die ersten Brustwirbel besonders berührungs- und druckempfindlich sind. Druck zwischen dem vierten und fünften Halswirbel kann Brechwürgen hervorrufen.

Starke Rückenschmerzen während der Menses, die abwärts ziehen, die Oberschenkel herab; starkes Herabdrängen.

Schweregefühl und Schmerz in der Lumbosakralregion, breitet sich manchmal um den ganzen Rumpf herum aus; unter dem Darmbeinkamm empfunden.

Dumpfes, schweres Wehtun im Kreuz, besser durch Ruhe, schlimmer bei Bewegung.

Gefühl, als wenn das Kreuz zu kurz wäre.

Pochende Schmerzen in der Lendengegend.

Aufgrund der Symptome ist Cimicifuga nach Hale »eines der nützlichsten Mittel bei **Lumbago**«, wie Hale sagt. Es ist auch erfolgreich bei **Ischialgie** angewandt worden, mit dem charakteristischen Abwärtsschießen des Schmerzes.

Extremitäten

Zucken der Finger und Zehen. **Zittern in den Gliedern**, kann kaum gehen.

Irreguläre Gliederbewegungen, besonders links; Beine unstet.

Gliederschmerzen wie bei Grippe, oder **außerordentliche Schmerzhaftigkeit aller Muskeln der Extremitäten** wie bei Muskelkater, oder neuralgische Schmerzen.

Eine Prüfung erzeugte bei jeder Einnahme ein »unbehagliches Gefühl« durch alle Glieder, das »beinahe zum Schmerz wurde«.

Ziehende Unrastempfindung in allen Extremitäten.

Kalter Schweiß auf Händen und Füßen.

Taubheit der Gliedmaßen.

Dumpfer Schmerz im rechten Arm, tief in den Muskeln, von der Schulter bis zum Handgelenk.

Quälender Schmerz in den Armen, schlimmer, wenn der Abend naht.

Andauernde unregelmäßige, veitstanzartige Bewegungen des linken Arms, der durch Willenskraft weder bewegt noch stillgehalten werden kann.

Linker Arm taub und **wie an die Seite gefesselt**.

Zittern der Finger beim Schreiben.

Heftig stechender Schmerz, durchschießender Natur, im rechten Zeigefinger.

Druckgefühl um die Hüften oder Krämpfe dort, bei Fehlgeburt oder Entbindung.

Oberschenkelmuskeln sehr steif, schmerzhaft und lahm, was als unerträglich empfunden wird.

Längs des Ischiasnervs von der Mitte des Oberschenkels zur dorsalen und volaren Seite des Fußes, stechende und Druckschmerzen.

Knieschmerzen beim Treppabgehen.

Wadenkrämpfe.

Schmerz- und Verkürzungsgefühl in der Achillessehne, mit Steifheit in dieser Region, besonders beim Gehen.

Fersen wund, wie zerschlagen.

Dumpf brennender Schmerz in zweiten Gelenk der rechten Großzehe, manchmal das Bein hinauf ausstrahlend.

Schlaf

Schlaflosigkeit, besonders **in Kombination mit trauriger Stimmung und nervöser Unruhe**; nach Krankenpflege, in der Schwangerschaft, während der Wechseljahre usw.

Zucken der Seite, auf der man liegt, nach dem Zubettgehen, muß ständig die Lage wechseln, kann deshalb nicht einschlafen. Oder: Zucken beim Einschlafen, mit Fallgefühl (Keller).

Unruhiger Schlaf, besonders in der zweiten Nachthälfte. Wacht oft um 3 Uhr morgens auf.

Neigung, im Schlaf die Arme über dem Kopf zu kreuzen.

Nach einigen Stunden guten Schlafs **Träume, in Schwierigkeiten zu sein oder vor einem traurigen Dilemma zu stehen**; dadurch wird der Schlaf unruhig. **Träume von unglaublichen Katastrophen**.

Schlaf wie betrunken, tief und schwer, fast wie im Koma.

Schläfrig-benommener Zustand den ganzen Tag, mit viel Gähnen und Strecken und allgemeinem Trunkenheitsgefühl.

Fieber, Frost, Schweiß

Cimicifuga-Patienten sind meist kälteempfindlich und frieren sehr leicht. Noch typischer ist aber **nervöses Schaudern ohne eigentliches Kältegefühl**, besonders im oberen und hinteren Bereich des Rumpfes. »Allgemeines inneres, nervöses Frostgefühl über den ganzen Körper.« Schaudern während der Menses, im ersten Stadium der Wehen, bei Fehlgeburten.

Gefühl von Hitze, Pochen und Vollheit im Kopf, bei Kopfweh.

Hitzewallungen und Fröste in den Wechseljahren; Gesicht wird abwechselnd blaß und rot.

Starke Nachtschweiße, häufig kalt, besonders nach 3 Uhr morgens, manchmal noch den ganzen Tag anhaltend, mit schwachem, unregelmäßigem Puls und Schmerz unter der linken Brust; besonders bei Frauen, aber auch bei Männern; bei Leuten, deren Nervensystem durch lange Krankheit, Probleme oder Sorgen geschwächt ist.

Haut

Empfindlichkeit der Körperoberfläche; Hyperalgesie der Haut, beim Darüberstreichen bemerkt.

Ausschlag weißer Pusteln im Gesicht und am Hals; manchmal auch große rote Papeln.

CINA

Die essentiellen Merkmale

Seit altersher ist Cina als **Wurmmittel** bekannt, besonders für Kinder mit Spulwürmern. Schon der alte Name »Wurmsamen« zeugt davon. Doch da die Homöopathie sich nicht allein auf ›bewährte Indikationen‹ verläßt, wie gut bestätigt sie auch sein mögen, sondern über die Ähnlichkeit von Krankheits- und Arzneisymptomen als entscheidenden Wegweiser zur Arznei verfügt, werden wir auch Cina nicht allein auf die Diagnose »Würmer« hin verschreiben. Wie bei jeder Arznei müssen die Symptome aus Arzneiprüfungen und geheilten Fällen verglichen werden mit dem Symptomenbild, das uns der Kranke präsentiert. Die Prüfungssymptome zeigen freilich, daß jene bewährte Indikation gute Gründe hat, obwohl sie weder präzise genug noch ausreichend ist. Schließlich hilft Cina keineswegs bei allen ›Spulwurm-Fällen‹, und andererseits gibt es eine Menge Kranke, bei denen Cina wirkt, obwohl sie keineswegs Würmer haben.

In Gemüt und Verhalten ähnelt der Zustand eines Cina-Patienten dem eines Menschen, der Würmer hat. Diese Patienten finden einfach keine Ruhe, ganz egal, wie es um sie herum aussehen mag. Irgend etwas scheint pausenlos an ihnen zu fressen — wie die Würmer in ihrem Darm. Wenn ein Kind so unruhig ist, kann es vorkommen, daß es nach einer Cina-Gabe Würmer ausscheidet.

In gewisser Weise ähneln Cina-Patienten dem Bild von CALCAREA PHOSPHORICA. **Unzufriedenheit** ist ein Wesenszug ihrer Persönlichkeit und ihres Verhaltens. Freilich ist diese Unzufriedenheit stärker und aktiver als bei CALCAREA PHOSPHORICA, sie erreicht einen Grad, der mit CHAMOMILLA vergleichbar ist. Die Patienten, ob Erwachsene oder Kinder, werden außerordentlich **launisch**. Sie wissen einfach nicht, was sie eigentlich wollen. Was sie nicht wollen, wissen sie schon viel besser: sie wollen nicht berührt werden, am besten, man kommt ihnen gar nicht erst in die Nähe. Das Cina-Kind schreit und heult und möchte irgend etwas — geht man aber mit dem Gewünschten zu ihm hin und fragt: »Willst du das hier?«, so schreit und wimmert es gleich wieder und stößt den eben noch verlangten Gegenstand von sich. So präsentiert sich das ›Kapriziöse‹ von Cina: »Gib mir dies, gib mir jenes«, aber wenn der Patient es bekommt, will er es nicht mehr und wirft es weg.

Zugrunde liegt dieser Disposition eine **große innere Unruhe**. Doch der Patient kann sie nicht in den Griff bekommen, er **weiß nicht, was er dagegen machen soll, er weiß nicht einmal, was er will**. Es ist, als wäre im Inneren einfach alles verkehrt und falsch. Diese Unruhe manifestiert sich in einer großen Zahl von Symptomen, die sowohl das Verhalten als auch die physische Ebene betreffen. So findet sich bei Cina **viel Jucken, besonders an der Nase; bohrt ständig in der Nase**. Zupft oder bohrt so lange in der Nase herum, bis es blutet. Oder die Kinder reiben dauernd die Nase am Kissen oder die Finger gegen die Nase. Auch der After juckt.

Ferner treffen wir oft **Zähneknirschen im Schlaf** an, ein Symptom, das auf Reizung der Hirnhäute und allgemein auf Aggressionen schließen läßt. Der Schlaf ist sehr unruhig und gestört, das Kind weint und schreit und brüllt, oft wacht es nicht einmal auf davon. Die Aggression ist aber keineswegs auf den Schlaf beschränkt. Auch tagsüber schreit und tobt das Cina-Kind, tritt oder schlägt andere und fängt dann wieder zu heulen an.

Man kann all dies auch unter den Begriff der Reizung, der Irritation fassen: **Reizung des Nervensystems, Reizung der Hirnhäute**. Sie kann schließlich zu **Krämpfen** führen. Bei einem Patienten, der sowohl unter Krämpfen leidet als auch Würmer ausscheidet, sollte Cina als erstes Mittel in Betracht gezogen werden. (Eine andere Möglichkeit ist TEUCRIUM.)

Zwei wichtige Schlüsselsymptome: Der Appetit ist sehr groß, alle möglichen Speisen werden verlangt, und er kommt nach dem Essen augenblicklich wieder — kaum ist die Mahlzeit beendet, will der Patient »mehr«. **Heißhunger nach dem Essen, ja selbst unmittelbar nach Erbrechen**. »Wo er jemand essen sah, riß er ihm die Speisen mit Gewalt weg und verschlang sie mit großer Begierde.« Dessen ungeachtet kann extreme Abmagerung bestehen; ißt mehr als ordentlich und nimmt trotzdem kein Gramm zu.

Charakteristisch ist ferner eine bestimmte Schlafposition, nämlich die **Knie-Brust-Lage oder auch Knie-Ellenbogen-Lage**, die uns von MEDORRHINUM her vertraut ist. Es gibt noch ein weiteres Mittel, das dieses Symptom in ausgeprägtem Grad hat, nämlich KALI CARBONICUM.

Schließlich ist **Blässe des Gesichts**, besonders um den Mund, ein bemerkenswertes Symptom von Cina. Oft ist die **Mundgegend bläulich gefärbt**, und auch um die Augen zeigen sich bläuliche Ringe. Dieser Aspekt kann selbst während der Fieberhitze vorliegen. Manchmal wechselt das blasse, kühle Gesicht auch mit glühender Röte der Wangen. Allen gibt an, daß auch die »ungleiche Röte« mit einer roten und einer blassen Wange bei Cina beobachtet worden ist, doch deutet dies Symptom stärker auf CHAMOMILLA hin als auf Cina.

Einige wichtige Krankheitsbilder

Cina ist bei zahlreichen Beschwerden angewandt worden, die mit Wurmleiden (besonders Spulwürmern) verbunden sein können: bei Verdauungsstörungen, Durchfall usw., besonders aber bei Krankheiten des Nervensystems, die Hirn oder Rückenmark einbeziehen: Spasmen, Konvulsionen usw.; auch Strabismus.

Ferner kann Cina bei einer bestimmten Art von **Keuchhusten** angezeigt sein, besonders wenn zwei Symptome präsent sind, die man als echte Keynotes bezeichnen kann: ein **Steifwerden des Körpers vor dem Hustenanfall**, manchmal mit wildem Blick und Verlust der Besinnung; und ein »**herabglucksendes Geräusch vom Hals zum Unterleib**« **nach dem Husten**, mit Weinen, Ängstlichkeit, Schnappen nach Luft, der Patient wird ganz blaß im Gesicht usw. Steifwerden und Herabglucksen sind auch dann wertvolle Hinweise auf die Arznei, wenn sie nicht in zeitlicher Beziehung zum Husten stehen oder wenn der Patient gar keinen Husten hat.

Schon Hahnemann hat auf die Heilkraft von Cina bei »**gewissen mit Erbrechen und Heißhunger vergesellschafteten Wechselfiebern**« hingewiesen. Auch bei Krampfzuständen und Beschwerden im Verdauungstrakt (Durchfall und Erbrechen usw.) ist der Heißhunger ein auffälliges Symptom. Gelegentlich kann er mit totaler Appetitlosigkeit abwechseln. »**Erbrechen oder fiebrige Krankheiten mit interkurrentem Heißhunger und beinah ganz reiner Zunge**« ist eine Indikation, auf die hin Cina in zahlreichen Fällen mit Erfolg gegeben wurde. Dabei große Abmagerung, nicht selten jedoch mit dickem, vorgewölbtem Bauch.

Der Gemütszustand

Reizbarkeit, mit **stetem Weinen, Jammern und Stöhnen**, auch mit Treten und Schlagen. Ein Verlangen, dauernd herumgetragen zu werden, gibt es bei Cina ebenso wie bei CHAMOMILLA, doch Cina-Zustände sind oft auch mit einer **Abneigung gegen jegliche Berührung** verbunden. Kinder haben etwas dagegen, daß man ihnen auch nur in die Nähe kommt, sie **weinen oder versteifen sich schon, wenn man sie nur ansieht**. Das gilt besonders dann, wenn Fremde sie ansehen wollen (wie zum Beispiel der Arzt).

Empfindlichkeit gegen alle Berührungen (»touchiness«), seien diese emotionaler oder körperlicher Art, ist ein Wesenszug des Cina-Bildes. Praktisch alles kann die Patienten stören, und für jede Störung durch irgendwelche äußeren Einflüsse sind sie außerordentlich empfindlich. Jede Art von Ärger kann Symptome hervorbringen, etwa Krämpfe, Husten, Durchfall usw. Und körperliche Berührung führt ebenfalls sehr oft zu starken Symptomen.

»Höchst weinerlich und klagend ist das Kind; **weint jämmerlich, wenn man es anfassen oder führen will**.« Oder, aus einem geheilten Fall: »Sie war äußerst unhöflich, scheute vor allem zurück, verbarg ihr Gesicht, begann schon zu schmollen, wenn man sie nur ansah.« Läßt sich durch kein Zureden beruhigen, **taub gegen Liebkosungen**. Auf der anderen Seite können Kinder auch kontinuierliche Aufmerksamkeit einfordern: Wenn das Kind wach ist, vergehen keine fünf Minuten, bis es zu schreien anfängt; **muß pausenlos ge-**

wiegt, herumgetragen oder auf den Knien geschaukelt werden, Tag und Nacht. Kent drückt es so aus: »Während der kleine Patient ungnädig wird, wenn man ihn anfaßt, will er doch herumgetragen und dauernd beschäftigt werden ... Wenn man ihn aus der Wiege nimmt, schreit er, sobald man ihn berührt; die erste Berührung verschlimmert ...«

Ein beachtenswertes Symptom ist, daß Kinder oft **keine Lust zum Spielen** haben, mit trotziger Laune und Schmollen.

Kinder **extrem schlechtgelaunt; schreien und schlagen** nach allem. **Mit nichts zufrieden.** Sehr **dickköpfig.** In akuten Cina-Zuständen kann ein sonst gutmütiges Kind plötzlich extrem verdrossen, zänkisch, gereizt und ›nervig‹ werden. Kinder schreien, wenn man ihnen nicht den Willen tut.

»Erwacht unter jämmerlichem Weinen, Stöhnen und Schluchzen, mit unruhigen Bewegungen.«

»**Unaufhörliche Unruhe.**« Die Unruhe setzt sich auch im Schlaf fort: Häufiges Umwenden von einer Lage in die andere, »Unbehaglichkeit halber«; Herumwerfen im Schlaf mit jämmerlichem Heulen und Schreien; fährt aus dem Schlaf hoch und schreit laut auf.

Kinder erwachen abends oder nachts vor Mitternacht vor Furcht oder Schreck, fahren hoch, haben schreckliche Visionen, schreien, zittern und erzählen voller Angst davon. So panisch erschreckt, daß sie sich mit alarmierendem Gebrüll in die Arme der Mutter flüchten. Die furchtbaren Traumgesichte wollen nach dem Erwachen nicht weichen, oft hält das Kind sie auch im wachen Zustand noch für völlig real.

»Große Ernsthaftigkeit und **Empfindlichkeit**; er konnte leicht den geringsten Spaß übelnehmen.« Reagiert auf jede Störung mit Verdauungsbeschwerden, Krämpfen oder Zuckungen. »Wenn man sie bestraft, verfallen sie in Krämpfe ... Nach geringfügigen Irritationen versagt die Verdauung, sie bekommen Durchfall ... Wenn sie sich erschrecken, einen Klaps bekommen oder ausgeschimpft werden, werden Magen und Gehirn verstimmt ...« (Kent).

Äußerst launisch. Verschmäht alles Angebotene, auch was ihm sonst am liebsten war. »**Begehrt viel und mancherlei.**« Dieses Symptom, das als Kennzeichen des Cina-Heißhungers vielfach bestätigt werden konnte, erlaubt auch einen tiefen Einblick in die Gemütsverfassung von Cina. Tatsächlich hat Hahnemann es in der *Reinen Arzneimittellehre* auch nicht unter die Magen-, sondern unter die Gemütssymptome eingereiht.

Cina kann angezeigt sein bei unruhigen Kindern, die viel schreien und ständig getragen werden wollen, besonders wenn sie schon frühzeitig sehr stark ›fremdeln‹. Selbst im Schlaf Unruhe mit Zähneknirschen, auch wenn erst wenige Zähne vorhanden sind.

Oder: Schreiende Säuglinge, sie weinen die ganze Nacht ohne Unterbrechung, wenn man sie nicht herumträgt; mit Durchfall. Beruhigung auch beim Autofahren.

Doch auch dieses Symptom ist in den Prüfungen beobachtet worden: Gleichgültigkeit; weder etwas Angenehmes noch etwas Unangenehmes konnte den mindesten Eindruck auf ihn machen.

Konvulsionen, Delirium, Angst

Delirium, besonders mit **lautem Aufschreien**.

Irrereden.

Aus einem Vergiftungsfall: »Jählings traten Konvulsionen aller Glieder ein, mit Bewußtlosigkeit und Schaum vor dem Mund.

Nach einigen Minuten kam er wieder zu Sinnen, verfiel aber bald danach in Delirien und schrie oft laut auf, mit einzelnen Zuckungen an den Gliedern. … Patient schrie oft jählings auf und haschte dann mit den Händen bewußtlos in der Luft umher …«

Optische, akustische, Geruchs- und Geschmackshalluzinationen. Gelb- oder Violettsehen; die Dinge riechen und schmecken anders als sonst; Geschmacks- und Tastsinn übermäßig empfindlich oder auch pervertiert.

Veitstanzartige Affektionen, die mit einem lauten Schrei beginnen und die ganze Nacht anhalten; Zuckungen besonders von Gesicht und Händen; oft nur einseitig, besonders links. »Arme und Beine in einer fortwährenden schleudernden Bewegung.«

»Nachmittags (4 Uhr) **ein Anfall krampfhafter Ausstreckung des Körpers**, dann Zittern am Körper, mit blauen Lippen und weinerlichen Klagen über Schmerz der Brust, des Halses und aller Glieder.« Solche Krämpfe können durch Zorn, aber auch durch Husten erregt werden, oft gehen sie dem Hustenanfall voraus. Sie können so stark sein, daß das Kind rücklings vom Schoß der Mutter geworfen wird.

Cina kann auch epileptiforme oder eklamptische Krämpfe hervorrufen, doch gewöhnlich wird während des Anfalls nicht das Bewußtsein verloren.

Folgendes Symptom wurde bei einem Vergiftungsfall beobachtet: »Heftige Stöße durch den ganzen Körper mit Stampfen der Füße nach unten und Stoßen mit dem Kopf nach oben und hinterwärts; vorzüglich heftig wurden die Stöße im unteren Teil der Brust und in der Oberbauchgegend von der aufgelegten Hand gefühlt …«

»Ein Stoß oder Schlag wie von Schmerz — der Patient fährt plötzlich hoch, als hätte er Schmerzen« (Guernsey).

Beim Gehen im Freien große Angst und Bangigkeit ums Herz, **als hätte er etwas Böses begangen.**

Eine Auswahl von Symptomen

Allgemeines

Schon Hahnemann weist darauf hin, daß die Wirkung von Cina keineswegs auf Wurmleiden von Kindern beschränkt ist. Er führt aus, daß eine Wurmbehandlung mit materiellen Dosen dieser Arznei zwar die Askariden töten und austreiben mag, daß sie aber, wenn Cina nicht durch die Symptome angezeigt ist, die »krankhafte Beschaffenheit des Körpers, nämlich die sich entwickelnde Psora« nicht zu heilen vermag, die die Ursache der Empfänglichkeit für Wurmleiden darstellt. Doch wenn Cina homöopathische Ähnlichkeit zum in Frage stehenden Zustand hat, wird es vollkommene Heilung bewirken.

Einige weitere Krankheitsbilder, bei denen Cina häufig wirksam ist, wurden oben schon angesprochen: Keuchhusten; Beschwerden, die von Heißhunger begleitet sind, selbst direkt nach dem Erbrechen Heißhunger, dennoch starke Abmagerung, doch manchmal mit vorgewölbtem, dickem Bauch. Ferner hat Cina Bettnässen geheilt, das bei jedem Vollmond schlimmer war. Die Patienten liegen oft vorzugsweise auf dem Bauch oder in Knie-Ellenbogen-Position.

Viele Cina-Zustände können auf Reizungen im Bauchraum zurückgeführt werden, ob durch Spulwürmer oder aus anderen Gründen. **Gehirn und Rückenmark** sind besonders häufig von Reizungen betroffen.

Charakteristisch ist eine **schmerzhafte Empfindlichkeit des ganzen Körpers beim Anfassen**, die physische Entsprechung der starken Empfindlichkeit auf der emotionalen Ebene. Die Schmerzen sind meist **wie wund und zerschlagen**, wie von einem Schlag oder Stoß. Ein weiteres interessantes Schmerzsymptom: »Hie und da am Körper, bald an den Gliedmaßen, Armen, Füßen, Zehen, bald in der Seite, oder am Rücken, bald am Nasenbeine, besonders aber am hinteren Kamm des Beckens (an der Hüfte) stumpfe Stiche, bisweilen wie ein Klemmen, bisweilen wie Drücken, bisweilen wie Stöße oder Rucke, bisweilen wie ein Jucken geartet; beim Daraufdrücken schmerzt die Stelle wie wund und zerschlagen.«

Symptome, die beim Gähnen auftreten, immer dann, wenn man gähnt. Zum Beispiel: »**Beim Gähnen, Zittern des Körpers mit Schauder-Empfindung.**« Der Reiz zum Gähnen ist unwiderstehlich, und sobald ihm nachgegeben wird, kommen die Schmerzen wieder oder verstärken sich.

Kombinationen von Symptomen, die auf Cina hindeuten, sind etwa: »Kinder, die ständig gähnen und sich die Nase reiben, weil sie so juckt« (Borland). Oder: »Rollen des Kopfes und Reiben des Kopfes am Kissen bei Verdauungsstörungen« (Mezger). Manchmal werden bestimmte Symptome durch das Rollen des Kopfes gebessert, etwa Kopfschmerzen. Es kommt auch vor, daß der Kopf die ganze Zeit auf eine Seite gelehnt wird, in Verbindung mit großer Schläfrigkeit und Benommenheit. Ferner: Im Schlaf Zähneknirschen und unwillkürliche Kau- und Schluckbewegungen.

Saurer Körpergeruch bei Kindern. Magenübersäuerung; Kinder, die saure Milch spucken und sauer aufstoßen.

Kinder, die sehr blaß und krank aussehen. Sie sind ausgesprochen geschwächt, aber trotz der Schwäche haben sie die charakteristischen Cina-Merkmale: Unruhe, Erregtheit, Übellaunigkeit, ständiges Schreien und Weinen, Reizbarkeit, Dickköpfigkeit usw.

»**Kalter Schweiß, vor allem im Gesicht und an der Stirn**« (Bönninghausen) ist ein häufiges Begleitsymptom.

Während CHAMOMILLA eher auf die Ohren wirkt, bevorzugt Cina die Augen. Vor allem Störungen des Farbensehens sind häufig: Gelbsehen (zum Beispiel wird der blaue Himmel grün gesehen), Violettsehen. Auch Strabismus convergens ist mit dieser Arznei geheilt worden.

Einige weitere Krampfsymptome: Krämpfe der **Streckmuskeln**; **das Kind wird plötzlich steif**; **herabglucksendes Geräusch** vom Hals zum Bauch, als würde Wasser aus einer Flasche gegossen. Rigor des ganzen Körpers. Kinderkrämpfe, die Arme werden von einer Seite zur anderen geworfen. Zucken, Rucken und Verdrehen der Gliedmaßen. Krampfanfälle treten vorzugsweise nachts auf. Das krampfhafte Ausstrecken und Versteifen kann durch Husten, **Ärger und Zorn** ausgelöst werden, ja selbst dadurch, **daß man den Patienten ansieht.**

Eine interessante Beobachtung soll hier noch erwähnt werden, die noch der Bestätigung bedarf. Nach einem Bericht von Vasilyeva et al. im *British Homœopathic Journal* (81, 2, 1991) behandelte dieser 54 Kinder, die bei Tschernobyl der Verstrahlung ausgesetzt waren. Die Kinder befanden sich etwa 5 km vom Zentrum des Unglücks entfernt und konnten schon nach Stunden in ungefährdetes Gebiet evakuiert werden. Kurzeffekte zeigten sich sofort im Bereich der Schilddrüse und des Stoffwechsels. Die Autoren gewannen den Eindruck, daß die Verstrahlung, wenn es sich um kleinere Dosen handelt, besonders auf den Allgemeinzustand in Form mangelnder Infektabwehr und dergleichen wirkt. Neben CALCAREA CARBONICA, CALCAREA PHOSPHORICA und COLCHICUM in Hochpotenzen wurde auch Cina gegeben, das besonders erfolgreich zu sein schien. Diese Information könnte sich als wertvoll erweisen, wenn sie durch weitere Fälle bestätigt werden kann und wenn es gelingt, spezifische Symptome herauszuarbeiten.

Zusammenfassend zu den Modalitäten von Cina: **Berührung** (selbst **Angesehenwerden**), Ärger und Gähnen sind bereits als verschlimmernde Einflüsse genannt worden. Viele Symptome kommen vorzugsweise nachts bzw. **im Schlaf** auf. Eine weitere interessante Modalität ist: »**Symptome durch Anstrengen der Augen.**« Lesen oder scharfes Fixieren eines Gegenstandes, etwa bei Handarbeiten (Nähen), kann Kopf- und Augenschmerzen oder auch Trübsehen erregen und verschlimmern. Kent weist ferner auf eine Verstärkung der Beschwerden durch Hitze hin, besonders in der Sonne und im Sommer.

Besser in der **Bauchlage** sowie durch **Wischen oder Reiben der Augen**. Außerdem durch passive Bewegungen (Gewiegtwerden, Autofahren), manchmal durch Rollen des Kopfes.

Schwindel

Schwindel mit Flimmern vor den Augen und Übelkeit.

»Beim Aufstehen aus dem Bett ists ihm schwarz vor den Augen, düselig im Kopf und ohnmächtig; er schwankt hin und her; beim Niederlegen wirds gleich besser.«

Kopf

Kopfweh, das mit Bauchschmerzen abwechselt. Wenn der Kopfschmerz vergeht, entsteht ein drückender Schmerz im Unterleib, und wenn dieser vergeht, wieder Kopfschmerz.

Der Kopfschmerz mehrt sich durch Lesen und Nachdenken, mindert sich durch Bücken. **Kopfweh durch Anstrengung der Augen**; Kopfweh der Näherinnen (RUTA).

Vor und bei dem Kopfweh ist die **Kopfhaut außerordentlich berührungsempfindlich**. Kinder vertragen weder Kämmen oder Bürsten noch Haareschneiden; Frauen müssen ihr Haar lösen, wenn sie Kopfweh haben.

»**Mitten auf dem Scheitel, absetzendes Drücken, wie von einer schweren Last**, als würde das Gehirn niedergedrückt; **Daraufdrükken mehrt und erneuert den Schmerz**.« Oder: »Ein von oben nach unten pressender Schmerz äußerlich an der Stirne, als wenn ein Druck sich da allmählich herabsenkte.«

Dumpfer Kopfschmerz mit Angegriffenheit der Augen, morgens.

Die Kopfschmerzen können von einem betäubten oder benommenen Gefühl im Kopf begleitet werden. »Beim Gehen im Freien betäubendes, inneres Kopfweh, besonders des Vorderhaupts, dann auch des Hinterhaupts.« Oder: »Verdüsterndes Ziehen vom linken Stirnhügel nach der Nasenwurzel zu.« Oder auch: »Ziehender Schmerz in der rechten Schläfe, in vertikaler Richtung, beim Husten Gefühl, als wollte sie bersten.«

Unter dem oberen Augenhöhlenrand ein langsamer, stumpfer Stich bis tief in das Gehirn hinein.

Eine charakteristische Empfindung ist ein **Gefühl wie leer oder hohl im Kopf, bei Übelkeit und Brechreiz** (vgl. COCCULUS).

Fieberhitze am meisten am Kopf, jedoch bei gelber Gesichtsfarbe und blauen Rändern um die Augen. Sehr heißer Kopf, äußerst berührungsempfindlich. Kalter Stirnschweiß.

Kinder lehnen den Kopf die ganze Zeit auf die Seite oder drehen ihn dauernd hin und her, was ihre Schmerzen zu erleichtern scheint.

Cina kann bei Reizung der Meningen angezeigt sein, insbesondere wenn Beschwerden im Abdomen zugleich mit Symptomen des Gehirns bestehen oder mit ihnen abwechseln; Bauch geschwollen, heiß. Selbst bei Hydrocephalus und Encephalitis ist die Arznei angewandt worden. Kent gibt folgende Symptome an: »Rollbewegung des Kopfes; häufige Kopfschmerzen; empfindlich gegen Erschütterung; Berührung oder Abklopfen der Wirbelsäulengegend führt zu Kopfweh; regelmäßig schlimmer in der Sonne, bei heißem Kopf und kalten Füßen.«

Augen

Erweiterte Pupillen bei vielen Beschwerden.

Ermüdung der Augen; Anstrengung der Augen erzeugt Kopf- und Augenschmerzen sowie Sehstörungen. Wischen oder Reiben der Augen bessert, zumindest eine Weile. »Beim Lesen eines Buches ist es ihm trübe vor den Augen, so daß er erst, nachdem er mit den Fingern stark gerieben hatte, wieder lesen konnte.« »Abends, wenn er bei Licht scharf sehen (lesen) will, sieht er alles wie durch einen Flor; wischt er in den Augen, so wird's auf kurze Zeit besser.« »Stumpfer Schmerz in den Augen bei Lesen und bei Geistesarbeit.« Nach Kent und Boericke ist Cina in derartigen Fällen weniger bei jungen Leuten angezeigt; es paßt eher auf das Alter, in dem die Altersweitsichtigkeit beginnt und das Lesen kleingedruckter Schrift bzw. das Sehen auf feine Handarbeiten zunehmend große Anstrengung der Augen erfordert.

Langdauernde Sehschwäche, mit Lichtscheu und Drücken in den Augen wie von Sand.

Strabismus, besonders wenn Helminthiasis vorliegt. Begleitsymptome: **blasses, kränkliches Aussehen, blau umrandete Augen**, öfteres Klagen über Leibschmerz in der Nabelgegend, öfterer Harndrang, eigentümliches, molkeähnliches Aussehen des Harns, **häufiges Bohren in der Nase**, beständiger Abfluß dünnen Schleims aus der Nase, stete Neigung zu räuspern mit hörbarem Schleimrasseln in den Luftwegen, öftere breiige Stuhlentleerungen.

Verändertes Farbensehen. In extremem Grad hat sich dieses Symptom bei Prüfern von SANTONINUM gezeigt, dem Hauptwirkstoff des Zitwersamens; aber auch bei Personen, die materielle Cina-Dosen ›gegen Würmer‹ einnahmen, trat es auf. Am ausgeprägtesten war **Gelbsehen**; weiße Gegenstände erscheinen auffallend gelb, der blaue Himmel sieht grün aus. Häufig war auch **Violettsehen**. Solche Sehstörungen können bis zu einer Unfähigkeit fortschreiten, Farben zu unterscheiden; es kann auch zu **optischen Halluzinationen in leuchtenden Farben** kommen.

Auch die Augenlider können schwach und müde sein, so schwach, daß er sie den ganzen Vormittag kaum öffnen kann.

Häufiges kitzelndes Jucken oder Kribbeln der Augenwinkel und Lider, was zum Reiben nötigt.

Ein **Pulsieren des Augenbrauenmuskels**, eine Art Krampf.

Ohren

Im äußeren Ohr ein krampfartiges Zucken.

Unter dem Warzenfortsatz stumpfes Stechen, wie ein klemmendes Drücken; beim Daraufdrücken Gefühl wie von einem Schlag oder Stoß.

Neigt dazu, in den Ohren zu bohren.

Nase

Das Hauptsymptom in diesem Bereich ist die **Disposition zum ständigen Nasenbohren, bis die Nase blutet**.

Dieses Verhalten, das besonders bei Kindern zu beobachten ist, wird häufig durch ein **unerträgliches Jucken in der Nase** provoziert.

Auch **Zupfen oder Reiben an der Nase**, das Kind reibt die Nase an allem, was zur Verfügung steht: am Kissen, an der Schulter der Amme usw.

Dabei große Unruhe, viel Weinen, übellauniges, garstiges Benehmen, gelegentlich auch Bettnässen.

Reichliches Nasenbluten, dunkel gefärbtes Blut, vorher jedesmal heftiger Schmerz in der Stirn und fast unerträgliches Jucken in der Nase; blasses Aussehen.

»Im linken Nasenloch in der Nasenscheidewand, ein brennendes Wehtun, wie wenn man einen Schorf abgekratzt hätte; schlimmer beim äußeren Betasten.«

Heftiges Niesen; so heftig, daß es ihm in den Kopf fuhr und **zu den Schläfen herauspreßte**; der durch die Schläfen herauspressende Kopfschmerz blieb noch einige Zeit nachher. Oder: Niesen mit Stichen in den Schläfen. Cina kann in den Formen von Keuchhusten angezeigt sein, wo die Schleimhaut der Nase heftig affiziert ist, was sich durch starkes Jucken, Neigung zum Nasenbohren oder -reiben und öfteres Niesen, besonders nach dem Anfall, mit nachfolgendem Nasenbluten zu erkennen gibt.

Abends verstopfte Nase.

Gesicht

Der Cina-Aspekt ist sehr charakteristisch. **Blasses und kaltes Gesicht, manchmal selbst während der Fieberhitze, mit bläulichweißer Färbung um den Mund und die Nase und blauen Ringen um die Augen**; sieht sehr krank aus. Dies kann **mit glühender Röte und brennender Hitze der Wangen abwechseln**. Oder, wie Nash beobachtet hat, **rotes Gesicht bei großer Blässe um Mund und Nase.** »Aufgedunsenes, bläuliches Gesicht« (Hahnemann). Auch erdfahle oder gelbliche Färbung. Schneller Wechsel dieser Aspekte.

Gesichtsneuralgie mit einem Schmerz, als würden die beiden Jochbeine von einer Zange gepackt und zusammengedrückt; durch äußeren Druck vermehrt sich der Schmerz.

Muskelzucken im Gesicht und um die Augen, besonders in Verbindung mit Magen- und Darmbeschwerden. Muskelzuckungen an Gesicht und Händen, wie bei Chorea, manchmal einseitig (links). Krämpfe beginnen nicht selten mit einem isolierten Zucken in einer Gesichtsseite (vgl. CUPRUM).

Mund

Zähneknirschen nachts im Schlaf, bei stetem Umherwerfen. Häufige unwillkürliche Kau- und Schlingbewegungen, besonders im Schlaf. Schluckbewegungen, als käme etwas die Kehle herauf.

Fauliger oder saurer Geruch des Atems.

Reine Zunge bei den meisten Beschwerden (Fieber, Erbrechen).

Hals

Schlucken sehr erschwert, ja fast unmöglich, **besonders das Schlucken von Flüssigkeiten.**

»Unvermögenheit zu schlingen; die Getränke kollern lange im Mund herum« (Hahnemann).

Das Leitsymptom im Halsbereich ist aber das **hörbare Glucksen vom Hals die Speiseröhre hinab bis in den Unterleib**. Es tritt auf nach einem Hustenanfall, oder infolge einer Krampfattacke, die sich auf Zunge, Speiseröhre und Kehlkopf ausbreitet, oder auch einfach wenn man Flüssigkeiten schluckt. Hering beschreibt das Geräusch so: »als ob man aus einer Flasche Wasser ausgießt.« Dieses Gurgelgeräusch weist immer stark auf Cina hin (vgl. auch HYDROCYANICUM ACIDUM).

Würge- und Erstickungsgefühl im Hals.

Atmung, Husten, Puls

Cina hat Aphonie durch Erkältung geheilt, wo ACONITUM, PHOSPHORUS und SPONGIA versagten. Beim Versuch zu sprechen wird ein eigentümlich heiserer, tonloser Husten erregt, mit Schmerz im Kehlkopf.

Morgens, nach dem Aufstehen, hängt im Kehlkopf Schleim, so daß er öfters räuspern muß, wonach der Schleim sich aber bald wieder erzeugt.

Sehr kurzer Atem, zuweilen mit Unterbrechungen, **so daß einzelne Atemzüge fehlten**; mit täglich zur selben Stunde wiederkehrendem Fieber. Oder: ›Doppelte‹ Inspiration, in zwei Akte geteilt. Lautes Röcheln, Keuchen oder Pfeifen beim Einatmen, bei beschleunigter, kurzer Atmung.

Bronchiolitis der Kinder; sie schreien, wenn man ihnen zu nahe kommt (vgl. ARNICA), schlucken hörbar nach dem Husten, schreien und sprechen im Schlaf; Schleimrasseln in den Bronchien, häufiges Reiben der Nase; erweiterte Pupillen; Zähneknirschen.

Erstickungsanfälle, besonders wegen schwieriger Expektoration.

Atembeklemmung, mit Gefühl, als läge das Brustbein zu eng an; oder mit krampfartigem Zusammenziehen in der linken Brusthälfte.

Die Hustensymptome sind sehr eigentümlich. Zunächst die beiden oben erwähnten Leitsymptome, in voller Länge nach den Prüfungen wiedergegeben:

»**Vor dem Husten richtet sich das Kind jähling auf, sieht sich starr um; der ganze Körper hat etwas Starres**; sie ist bewußtlos, gleich als wenn sie die Fallsucht bekommen sollte und so kommt darauf der Husten.«

»**Nach dem Husten wimmert das Kind: Au, Au! man hört ein herabglucksendes Geräusch; sie ist ängstlich, schnappt nach Luft**

und wird dabei ganz blaß im Gesicht — in zweiminütigen Anfällen.«

Ein weiteres wohlbestätigtes Symptom: **Heiseres Hüsteln früh nach dem Aufstehen**, das seinen Erregungsreiz (**wie von Federstaub**) nach einer längeren Pause durchs Einatmen erhält. Ein ähnliches Hüsteln, ebenfalls von längeren Pausen unterbrochen, kann sich auch abends bemerkbar machen.

Bönninghausen bietet eine ausgezeichnete Beschreibung des Cina-Hustens: **Keuchhusten in heftigen, periodisch wiederkehrenden Anfällen**, wie von Federstaub im Halse und von vielem festsitzendem Schleim im Halse erregt, morgens ohne, abends mit schwer sich lösendem, weißlich schleimigem, selten etwas blutigem, fast ganz geschmacklosem Auswurf. Verschlimmerung: Morgens und abends; in der Nacht die Anfälle seltener. Von Trinken. Tiefeinatmen. Gehen im Freien. **Drücken auf dem Kehlkopf.** Laufen. **Lesen und Schreiben. Liegen auf der rechten Seite.** Kalte Luft. **Gähnen**. Erwachen aus dem Schlaf. Genuß von Pfeffer.

Periodischer, im Frühjahr und Herbst kommender Husten, krampfhaft, trocken, **von Würgen und Erbrechen begleitet**, seit einer Reihe von Jahren.

Husten mit heftigem Niesen und Herauspressen oder Stichen in den Schläfen, besonders nach dem Hustenanfall, gefolgt von Nasenbluten. Trockener Husten, mit Niesen, Appetit- und Schlaflosigkeit.

Anfälle krampfhaften Hustens in der Nacht, die in Krämpfen enden, d. h. plötzliche Erstarrung des Körpers, oder das Kind wird heftig hintenübergeworfen, fällt vom Schoß des Kindermädchens herab; mit Heißhunger, hartem, aufgetriebenem Bauch, Zupfen an der

Nase und Stühlen, die aus Schleim und unverdauten Speisen bestehen.

So heftiges Husten, daß ihm Tränen in die Augen treten, oder mit Schmerzen unter dem Brustbein, als wäre da etwas losgerissen, oder mit Brennen, Stechen und Wundheitsschmerz in der Brust.

Das Kind traut sich nicht zu sprechen oder sich zu bewegen, weil es Angst hat, damit einen neuen Hustenanfall zu provozieren (vgl. BRYONIA).

Kleiner, harter, frequenter Puls; gelegentlich Aussetzen eines Schlages in langen Intervallen.

Magen

Der **große Appetit** ist das wichtigste Symptom in diesem Bereich. **Starker Hunger kurz nach der Mahlzeit**, oder mitten in der Nacht; **mit nagendem Leeregefühl im Magen**; selbst **unmittelbar nach Erbrechen.**

»Wenn das Kind alles getrunken hat, was es bei sich behalten kann, schreit es dennoch weiter nach dem Fläschchen, oder es spuckt und übergibt sich und entleert so seinen Magen, nur um mit Geschrei und Gejammer nach mehr zu verlangen ...« (Kent).

Cina kann, wenn die Symptome übereinstimmen, bei Bulimie angezeigt sein.

Der Heißhunger kann so extrem werden, daß das Kind es nicht erträgt, jemanden essen zu sehen; dann reißt es ihm die Speisen mit Gewalt weg und verschlingt sie, magert aber nichtsdestoweniger sehr ab. Manchmal wechselt Heißhunger mit völliger Appetitlosigkeit. **Interkurrenter Heißhunger** ist ein wichtiges Symptom bei verschiedenen Krankheitsbildern, etwa bei intermittierenden Fiebern, und oft **wechselt der Hunger in schneller Folge mit Erbrechen ab.** Meist macht sich der Heißhunger in der fieberfreien Phase bemerkbar: direkt nach der Fieberhitze, vor dem Frost- oder nach dem Schweißstadium.

In bezug auf die begehrten Lebensmittel ist eine ausgeprägte **Launenhaftigkeit** auffällig. Zwei Gemütssymptome, die auch auf den Appetit zutreffen: »**Begehrt viel und mancherlei.**« »**Verschmäht alles Angebotene.**« Oft besteht eine Abneigung gegen das ›normale‹ Essen bei **Verlangen nach Süßigkeiten** oder **unersättlichem Verlangen nach Brot.** Abneigung des Säuglings vor der (gesunden) Muttermilch. Solche Abneigungen können durch eine Veränderung des Geschmacksempfindens bedingt sein, die sich in »Bittergeschmack des Brotes« manifestiert, oder, recht typisch, in diesem Schlüsselsymptom: »**Zusammenschaudern beim Nippen an Wein, als wäre es Essig oder der stärkste Whisky.**«

Der Durst ist meistens groß, besonders bei Fieber, doch Trinken verursacht oft Beschwerden. **Übelkeit, Erbrechen und Durchfall gleich nach dem Trinken** ist ein charakteristisches Symptom. Das mehrfach erwähnte »herabglucksende Geräusch« ist beim Trinken manchmal deutlich zu hören.

Öfterer Schluckauf, auch im Schlaf.

Übelkeit mit leerem, hohlem Gefühl im Kopf; auch während der Schwangerschaft.

Viel und heftiges Erbrechen; Zunge gewöhnlich nicht belegt, sondern **rein**; Pupillen meist erweitert. Erbricht: **nichts als Schleim**; Galle; das Gegessene. Verdauungsstörungen mit Übelkeit und Erbrechen, aber trotzdem Heißhunger; vor allem, wenn Helminthiasis besteht, aber auch sonst.

Steter Druck im Magen, nachts, was unruhig macht; bei Schwangeren.

Quer über den Oberbauch, in der Gegend der Magengrube, ein Krampfschmerz oder krampfartiges Drücken, nach Tisch.

In der Magengrube ein atembeengender Schmerz. Der Ort kann auch beschreiben werden als »unter dem Brustbein«; der Schmerz tendiert dazu, sich nach unten zu verbreiten, zum Nabel hin.

Abdomen

Der Bauch ist häufig hart und aufgetrieben, vorgewölbt, auch heiß; dick auch dann, wenn der Rest des Körpers abgemagert ist.

Viel Bauchschmerz, vor allem in der Nabelgegend. »Um den Nabel ein schmerzhaftes Winden, auch beim Drücken auf den Nabel Schmerz.« Oder auch: »Bohrender Schmerz über dem Nabel, durch Daraufdrücken vergehend.« Das letztere Symptom mag ein Grund für die Neigung sein, auf dem Bauch zu liegen. **Schneidend-kneifende Bauchschmerzen**, besonders bei **Wurmleiden**; nicht eher nachlassend, als bis der Prüfer Stuhlgang hatte. Kolikschmerzen mit Hitzewallungen und ständiger Bewegung der Bauchhaut.

Unangenehmes Wärmegefühl im Unterleib, das zuletzt in Kneipen übergeht.

Leeregefühl im Unterleib, mit Blähungsabgang.

Rektum und Stuhl

Starkes Jucken am After, zum Kratzen nötigend.

Viel **Durchfall**: wäßrig; breiig; von Kot und Galle; **weiße, unwillkürliche Durchfallausleerungen; weißer Schleim in kleinen Stükken wie Popcorn; sofort nach dem Trinken**; während der Monatsblutung oder der Schwangerschaft.

Darmkatarrh, Kind schreit ununterbrochen, wenn man es nicht herumträgt, wölbt den Bauch mächtig vor beim Brüllen.

Ausscheidung von Würmern, besonders Askariden.

Harnwege

Häufiger Harndrang, mit vielem Urinabgang, den ganzen Tag über.

Unwillkürlicher Harnabgang, Bettnässen; schlimmer jedesmal bei Vollmond; oft mit Heißhunger verbunden.

Der Urin ist für gewöhnlich **trüb**, entweder sogleich beim Lassen oder nach einigem Stehen. **Weißer und molkeähnlicher Harn**, manchmal streng riechend.

Weibliche Genitalien

Uterusblutungen, besonders vor der Menarche. Wibmer berichtet von einer Zehnjährigen, die während des Cina-Gebrauchs Blutungen bekam; diese hörten sogleich wieder auf, sobald die Einnahme ausgesetzt wurde.

Wehenartige, oft wiederkehrende Schmerzen im Unterleib, als ob eben die Monatsblutung kommen wollte.

Regel zu früh und zu stark, besonders bei Frauen, die viel mit Nasenjucken und innerer Unruhe geplagt sind, wo sie sich beständig, auch im Schlafe, umherwerfen.

Beschwerden während der Schwangerschaft: Durchfall, jedesmal schlimmer nach Trinken; Zähneknirschen mit nächtlicher Unruhe und Umherwerfen; Neigung zum Erbrechen mit hohlem Gefühl im Kopf; fortwährendes nächtliches Magendrücken; Trübsehen, besser durch Reiben der Augen.

Äußerer Hals und Rücken

Ziehend-reißender Schmerz im ganzen Rückgrat hinunter.

Reißend-zuckende Schmerzen in der Mitte des Rückgrats.

Ermüdungsschmerz in den Lenden und im Rückgrat, als hätte man lange gestanden; besonders wenn man sich zur Seite oder vorwärts beugt.

Zerschlagenheitsschmerz im Kreuz, durch Bewegung nicht vermehrt.

Extremitäten

Zuckungen, Rucken, Verdrehungen der Gliedmaßen; Arme von einer Seite zur anderen geworfen, Stampfbewegungen der Füße usw.

Kalte Hände und Füße, manchmal durch Ofenwärme nicht gebessert; oder warme Hände bei blassem, kaltem Gesicht.

Bohrend-krampfartiger Schmerz im linken Oberarm, nicht durch Bewegung vergehend. Krampfhaft ziehende Schmerzen in Armen und Händen.

Handgelenk wie verrenkt.

Intermittierendes krampfartiges Zusammenziehen der Hand.

Schwäche der Hand, kann nichts festhalten.

Einzelne, kleine, zuckende Stiche bald in der rechten, bald in der linken Hand.

Krampfartiges Zucken in den Fingern; schnelles Einwärtszucken der Finger der rechten Hand.

Rigidität der unteren Extremitäten; Kinder strecken die Beine krampfhaft von sich, oder das linke Bein ist in beständiger krampfhafter Bewegung und bleibt endlich, weit vom Körper abgewendet, unbeweglich liegen.

Plötzlicher Verlust der Herrschaft über die unteren Gliedmaßen (Paraplegie), begleitet von unnatürlich starkem Hunger.

Lahmheitsschmerz im linken Oberschenkel, unweit des Knies.

Schlaf

Der Cina-Schlaf ist **sehr unruhig, mit ständigem Umherwerfen, Aufschreien, Weinen, Sprechen, Jammern, Aufschrecken, Zähneknirschen** usw. »Kann nicht einschlafen; im Moment des Einschlafens Auffahren, Schreien, Herumdrehen, Wegstrampeln der Bettdecke.« Kinder, die nie lang auf einmal schlafen können; die nur einschlafen, wenn sie gewiegt werden; die im Schlaf gellend aufschreien (APIS); die die ganze Nacht hindurch schreien und brüllen.

Pavor nocturnus bei Kindern; sie erwachen zitternd und schreckerfüllt, schreien, lassen sich nicht beruhigen; sehen Gespenster; die Traumbilder bestehen im Wachzustand fort, werden für real gehalten.

Das Cina-Kind **liegt oft gern auf dem Bauch** und kann manchmal nur in dieser Lage einschlafen. Kent: »Wenn man es dann auf die Seite dreht, wacht es wieder auf. Es kann in den Armen der Mutter einschlafen, wenn der Bauch auf ihrer Schulter ruht; aber legt sie es auf die Seite, so wacht es auf.« Eine weitere typische Schlafposition ist: »**Im Schlaf kommt es auf Hände und Knie zu liegen**« (MEDORRHINUM). Schlaf im Aufrechtsitzen mit rückwärts oder auf die rechte Seite gelehntem Kopf.

Das Kind lehnt die ganze Zeit den Kopf auf die Seite, mit schläfriger Benommenheit.

Krampfhaftes **Gähnen**, unbesieglich; durch das Gähnen werden Schmerzen verstärkt oder erneuert.

Fieber, Frost, Schweiß

Die Wärmeregulation ist bei Cina-Patienten häufig gestört. Entweder **blasses, kaltes Gesicht selbst in der Fieberhitze**, bei warmen Händen, oder **brennende Hitze übers ganze Gesicht, mit glühender Röte der Wangen**; diese beiden Zustände können auch **in schneller Folge alternieren.**

Hitze im Fieber, am meisten am Kopf, bei gelber Gesichtsfarbe und blauen Rändern um die Augen.

Der Fieberfrost ist oft stark ausgeprägt und **selbst am warmen Ofen nicht gebessert.** Den Rumpf überlaufender Schauder; Schauder über den Oberkörper nach dem Kopf herauf, als wollten sich die Haare sträuben; nicht erleichtert durch äußere Wärme.

Fieberschauder über den ganzen Körper, mit heißen Wangen.

Häufige Attacken sehr hohen Fiebers, die Hitze wird vor allem im Kopf empfunden.

Fieber, das täglich zur selben Stunde wiederkehrt; mit sehr kurzem Atem, mit Erbrechen des Gegessenen usw.

Wechselfieber mit Erbrechen und Heißhunger, der selbst gleich nach dem Erbrechen eintritt, mit reiner Zunge, erweiterten Pupillen usw.

Kalter Schweiß, besonders an **Stirn, Nase und Händen.**

Haut

Ganze Körperoberfläche äußerst berührungsempfindlich.

Viel Jucken, zum Kratzen, Reiben, Zupfen oder Bohren nötigend, was auch beständig geschieht; reibt sich das Gesicht, die Ohren, die Nase, das Perineum, den After usw.

Abends Ausschlag roter, juckender ›Blütchen‹, welche schnell verschwinden.

CISTUS CANADENSIS

Die essentiellen Merkmale

Ein dünnes, ausgezehrtes Individuum von schwacher Konstitution, mit geringen Abwehrkräften, **dauernd erkältet**, der geringste Anlaß bringt schon die nächste Erkältung, jedes bißchen kalte Luft ist zuviel, »ich bin eigentlich immer erkältet«, könnte diese Person sagen — so kann idealtypisch ein Patient aussehen, der Cistus benötigt. Man wird an das tuberkulinische Miasma denken, wenn man so einen Menschen vor sich hat. Die Schleimhäute sind entzündungsanfällig; **entweder werden sie dann ganz trocken oder sie sezernieren sehr stark**. Die Nase läuft, aus dem Hals wird ein dicker, zäher Schleim ausgeworfen; oder die Kehle ist so trocken, daß man dauernd Speichel schlucken muß, um sie zu benetzen.

Cistus ist eines der Hauptmittel bei Menschen, die sich leicht erkälten und stark unter Kälteeinflüssen leiden. Sie spüren die Kälte der Umgebung bis tief in die Knochen, bis ins Mark. **Kältegefühle in verschiedenen Körperteilen** treten auf: an der Zunge, in Kehlkopf und Luftröhre, kalter Speichel, Kälte im Magen, im Bauch, in den Lungen ...

Und ein solches tuberkulinisches Individuum wird auch zur Entwicklung von **Drüsengeschwülsten** neigen; häufiges Anschwellen diverser Lymphknoten und Drüsen überall am Körper.

Cistus-Personen befinden sich in einem ständigen Erregungszustand, und ihr Nervensystem kann keine weitere Stimulation mehr aushalten. **Jede Art von Zorn, Gereiztheit, Kummer oder Ärger löst körperliche Symptome aus.** Wenn die Stimulation von einem negativen Gefühl ausgeht, verfallen sie in einen depressiven Zustand und fangen sich bald eine Erkältung ein, mit Stechen im Hals, Husten usw. Werden sie positiv stimuliert, so geraten sie in Euphorie. Diese Veränderlichkeit macht deutlich, in welch prekärem Zustand sie sich befinden. Es sind Menschen, die ohne das korrekte Mittel maligne Krankheiten entwickeln können, etwa Morbus Hodgkin oder einen bösartigen Tumor, oder auch andere ernsthafte Pathologien, wie etwa die Raynaud-Krankheit (vasospastisches Syndrom).

Ein charakteristisches Symptom ist ein **Verlangen nach sauren Speisen, speziell nach saurem Obst**, selbst während man unter Durchfall leidet; ferner ein starkes **Verlangen nach Käse**.

Cistus-Patienten sind oft unruhige, schwächliche, ängstliche Leute. Ihre Nerven kommen ihnen so geschwächt vor, daß sie **Lähmungserscheinungen** befürchten — nicht ohne Grund. In Angstzuständen tritt ein **Kribbelgefühl** auf, das einmal mehr die Wirkung der Arznei auf die peripheren Nerven demonstriert. Und **bei kaltem Wetter haben sie häufig Gliederschmerzen**. Stellen wir uns eine Person vor, die ihr ganzes Leben lang total verfroren war und der bei der geringsten Kälteexposition die Finger wehtaten; sie bekommt später massive **Durchblutungsstörungen**, und schließlich können sich sogar Nekrosen bilden. Bei einer solchen Krankheitsgeschichte kann Cistus angezeigt sein.

Diese Beschreibung dürfte dem Lernenden im Normalfall genügen, um das Mittel zu erkennen. Doch sie soll nun mit weiteren Einzelheiten vervollständigt werden.

Ein Leitsymptom von Cistus lautet: »**Jedes kalte Lüftchen macht beim Einatmen Halsweh**, in der warmen Stube nicht.« Wie Tyler festgestellt hat, kann die Arznei bei ›ewigen Erkältungen‹ angezeigt sein, mit dauerndem Schnupfen und Husten, der sich vor allem in den Wintermonaten verschlimmert. Hale empfiehlt es als Mittel bei katarrhalischen Erkrankungen im Bereich von Luftröhre, Kehlkopf und Bronchien. Übrigens bezieht sich die Kälteempfindlichkeit keineswegs nur auf die Schleimhäute der Atemwege, sondern auch auf die Haut, wie an folgendem Prüfungssymptom zu sehen ist: »Die Fingerspitzen waren sehr empfindlich gegen Kälte, und der Schmerz wurde schärfer beim Kaltwerden derselben.«

Cistus ist nicht nur empfindlich gegen kalte Luft, es hat auch überall **Empfindungen von Kälte oder Kühle**. Einige Prüfungssymptome:

[Erst] »wird die **Zunge kühl**, dann der **Atem durch den Mund**, nachher **durch die Nase**, dann deutliches **Kühlheitsgefühl am Kehlkopf und Schildknorpel und in der Luftröhre**, viel **Speichel** im Munde, der auch kühl ist ...« Und diese Kühle »hält besonders im Hals den ganzen Tag an«.

Im Kopf: »In der sehr erwärmten Stube wird die Haut feucht; dabei **ist die Stirn nicht nur äußerlich kalt, sondern auch innerlich ist ein Gefühl von Kühle.**«

Im Verdauungssystem: »Vor und nach dem Essen **Kältegefühl, auch im Magen, kühles Aufstoßen.**« »**Kältegefühl im ganzen Unterleib.**«

Ferner: »Frostigkeit.« »Kalte Füße.« Bemerkenswert ist auch, daß der Patient selbst in der Fieberhitze zittert: »Starker Frost, darauf **Fieberhitze mit Zittern** ...«

Die seltsamen Kälteempfindungen in Verbindung mit Atemwegssymptomen haben immer wieder zu erfolgreichen Verordnungen von Cistus canadensis geführt. Erwähnt sei ein Heuschnupfenfall von S. Reis (*Archiv für Homöopathik* 1996, Heft 3). Die Patientin hatte ihre Anfälle hauptsächlich morgens und abends. (Cistus hat: »**Abends und morgens häufiges heftiges Niesen**.«) Zunächst trat Jucken in der Nase auf, dann ein Niesanfall; die inneren Augenwinkel juckten ebenfalls. Gegen Ende der Attacke hatte sie ein **Gefühl, kalte Luft einzuatmen, ein Kältegefühl im Kehlkopfbereich**, das Hustenreiz erzeugte, und dann zehn Minuten lang trockenen Husten. Dieses Leitsymptom brachte Reis auf Cistus. Es beseitigte neben den Heuschnupfensymptomen auch einen Hautausschlag an den Innenseiten der Oberschenkel, der abends juckte und wie eine Sonnenallergie aussah.

Eine weitere seltsame Empfindung ist »**ein Gefühl von Weichheit« im Hals**. Clarke ist es gelungen, mit Hilfe dieses Symptoms einen Fall chronischer Halsschmerzen zu heilen, der jahrelang mit lokalen Applikationen behandelt worden war. Dicker, gelber Schleim hatte sich angesammelt, der mechanisch beseitigt werden mußte. Der Patient klagte über ein »schwammiges Gefühl im Hals«, was Clarke auf Cistus brachte. Kent erwähnt übrigens, daß bei Cistus »alle Schleimhäute einen dicken, gelben, übelriechenden Schleim absondern, so daß die Arznei bei veralteten, lästigen Katarrhen paßt.«

Es gibt noch ein weiteres Keynote von Cistus, das sehr häufig wahlanzeigend für die Arznei gewesen ist, nämlich ein außergewöhnliches **Verlangen nach Käse**. Es gibt nicht allzu viele Mittel, die dieses Verlangen teilen; zu ihnen gehören unter anderem CHELIDONIUM, NITRICUM ACIDUM und PHOSPHORUS. Die Kombination

Erkältungsneigung — Kälteverschlimmerung — Kältegefühle — Käseverlangen spricht sehr stark für Cistus canadensis, wie zum Beispiel Margaret Tyler in zahlreichen Fällen festgestellt hat. So gelang es ihr, einen Kollegen, der »bei jeder Mahlzeit Käse aß«, von einem chronischen Schnupfen mit plötzlichen, unkontrollierbaren Niesanfällen zu heilen. Einige Zeit später entwickelte er wochenlang bestehende, durch nichts gebesserte rheumatismusartige Schmerzen in der rechten Schulter, die von Cistus innerhalb einer Stunde beseitigt wurden. Zu den Prüfungssymptomen von Cistus zählt auch: »Schmerz im vorderen Teil der rechten Schulter.«

Schon in vor-homöopathischen Zeiten ist Cistus bekannt gewesen als Mittel bei **Geschwulst, Entzündung, Verhärtung und Eiterung von Drüsen und Lymphknoten**. Insbesondere wenn die **Parotiden** und die **Halslymphknoten** betroffen sind, wird das Mittel oft angezeigt sein, falls große Kälteempfindlichkeit vorliegt. Hering beschreibt schwere Fälle von tuberkulösen Veränderungen, Skrofulosis, auch mit Hämoptyse, die durch Cistus stark gebessert wurden. Bei Parotitis und Mumps, bei Pfeifferschem Drüsenfieber und sogar bei malignen Lymphomen sollte man an dieses Mittel denken (Hodgkin-Krankheit). Berichtet werden auch Fälle von Mastitis und Lippenkrebs, bei denen Cistus geholfen hat, und Lippe erwähnt, daß es eine Verhärtung in der linken Mamma erzeugt habe.

»**Jede Gemütsaufregung verschlimmert das Leiden ungemein**.« Zum Beispiel ruft die Aufregung **Stiche im Hals** hervor, die wiederum **Husten** erregen. Die Emotion, die die schlimmsten Folgen hat, scheint bei Cistus der **Ärger** zu sein, der ein schreckliches **Lähmungsgefühl** am ganzen Körper auslösen kann. »Leibliche Zeichen nach Ärger« bezeichnet Hering als einen wichtigen allgemeinen Zug der Arznei.

Ein Prüfungssymptom aus dem Gemütsbereich: »Nach dem Abendessen bis zum Schlafengehen Heiterkeit.«

Eine allgemeine Modalität: »Morgens alles ärger.«

Eine Auswahl von Symptomen

Kopf

Stirn äußerlich kühl, mit innerer Kälteempfindung.

Kopfweh im Vorderkopf, wenn zu spät zu Mittag gegessen wird; **verliert sich nach dem Essen.** In der Sprache des Repertoriums heißt dieses Prüfungssymptom: Kopfweh vom Fasten, wenn der Hunger nicht sogleich befriedigt wird.

Seitliche Kopfschmerzen mit Stechen im Auge.

Ein Kopfweh wie ein Druck in der Nasenwurzel.

Stechender Schmerz von den Schläfen bis in die Ohren.

Kopfschmerzen, die sich abends verschlimmern und die ganze Nacht andauern (PULSATILLA).

Stirnkopfschmerz mit kaltem Schweiß; je mehr er schwitzt, desto kälter wird ihm, und je kälter ihm wird, desto stärker wird der Schmerz.

Augen

Stechen im Auge, mit Gefühl, als drehte sich darin etwas herum; mit Schmerzen an der Kopfseite.

Stechen im linken Auge.

Chronische Augenentzündungen.

Jucken der inneren Canthi. Fissuren in den Augenwinkeln.

Ohren

Ohrenfluß: wäßrige Feuchtigkeit und stinkender Eiter. **Chronische Sekretion aus den Ohren**, die seit einer Exanthemkrankheit besteht.

Innere Geschwulst der Ohren.

Anschwellen der Parotiden, mit kräftiger Rötung, starkem Fieberfrost und dann Fieberhitze mit Zittern.

Flechtenartige Ausschläge an und in den Ohren, bis in den äußeren Gehörgang hinein. »Jucken im Ohr, nicht durch Kratzen gelindert; reibt und kratzt, bis die Oberfläche ganz roh ist« (Kent).

Nase

Abends und morgens häufiges, heftiges Niesen; auch ohne Schnupfen oder irgendeine andere erkennbare Ursache; Nasenjukken kann vorausgehen. Heuschnupfen.

Kühles Gefühl oder Brennen in der Nase. Chronischer Schnupfen mit dickem, gelbem, übelriechendem Schleim und **Brennen oder Kälte in der Nase beim Einatmen**. Cistus kann sogar präventiv wirken: »Alle anderen Kinder in der Klasse hatten fürchterlichen Schnupfen, aber sie ist davon völlig verschont geblieben« (Tyler).

Schmerzhaftigkeit der Nasenspitze oder der linken Nasenseite, auch mit Entzündung und Schwellung. Überwiegend linksseitige Symptome.

Empfindung von Brennen in der Nasenhöhle und dem Nasopharynx; auch Schmerzen wie roh dort. Die Atemwegssymptome von Cistus konzentrieren sich oft im Nasen-Rachen-Raum.

Gesicht

Gefühl, als wollten sich die Gesichtsmuskeln auf eine Seite ziehen.

Fliegende Hitze im Gesicht. Hitze und Brennen auf den Gesichtsknochen.

Dicke Geschwulst vom Ohr bis zur Hälfte der Wange hinauf.

Vesikuläres Erysipel im Gesicht. Lupus; an Mund und Nase, »Teile wegfressend«.

Scharfes Stechen, unerträgliches Jucken und dicke Krusten im Gesicht, mit Brennen am rechten Jochbein.

Aufgesprungene, blutende Lippen. Blutendes Geschwür an der Unterlippe, auch wenn bösartig.

Knochenkaries am Unterkiefer.

Mund

Zahnfleisch skorbutartig angegriffen, geschwollen, von den Zähnen abgelöst, leicht blutend, faulig riechend.

Trockenheit im Mund, besonders der Zunge und der Gaumendecke. **Trockenes Fleckchen im Mund**, die Trockenheit breitet sich auf den Hals aus. **Kühler Speichel im Mund.**

»Wehe Zunge, wie roh auf der Oberfläche.«

»Riechender Atem.«

Hals

Halsweh vom Einatmen kalter Luft (aber nicht im warmen Zimmer); **kalte Luft erzeugt oder verschlimmert alle möglichen Halsbeschwerden**. Dagegen **lindert Schlucken** normalerweise die Halsschmerzen.

Kühles Gefühl im Hals, das den ganzen Tag anhält.

Schwammiges Gefühl von »Weichheit« im Hals.

Neben diesen drei Schlüsselsymptomen fällt vor allem ein anhaltendes **Trockenheitsgefühl** im Hals auf, das von Hitzeempfindungen begleitet sein kann. Zum Beispiel: **Allgemeine Trockenheit im Hals, schlimmer nach Schlafen**, mit einem Gefühl, als würde es den Hals zerreißen; muß aufstehen und Wasser trinken; auch **Essen bessert**. Oder: »Er **muß fortwährend Speichel schlingen**, um die unleidliche Trockenheit zu lindern, besonders nachts.« Oder auch: **Entzündeter, trockener Rachen ohne Trockenheitsgefühl**. Halstrockenheit von Mittags bis nach Mitternacht, vormittags gebessert.

»Ein **trockenes Fleckchen im Hals** ein Jahr lang, dann allgemeine Trockenheit im Halse, **besser nach dem Essen, schlimmer nach Schlafen**, als würde er zerreißen, sie muß aufstehen und etwas Wasser trinken. Das innere Aussehen des Halses hat etwas Glasiges, hinten sieht man Streifen zähen Schleims. Besser in zwei Tagen« (geheilter Fall, nach Hering).

Empfindung im Hals **wie roh oder wund**, auch mit **Gefühl, als wäre Sand darin**; zeitweise Kitzeln oder Jucken im Hals.

Schmerzhaftes Reißen im Hals beim Husten.

Ausräuspern von dickem, zähem, gummiartigem Schleim, häufig gelb; das Ausräuspern bessert das Befinden des Patienten.

Eitrige Tonsillitis.

Atmung, Brust

Juckendes Kratzen am Kehlkopf. **Kühles Gefühl und Schmerz in der Luftröhre.**

Roheitsgefühl in der oberen Brust, bis zum Hals herauf sich erstreckend.

Abends nach dem Niederlegen und nachts im Bett Anfälle von Giemen beim Atmen, so laut, daß andere geweckt werden; mit einem **Gefühl, als wäre nicht genug Raum in der Luftröhre.**

»Abends eine Viertelstunde nach dem Niederlegen, **Ameisenkriebeln durch den ganzen Körper mit ängstlicher Schweratmigkeit.** Er mußte aufstehen und das Fenster aufmachen, um Luft zu schöpfen, was besserte. Sobald er sich aber wieder ins Bett legt, kamen dieselben Gefühle wieder.«

Husten: von Stichen im Hals bei jeder Gemütsaufregung; mit schmerzhaftem Reißen im Hals; mit Auswurf von bitterem Schleim, auch von Blut; Anfälle trockenen Hustens, auf Niesattakken folgend; **in Verbindung mit Geschwulst der Halslymphknoten**; vom Gehen im Freien. »Nach Auswurf fühlt er sich stets viel erleichtert.«

Chronische Katarrhe der Atemwege, besonders im Bereich der Luftröhre und der Bronchien.

Drücken auf der Brust.

Magen

Verlangen nach Käse, auch nach anderen stark schmeckenden Speisen, insbesondere nach Saurem (Hering usw.); nach saurem Obst. »Diese Patienten möchten etwas Scharfes, Kräftiges, und besonders etwas Aufwärmendes, Aufbauendes, Stimulierendes: Hering, Käse; eben etwas ›Starkes‹« (Kent).

Häufig Übelkeit, auch mit Durchfall. **Kältegefühl im Magen vor und nach dem Essen, mit kühlem Aufstoßen.** Magenschmerz gleich nach dem Essen.

Generell bewirkt Essen aber meist eine Besserung, etwa der Kopfschmerzen oder der Halstrockenheit.

Abdomen

Kältegefühl im ganzen Unterleib.

Viele Blähungen, mit Bauchauftreibung und Schmerzen; besonders abends, nachts und morgens. »Morgens beim Erwachen, unter den Hypochondern wie zerschlagen; dabei viele Blähungen.« Die Blähungen stören den Schlaf.

Rektum und Stuhl

Neigung zum Durchfall, auch chronischer Art; selbst chronische Dysenterie.

Diarrhoe: nach Obstessen; nach Kaffeetrinken; bei nassem Wetter; bei Patienten mit geschwollenen Drüsen. »Struma von Hühnereigröße; häufiger Durchfall« (Hering). Das Repertorium erwähnt auch Durchfall nach Gemüse.

»Bis Tagesanbruch sehr dünner Stuhl, es spritzt ab, graulich gelb; bis Mittag noch drei Stühle.«

Genitalien

Öfteres Jucken am Hodensack.

Mastitis, meist linksseitig, in Eiterung übergehend, bei großem Vollheitsgefühl in der Brust; größte Empfindlichkeit der Brüste gegen kalte Luft.

»Als Tee nach Scharlach wegen Nachbeschwerden viel getrunken, machte Cistus eine Verhärtung der (linken) Mamma, die, für Krebs gehalten, mit Erfolg operiert wurde« (Lippe).

Äußerer Hals und Rücken

Drüsen und Lymphknoten am Hals geschwollen, entzündet, verhärtet oder eiternd. Hering zitiert einen Fall von D. A. Tyler, in dem der Kopf durch skrofulöse Drüsengeschwülste und Geschwüre an Hals und Nacken auf eine Seite gezogen war. Cistus führte zum Aufgehen aller Geschwülste, die sich entleerten und heilten, der Kopf wurde wieder beweglich.

Brennender Zerschlagenheitsschmerz im Steißbein, der Sitzen nicht zuläßt und durch Berührung verschlimmert wird; besonders während der Menses.

Extremitäten

Zerschlagenheitsschmerz in allen Gliedern, wie ermüdet.

Ziehen und Reißen in allen Gelenken, hauptsächlich in den Knie- und Fingergelenken.

Abends Schmerz in den Knien, in der rechten Hand und linken Schulter.

Rheumatismusartige Schulterschmerzen. Schmerz im vorderen Teil der rechten Schulter. Abends heftiger Schmerz in der linken Schulter und in der Brust, mit einem Gefühl, als sollte der Prüfer den Schmerz durch Aufstoßen erleichtern.

Harte, schwielige Stellen mit tiefen Rissen in den Handtellern, bei Arbeitern.

Aufspringen und Bluten der Fingerspitzen, besonders im Winter und beim Waschen mit kaltem Wasser. **Fingerspitzen sehr kälteempfindlich, der Schmerz wird schärfer beim Kaltwerden**. Nässendes Ekzem der Fingerspitzen.

Schmerz in den Knien und im rechten Oberschenkel, im Gehen und Sitzen.

Kalte Füße.

Abends scharfes Stechen in der rechten großen Zehe.

Schlaf

Sehr unruhige Nächte aufgrund von Blähungen oder lästiger Trokkenheit im Hals.

Ängstigende Träume.

Fieber, Frost, Schweiß

Neigung zu **Frostigkeit**, mit **kalten Füßen**. Friert auch im warmen Zimmer.

»Starker Frost, darauf **Fieberhitze mit Zittern**; dabei **schnelle Geschwulst der Ohr- und Halsdrüsen** mit hoher Röte derselben.«

Aber auch: Fieberhitze mit Durst und viel Trinken. Fliegende Hitze im Gesicht.

Neigung zum Schwitzen, insbesondere zum Nachtschweiß. »Je mehr er schwitzt, desto kälter wird ihm.«

Haut

Jucken über den ganzen Körper ohne Ausschlag.

Bläschenausschläge. Sie können der Gürtelrose ähneln oder eher wie Herpes wirken. Ein interessantes Prüfungssymptom von Bute: »Unterhalb des rechten Schulterblatts nach vorn herum entstand ein handgroßer, sehr entzündeter Fleck, bei Berührung wundschmerzend; bald darauf erschien auf dieser Stelle Blüten- (oder Bläschen-) Ausschlag in einer großen Gruppe, mit heftigem Brennen. Später zog sich ein Schmerz von dieser gürtelartigen Stelle bis zur linken Hüfte und bis in den Schoß herum, wie Rheumatismus; bei Bewegung war der Schmerz ärger.«

»Flechten an den Händen, juckend, nach dem Abkratzen nässend, mit Hitze und Geschwulst.«

Blasenrose im Gesicht.

Hautausschlag an der Innenseite der Oberschenkel, abends jukkende »Pöckchen«, Kratzen verschlimmert.

Furunkel, die aus kleinen Eiterbläschen entstehen.

Kleine, schmerzhafte Blütchen an Schultern und Brust, die leicht bluten und nur langsam heilen.

Ameisenkribbeln am ganzen Körper, abends nach dem Hinlegen.

CLEMATIS ERECTA

Die essentiellen Merkmale

Clematis-Personen sind gewöhnlich **verschlossene** Individuen, die alles für sich behalten und niemandem ihr Herz ausschütten; sie haben keine wirklichen Freunde, denen sie etwas anvertrauen würden. Zugleich werden sie von einer großen Angst beherrscht: von der **Furcht, einer Missetat beschuldigt zu werden**. Diese Furcht reicht sehr tief in ihr Unbewußtes und spiegelt sich in vielen ihrer Träume. Sie **träumen, daß sie als Übeltäter bloßgestellt und verhaftet werden**, daß sie eines Verbrechens angeklagt werden, das sie nicht begangen haben. »Traum, daß er wegen eines angeschuldigten Verbrechens unschuldig verhaftet werde«, hat bereits Stapf in seinem Prüfungsbericht notiert. Diese Angst verfolgt den Clematis-Patienten pausenlos, aber sie kommt nicht an die Oberfläche, erreicht nicht sein Wachbewußtsein. Sie ist eine Art Hintergrundmusik seines Lebens.

Wir müssen den spezifischen Angstzustand verstehen, der in einem solchen Menschen herrscht: eine Angst, die auf ein Schuldgefühl zurückgeht und ihn niemals verläßt, aber nicht so stark wird, daß sie zum Wachbewußtsein vordringen und konkrete Gestalt annehmen könnte. Wenn diese Angst durchdringt, führt sie zu einem **Zustand moralischer Zerknirschung**; der gesamte Organismus verfällt in heftige Ausbrüche mit Heulen und Zittern, wie sie weiter unten näher beschrieben werden.

Da Clematis-Patienten leicht sexuell erregt werden, kommt es oft vor, daß sie verschiedene Affären nebeneinander haben; so kann es auch leicht passieren, daß sie sich eine Geschlechtskrankheit holen, besonders **Tripper**. Finden sie kein Ventil für ihren Sexualtrieb, so masturbieren sie; aber außereheliche, moralisch zumindest problematischeBettgeschichten sind bei ihnen sehr häufig. Doch die Patienten selbst verspüren in ihrer bewußten Psyche keine Schuldgefühle, sie haben nicht das Gefühl, etwas Falsches zu tun; freilich sieht es im Unbewußten ganz anders aus. Unterhalb des Wachbewußtseins liegt diese beständige **Sorge, daß die Anderen mit dem Finger auf sie zeigen könnten** — als hätten sie eine Missetat, eine Sünde, ein Unrecht oder gar ein Verbrechen begangen. Dies ist die Essenz der Psychopathologie eines Clematis-Falls. Das Mittel wirkt auf den **Sexualtrieb** und greift die **Genitalien** an; es erzeugt eine **Furcht, angeklagt, beschuldigt und verhaftet zu werden aufgrund eines Verbrechens, das man nicht begangen hat**.

Ein weiteres auffallendes Gemütssymptom dieser Arznei ist eine **Furcht vor dem Alleinsein**, die mit **Abneigung gegen jegliche Gesellschaft** gepaart ist. Eine eigentümliche Spannung, deren Gründe oben beschrieben wurden, herrscht auf der emotionalen Ebene. Die Patienten haben starke **Ängste**, **vor bevorstehendem Unglück**, überraschenden Unfällen, vor dem Tod, vor Bloßstellung und Verhaftung usw. Doch ihre innere Unruhe ist so groß, daß sie es sich **beinahe zu wünschen scheinen, daß das gefürchtete Ereignis eintritt**, weil sie dann von ihrem inneren Druck befreit würden. Sie scheinen das Gefühl zu haben, daß die Spannung endlich gelöst wäre, wenn das Beängstigende Wirklichkeit wird — daß sie dann endlich Ruhe finden würden.

Sie haben Angst, allein zu sein, aber jede Person geht ihnen furchtbar auf die Nerven, selbst diejenigen, die ihnen eigentlich am nächsten stehen. Dieser seltsam gespannte Zustand wird sehr schön von einem Prüfer beschrieben:

»Eine dem Prüfer sonst nicht eigene Gereiztheit, Zornmütigkeit, Verdruß und Abscheu gegen jedermann; Fliehen der ihm sonst angenehmsten Gesellschaft und doch Furcht vor dem Alleinsein, Furcht, vom Tode überrascht zu werden, und doch dabei Sehnsucht nach der Todesruhe.«

Das erste Zeichen eines solchen Spannungszustandes ist häufig eine grundlos erscheinende, plötzlich auftretende Mißstimmung. »Mürrisch, ohne Ursache, und mißvergnügt« heißt es bei Hahnemann. Solche Mißstimmungen häufen und intensivieren sich. Die Spannungsempfindungen können zu großer Traurigkeit und Niedergeschlagenheit führen. Diese Stimmungen werden sich dann oft in **heftigen Ausbrüchen** äußern, **mit lautem, erschöpfendem Weinen, Zittern am ganzen Körper** usw. Die Ausbrüche dauern gewöhnlich so lange, bis der Patient einfach nicht mehr kann und in den Schlaf der Erschöpfung sinkt.

Ein vernichtendes **Gefühl moralischer Zerknirschung** beherrscht den Clematis-Patienten in einem solchen Zustand. Dieses Zerknirschungsgefühl hat keinen Realitätsbezug mehr; es handelt sich um ein wahnhaftes Empfinden, eines schweren Verbrechens schuldig zu sein — viel schwerer als alles, was der Patient unter Umständen wirklich angestellt hat. In solchen Zuständen können auch noch andere Einbildungen auftreten: etwa ein **Gefühl, als ob Bett und Boden wankten**, oder die **Vorstellung, als stürzte man in einen Abgrund**. Clematis-Patienten haben auch eine überwältigende **Sehnsucht nach Ruhe und Geborgenheit, nach den geliebten**

Menschen und der vertrauten Umgebung, kurz: nach der Heimat. Zwei Beschreibungen solcher Verstimmungen aus den österreichischen Prüfungen:

»Bangigkeit, Weinerlichkeit, heiße Sehnsucht nach der Heimat und den Seinigen, endlich Ausbruch von Tränen bei heftigem Zittern des ganzen Körpers mit einem stundenlangen Weinen, das den ganzen Körper erschöpfte und selben zur Ruhe um 12 Uhr nachts nötigte.«

»Abends bemächtigte sich des Prüfers ein vernichtendes Gefühl moralischer Haltlosigkeit, so daß er mehr als eine halbe Stunde Tränen vergoß und dann in einen drei Stunden anhaltenden Schlaf verfiel.«

Derartige Zustände sind es, die dazu geführt haben, daß man Clematis bei **Beschwerden von Heimweh und von moralischer Zerknirschung** empfohlen hat.

Es gibt jedoch auch tiefergreifende depressive Zustände von Clematis, wo das Ventil der Tränenausbrüche nicht mehr zur Verfügung steht. Dann versinkt der Patient in traurigen Gedanken, mag nicht mehr sprechen und nicht mehr aus dem Haus gehen, und endlich überkommt ihn eine tiefe Gleichgültigkeit, in der ihn nichts mehr rühren und bewegen kann. »Gleichgültig, still, fast gedankenlos« heißt es in den *Chronischen Krankheiten*, und: »Er sieht starr vor sich hin« (ganz ähnlich wie bei PULSATILLA). Eine andere Beschreibung lautet: »Unendlich verstimmt und mißvergnügt; keine Neigung zum Sprechen; leichtes Versinken in Gedanken, ohne zu wissen, an was er gedacht hat.« Dann können sogar Selbstmordgedanken auftreten, doch ohne jenen starken Impuls, in den Tod zu springen, wie ihn AURUM hat.

Auch auf **manische Zustände mit gesteigerter körperlicher Energie** kann Clematis passen; sie können zunächst zu **tranceartigen Stimmungen** führen, **in denen überhaupt nichts mehr so recht wahrgenommen und empfunden wird, vor allem nichts, was mit der eigenen Identität zusammenhängt**. Auch darauf wird dann wieder die Abspannung folgen, mit völliger Erschöpfung körperlicher und geistiger Art.

Ein Beispiel: »Unwillkürliches Herumlaufen in den Straßen mit großer Leichtigkeit und auffallender Schnelligkeit, mehr einem Fortschweben gleichend, ohne daß er einen Ruheplatz weder im Freien noch im Zimmer finden konnte. Nachdem dieser Zustand ungefähr 2 Stunden angedauert und der Prüfer bei seinen Besuchen fast regelmäßig anstatt zwei Treppen drei oder vier hinaufgestürmt war, verfiel er in eine geistige Stimmung, deren klare Darlegung ihm nicht vollkommen gelang: Es war **keine Empfindung** vorhanden, **kein Fühlen irgendeines Körperteils, keine Willenskraft, keine Möglichkeit zu denken**. Abends trat eine Abspannung und bald darauf eine schmerzhafte Ermüdung aller Körperteile ein ...«

Die intellektuellen Fähigkeiten sind bei Clematis-Patienten oft deutlich beeinträchtigt. Insbesondere **läßt das Gedächtnis immer mehr nach**. »Im Verlaufe des Tages eine besondere Gedächtnisschwäche; dieselbe derart zunehmend, daß die Notierung der Erscheinungen fast unmöglich war«, berichtet ein Prüfer. Auch das Denkvermögen kann deutlich beeinträchtigt sein, verbunden mit »Abspannen des Geistes« und »Unaufgelegtheit zum Denken«.

Auch diese Symptome können einen ›wellenförmigen‹ Verlauf nehmen, von verstärkter Anspannung der Geisteskräfte bis zur völligen Abspannung. »Eine besondere gesteigerte Erregbarkeit des Denkvermögens, welche jedoch, nur etwa eine halbe Stunde andauernd, einem mürrischen, durch Unaufgelegtheit zu geistigen Arbeiten begleiteten Befinden Platz machte.« »Der erhöhten Denkkraft und Lust zu geistigen Arbeiten folgten Unlust und Abspannung, sowohl des Geistes als des ganzen Körpers.«

Einige weitere Gemütssymptome des Mittels:

»**Wünscht gar nicht ausgehen zu dürfen**; verdrießlich, maulfaul.«

»**In traurige Gedanken und Befürchtungen bevorstehenden Unglücks versunken.**«

»Unlust zu sprechen, **welche abends verging.**«

»Morgens heiteres Erwachen.« »Der heiteren Gemütsstimmung folgte Mißmut und Schläfrigkeit.«

»Eine Stunde nach dem Frühstück nahm er 5 Tropfen der Urtinktur. Ungefähr eine Stunde darauf wurde er mehr aufgeregt, seine Gemütsstimmung **heiterer**, er fühlte sich kräftiger und hatte mehr Lust zum Lesen und Denken. Dieser Zustand dauerte beinahe eine halbe Stunde, **dann folgte eine Abspannung des Geistes, Unlust zum Lesen und Denken, überhaupt ein beinahe rauschähnlicher Zustand; dabei trat eine angenehme Hauttranspiration ein** …«

»Um 9 Uhr eine größere **Heiterkeit und Lust zu geistigen Arbeiten**, zugleich stellte sich eine **stärkere Transpiration** und ein Hautjucken ein; ungefähr um 10 Uhr fühlte er sich sehr matt; es überfiel ihn eine gewisse **Ängstlichkeit, er wurde schwermütig, das Gemüt gereizt** …«

Wie oben ausgeführt, zeigen sich manche Tendenzen des Mittels besonders im Schlaf. So sollen hier noch einige bemerkenswerte Symptome aufgeführt werden, die mit Schlaf und Traum zu tun haben:

»Nachts ängstliche Träume, mitunter von **Feuersgefahr.**«

»Abends, beim Einschlafen, **heftiges Zusammenzucken des ganzen Körpers wie von elektrischen Schlägen und große Schreckhaftigkeit durch das Gefühl, als stürzte er in einen Abgrund**. Diese Erscheinung stellte sich binnen einer Stunde vier-, fünfmal ein und dauerte jedesmal bloß einige Sekunden.«

»Unruhige Nacht mit öfterem plötzlichem Erwachen aus dem Schlaf durch ängstigende Träume und dem **Gefühle, als ob Bett und Boden wankten**.«

»Oftes Aufschrecken aus dem Schlaf, dem ein Gefühl von Ängstlichkeit und Schweiß, besonders auf der Stirn folgt.«

»Schlaf unruhig, lebhafte Träume und starker Schweiß des ganzen Körpers die zweite Nachthälfte hindurch.«

»Obgleich erst um 12 Uhr zu Bette gegangen, erwachte er doch schon um 3 Uhr morgens, vollkommen ausgeschlafen, mit brennender Hitze in den Füßen und Händen, so daß er sie nicht unter der Bettdecke halten konnte und die kühlen Stellen aufsuchen mußte. Endlich stand er um 4 Uhr auf, da er es wegen Unruhe und trockener Hitze im Bett nicht mehr aushalten konnte, und ging um halb 5 Uhr spazieren.«

Eine Gefühlstäuschung: »In den Händen ein Gefühl, als wären sie zu dick, dieselben trocken und heiß.«

Eine Auswahl von Symptomen

In erster Linie greift diese Arznei das **Urogenitalsystem** an. Besonders **Entzündungen und Verhärtungen der Hoden** erzeugt und heilt Clematis, oft verbunden mit **Beschwerden beim Wasserlassen**; Geschwülste und Verhärtungen im Bereich des Hodensacks, des Samenstrangs usw. Bei Frauen kommt es zu Entzündungen und Tumoren in den Eierstöcken und den Brüsten.

Nächtliche Verschlimmerung ist ein Leitsymptom von Clematis. Wenn beispielsweise die Hoden (ohnehin die bevorzugte Lokalität der Clematis-Symptome) äußerst schmerzhaft entzündet sind, die Schmerzen aber nur nachts zu spüren sind, dann spricht das sehr für Clematis.

Ein markantes körperliches Symptom von Clematis ist ein **intermittierendes Urinieren** (vgl. CONIUM), das häufig entweder auf eine Prostatahypertrophie oder auf eine krampfhafte oder durch Vernarbung bedingte **Verengung der Harnröhre** zurückgeht. Ein plastisches Bild bietet folgendes Prüfungssymptom (zitiert nach Stapfs *Beiträgen zur Reinen Arzneimittellehre*, wo es ausführlicher und klarer erscheint als in den *Chronischen Krankheiten*): »Den Vorrat von Urin in der Blase kann er nicht auf einmal entleeren; mitten im Laufen blieb er zurück; nach einer Weile (wenn er sich mit Fleiß dazu anstrengte) kam wieder ein Teil, stockte dann abermals **und so stockte er mehrmals, bis er fast heraus war; dann tröpfelte das Übrige wider seinen Willen in einzelnen Tropfen ab**, wohl eine Minute lang; in dem Zwischenraum des Harnstockens fühlt er ein stoßweises, reißendes Brennen im vorderen Teil der Harnröhre.« Oder: »**Harnabgang auffallend langsam und in sehr dünnem Strahle.**« Nicht selten spürt der Patient bei den letzten Tropfen ein heftiges Brennen in der Mündung der Harnröhre.

Ein ›klassischer‹ Fall von Harnröhrenstriktur nach Gonorrhoe: »Beständiges Drängen zum Harnen, **kann aber die Blase nie völlig leeren.** Stellt er sich dazu an, so **erfordert es immer einige Zeit und Anstrengung, bis der Harn abfließt, was dann in einem dünnen, kurz dauernden Strahl geschieht. Bald darauf neuer Harndrang.**

Während des Harnens zuweilen brennende Schmerzen in der Harnröhre und Ziehen in der Leistengegend und dem Samenstrang. Der Harn blaß mit kleinen Flocken. **Geschlechtstrieb aufgeregt; beim Koitus Schmerzen in der Harnröhre**. Verzweifelte Stimmung. Die Harnröhre bei Druck nicht schmerzhaft; nirgends eine Schwellung oder Härte. Der eingeführte Katheter stieß im häutigen Teile (= Pars membranacea) auf ein Hindernis, welches nicht überwunden werden konnte.« Clematis heilte den Kranken »soweit, daß er alle weitere Behandlung für überflüssig hielt«.

Auffällig sind auch Schmerzen im Blasenhals zu Beginn der Miktion und ein plötzlicher Harndrang, der zum schleunigen Wasserlassen nötigt, denn sonst geht der Urin in die Hose.

Zudem neigt Clematis zur Entwicklung von **schmerzhaften Schwellungen, Entzündungen und auch Verhärtungen von Drüsen und Lymphknoten**, und zwar besonders in der **Genitalregion**. Davon sind in erster Linie die Keimdrüsen betroffen. Schon Stapf hat in der Einleitung zur Clematis-Prüfung angegeben: »Bei **Hodenentzündungen und schmerzhaften Hodenverhärtungen**, z. B. sogenannten Sandklößen, nach schlecht behandelten Trippern entstanden, habe ich mehrere Male die Heilkraft der Brennwaldrebe zu bemerken Gelegenheit gehabt.« Einige Lokalsymptome bei Hodenleiden: Beide Hoden geschwollen, hart, mit heftigstem Schmerz bei Berührung und **nachts**; würgender und quetschender, plötzlich auftretender Hodenschmerz, mit Kälte der Extremitäten und Ohnmachtsanwandlung; Skrotum gespannt, oft auch heiß und rot. Bei der Frau sind es neben den **Eierstöcken** vor allem die **Brustdrüsen**, die angegriffen werden. »Geschwülste in der weiblichen Brust mit gleichzeitiger Affektion der ganzen Brustdrüse, besonders dann, wenn die Schmerzen bei Ostwind, bei kaltem Wetter überhaupt und **nachts** sich erhöhen.«

Ferner sind Affektionen der **Leistenlymphknoten** außerordentlich häufig. Diese schwellen an, manchmal übrigens nur auf einer Seite, und zwar gewöhnlich der rechten; die Geschwulst ist meist nicht sehr schmerzhaft, aber empfindlich gegen Berührung und auch Bewegung, wie zum Beispiel Gehen. Aber auch Drüsen und Lymphknoten in anderen Körperregionen können betroffen sein: »Sehr starke Anschwellung der Schilddrüse.« »Die Unterkieferdrüsen sind geschwollen, mit harten Knötchen, welche klopfen und spannen ...«

Schließlich hat Clematis noch eine besondere Affinität zur **Haut.** Es hat immer wieder **juckende und nässende Hautausschläge** hervorgerufen und geheilt. Besonders die Modalitäten sind hier bemerkenswert: eine Verschlimmerung in der Bettwärme; eine Verschlimmerung bei zunehmendem, aber eine Besserung bei abnehmendem Mond; und vor allem eine starke Beziehung zum Wasser. **Waschen oder Tauchen des betroffenen Körperteils in kaltes Wasser kann deutlich verschlimmern** oder (seltener) deutlich bessern, es wird die Hautaffektionen selten unberührt lassen. Einige Anhaltspunkte: »Feiner Stichschmerz über und über in den Händen, sobald man sie mit Wasser befeuchtet und wäscht« (nach Befeuchtung der Hände mit dem Clematis-Saft, Hahnemann). »Flechtenausschläge; Schuppenflechten, mit gelblicher, fressender Jauche; **langwierige, rote, nässende, mit unerträglichem Jucken in der Bettwärme und nach Waschen**; bei zunehmendem Mond sind die Flechten rot und nässend, bei abnehmendem aber blaß und trocken; juckender, nässender Ausschlag, mit fressender Jauche, bei Hitze, Röte und Geschwulst der Haut« (Jahr, *Symptomencodex*). »Baden bessert Hautjucken« (Kent-Repertorium), ein Symptom, das Keller mehrfach bestätigen konnte.

Einige eigentümliche Symptome:

Zusammenzucken des Körpers wie von elektrischen Schlägen beim Einschlafen.

»Dröhnen [Erzittern] durch den ganzen Körper, nach dem Niederlegen, besonders auf der (rechten) Seite, auf der er lag.«

»Muskelzucken an fast allen fleischigen Teilen des Körpers.«

»Beim Erwachen matter als beim Niederlegen; auch außerordentliche Mattigkeit, so daß er kaum das Bett verlassen wollte.«

Schwächegefühl in den Beinen nach Tabakrauchen.

Die meisten Symptome sind **schlimmer in der Nacht**; besonders gilt dies für Knochen- und Drüsenschmerzen aller Art.

Kopf

Benommenes, »düsteres« Gefühl im Kopf, in der Stirngegend lokalisiert, mit Neigung zu Schwindel.

Heftige Kopfschmerzen, zum Beispiel: Drückend-spannender Kopfschmerz im vorderen Teil des Gehirns, im Gehen heftiger als im Sitzen, mit Schwere des Kopfes. **Drückend-spannender Kopfschmerz in der ganzen rechten Kopfseite, wie in den Schädelknochen empfunden.** Bohrender Schmerz in der linken Schläfe. Hämmern und Stöße im Kopf; »Stöße im Gehirn, nach vorn heraus«. **Stechend-tobendes Kopfweh, von innen nach außen, mit einem Gefühl, als ob der Schädel bersten sollte.**

Nächtlicher Kopfschmerz, täglich nach Mitternacht, immer wieder aus dem Schlaf weckend; ein Druckschmerz vom Hinterkopf aus, als hätte man zuviel Alkohol getrunken oder »als hätte der Kopf eine schlechte Lage gehabt«.

Hinterkopfschmerzen, Übelkeit und Schwindel hervorrufend, die mit einem plötzlich eintretenden triefenden Kopfschweiß enden.

Ein bemerkenswertes Prüfungssymptom: »Um 10 Uhr **Schwere des sehr warmen Kopfes und zugleich plötzliches Wärmegefühl im Mastdarme, mit nach einigen Minuten darauf folgendem Stuhldrange**. Um 10.15 wurde der heiße Kopf schwerer, schwankte von einer Seite zur anderen, so daß er kaum erhalten werden konnte; Prüfer ging … in ein Kaffeehaus, wurde in der dumpfigen Luft desselben vom Schwindel befallen, so daß er schnell einen Sitz ergreifen und nebst dem Kopfe den ganzen, sehr zitternder Körper stützen mußte.« Auch: »**Nach dem Essen und Mittagsschlafe bedeutende Hitze im Kopf** und in der Brust.«

Die Kopfhaut ist häufig der Sitz von **Hautausschlägen**. Kleine **juckende Krusten** auf der behaarten Kopfhaut; **nässender Bläschenausschlag an Hinterhaupt und Nacken**, kribbelnd, feinstechend, juckend, schlimmer in der Bettwärme; häufig zu kleieartigen Schuppen austrocknend.

Augen

Schon Stapf spricht von »einer Art schlimmer Augenentzündung«, bei der von Clematis »viel zu erwarten« sei. Und bei Noack/Trinks heißt es: »**Chronische Ophthalmien mit Lichtscheu** …«

Photophobie und auch Empfindlichkeit der Augen gegen Luftzug sind auffallende Symptome von Clematis in diesem Bereich. »Beißen in den Augen, am schlimmsten, wenn er sie zuschloß; nach dem

Schließen, **wenn er sie wieder öffnete, war ihm das Licht höchst empfindlich.**« Und: »Beißen in den Augen, fast wundartig, mit Röte der Adern darin und Tränen; beim Schließen der Augen ward das Beißen heftiger und **das Auge so empfindlich gegen die Luft, daß er sich nicht getraute, sie wieder zu öffnen**; auch wards ihm ganz schwarz davor.« Augenbeschwerden, die im Freien und speziell bei kalter Luft schlimmer werden.

Beschwerden von hellem Sonnenlicht.

Brennende Schmerzen und Entzündung des **inneren Canthus**; dort auch ein »stechender Schmerz wie von einem scharfen und spitzigen Körper«; dabei »matter Blick«. »An den inneren Augenwinkeln gelbliche Krusten.«

Drückender Schmerz auf der Mitte des Bulbus.

Starkes Tränen der Augen.

In den Augen ein **Brennen, als strömte ein Feuer heraus, und Trockenheitsgefühl**; gerötet, glänzend, die Lider zum Schließen nötigend.

Lidrandentzündungen mit beißendem Schmerz dort; Konjunktivitis, besonders wenn zugleich Tinea der Kopfhaut, der Brauen oder Wimpern besteht, mit **morgendlichem Verkleben der Lider**.

Ohren

Brennender Schmerz an den beiden Ohrmuscheln mit Hitzeempfindung und wirklicher Hitze, die sich der berührenden Hand mitteilt.

Glockengeläut vor den Ohren.

Morgens kurzzeitige Gehörverminderung mit Ohrenklingen.

Gesicht

»Krankhafte Blässe des Gesichts.«

Oder auch: Momentane, sich öfter wiederholende Anfälle von Gesichtshitze mit geröteten Wangen und einem Gefühl in den Augen, als ob ein Schleier vor ihnen wäre.

Gesichtsschmerzen, häufig von den Zähnen ausgehend, ziehend und zuckend, bis zum Auge und zum Ohr hin; das Auge wird außerordentlich lichtempfindlich; häufig **gebessert, wenn man kaltes Wasser im Mund hält**.

»Schmerz der rechten Gesichtsseite, welche berührungsempfindlich ist; besser durch Tabakrauchen, schlimmer durch Liegen auf der schmerzenden Seite« (Hering).

Hautausschläge im Gesicht, an der Stirn, über den Augenbrauen, an der Nasenwurzel, an der Nasenspitze und am Kinn; zunächst ein feines Stechen, dann Herauskommen des Ausschlags, schließlich sich zu Eiterbläschen entwickelnd, bei Berührung schmerzhaft.

Vesikuläre Ausschläge, besonders an den Lippen; juckende Blase an der Unterlippe.

Ein seltsames Symptom: »**Durch die Unterlippe der linken Seite ein brennend-schneidender Stich, als wenn sie zerschnitten würde.**«

Krebs der Unterlippe.

Die **Submandibulardrüsen schwellen an und bilden harte Knötchen aus**, mit Klopfen und Spannen, wie entzündet; sie schmerzen bei Berührung.

Mund

Clematis ist recht viel bei **Zahnschmerzen** benutzt worden, auch bei **Schmerzen im Kopfbereich, die ihren Ausgangspunkt in den Zähnen haben oder von einem Eiterherd im Zahn bedingt sind**.

Auffallend sind dabei besonders die Modalitäten. »Zahnschmerz erträglich bei Tage; **sobald er sich aber ins Bett legt und der Körper eine horizontale Lage angenommen hat, bis zur Verzweiflung steigend** und durch keine Lage und Richtung zu lindern.« Zahn- und Kieferschmerzen, die im Warmen und besonders im Bett schlimmer werden. Auch Berührung verschlimmert die Schmerzen, während **kaltes Wasser im Mund sie wenigstens kurzzeitig lindert**. Ebenso erleichtert ein Saugen am Zahn mit der Zunge. (Die Eintragung des Mittels in der Rubrik »Zahnschmerz besser durch Einziehen von Luft« beruht auf einer falschen Übersetzung dieser Prüfungsbeobachtung.)

Verlängerungsgefühl der Zähne, insbesondere kariöser, mit Auslaufen von Wasser aus dem Mund.

»Das Zahnfleisch der linken unteren Backenzähne schmerzt wie wund, am heftigsten beim Essen.«

Kleine, in Geschwüre übergehende Bläschen auf der Zunge und im Schlund.

Ein bemerkenswertes Prüfungssymptom: »Leise stechender Schmerz im rechten Gaumenzungenbogen, welcher die Zungenbewegung bedeutend beeinträchtigte. [Dort] ein ausgebildetes Geschwürchen ... am rechten Zungenrande zwei tiefe Quereinschnitte, die äußerst schmerzhaft waren ... den folgenden Tag in länglich runde, von etwas harten Rändern umgebene Wunden verwandelt ... welche den peinlichsten Schmerz, der weder Kaltes noch Warmes in der Mundhöhle, noch irgendeine Bewegung der Zunge zuließ, verursachten.«

Trockene Zunge morgens, beim Erwachen.

Übler Mundgeruch, für andere Personen deutlich wahrnehmbar.

Atemwege, Brust

Trockenheit und Brennen längs der ganzen Luftröhre, schlimmer nach Bewegung und im Freien, Wassertrinken hilft nicht dagegen.

Eine seltsame, **anfallartig auftretende Kurzatmigkeit**, die sich nach geringfügiger Anstrengung (Ersteigen eines Hügels, halbstündiges Gehen auf ebenem Weg) einstellt. Muß stehenbleiben; »**es war ihm, als könnte er keinen Atem mehr bekommen, wenn er noch ein paar Schritte machen würde**«, mit Hitzegefühl in der Brust, als ob man Blut spucken müßte; gegen 13 Uhr. Hitzegefühl in der Brust auch nach dem Essen und dem Mittagsschlaf.

Sehr heftiger Husten, mit ungleicher Atmung, bald beschleunigt, bald verlangsamt; Husten rauh und bellend, mit Brennen auf der Innenfläche des Brustbeins und Stechen in beiden Lungen.

Beklemmung der Brust, auch wie bei einer heftigen Gemütsbewegung.

Anhaltender Druckschmerz in der ganzen Brusthöhle. Stumpfe Bruststiche, etwas stärker beim Atmen.

Scharfes Stechen in der Herzgegend, von innen nach außen.

Magen

«Langandauernde Sattheit.« Kann essen, und es schmeckt ihm; dennoch spürt er, daß ihm das Essen zuviel ist und er einfach »noch keine Speise nötig habe«.

Widerwille gegen Bier.

Nach dem Essen: Müdigkeit und Schläfrigkeit, daß man sich hinlegen muß, bei starkem Schlagen der Arterien; Übelkeit, besonders wenn man nach dem Essen eine Zigarette raucht, mit Schwäche in den Beinen, daß man sich hinlegen muß. **Das Schläfchen nach dem Essen ist ungewöhnlich fest**; wird man geweckt, so schläft man gleich wieder ein.

Unangenehmes Kältegefühl im Magen.

Magendrücken nach dem Essen.

Abdomen

Zerschlagenheitsschmerz der Lebergegend beim Befühlen und beim Bücken.

Ein **Stechen von der Bauchhöhle zur Brust herauf während des Wasserlassens**, das beim Einatmen stärker ist.

Grimmen im Unterleib, besonders unter dem Nabel; eine halbe Stunde darauf breiige Stuhlentleerung mit Abgang vieler Blähungen.

Die meisten Symptome im Bauchbereich konzentrieren sich jedoch auf das **Hypogastrium** und die **Inguinalregionen. Herausdrücken im Bauchring, als ob ein Bruch entstehen sollte. Beide Leistengegenden schwellen an und spannen, insbesondere die**

rechte. Schmerzhaftigkeit in der unteren Bauchgegend, bis zum Penis hin.

Die **Leistenlymphknoten** sind besonders betroffen: **geschwollen, verhärtet, empfindlich**; schmerzlos oder schmerzhaft, letzteres besonders beim Gehen und nachts im Bett; empfindliches Spannen, Prickeln wie von Nadelstichen in den Lymphknoten oder auch **zukkender Schmerz darin**.

Krätzeartige Pusteln in der Lendengegend.

Rektum und Stuhl

Tagelange Stuhlverstopfung, harter Stuhl, der nur unter großer Anstrengung abgesetzt werden kann.

Oder: Häufiger Stuhlgang, der immer dünner wird, aber ohne Leibschneiden.

Brennen und Jucken am After nach einem leichten Stuhl.

Harnwege

Weiter oben wurde bereits ausführlich das **intermittierende Urinieren** beschrieben und die Neigung zu **Strikturen der Harnröhre** erörtert. **Dünner, schwacher Harnstrahl, langsame Harnentleerung.**

Darüber hinaus gibt es eine Reihe von entzündlichen, schmerzhaften Affektionen der Harnwege. **Brennen in der Harnröhre beim Wasserlassen** tritt häufig auf, oder auch: »Beim Anfang des Wasserlassens brennt (beißt) es am schlimmsten, **während des Harnabgangs sticht es zur Röhre hinaus, und nach dem Lassen brennt und beißt es noch nach**; außer dem Harnen reißt es im Gliede vor.«

Oder: »**Beim Harnen schmerzhaftes Ziehen im Samenstrang**, bis in den Unterleib«, ja sogar ein Stechen bis zur Brust herauf. Übrigens trat auch »nach einem lauwarmen Fußbade von anderthalb Stunden Dauer« ein Brennen, Stechen und Wundheitsgefühl in der Harnröhrenmündung auf, insbesondere beim Wasserlassen. Harndrang mit beißendem Kitzel an der Mündung der Harnröhre.

Die Schmerzen können sich auch auf den **unteren Rücken** ausdehnen. Harnbrennen und Harnzwang mit Schmerz in der Lumbalregion, das Pressen auf den Harn treibt Tränen in die Augen. Oder: **Schwer lastender Schmerz im unteren Rücken; beständiges Drängen zum Wasserlassen, das zunächst jedoch nicht gelingt**; dann tropfenweiser Harnabgang, bis schließlich doch eine Entleerung in vollem Strahl zustande kommt.

Häufiges Wasserlassen, aber jedesmal wird nur eine geringe Menge ausgeschieden. Beim Abgang der letzten Tropfen brennender Schmerz in der Harnröhrenmündung. Fast immer **bleiben nach dem Wasserlassen Schmerzen zurück**: prickelndes Brennen in der Urethra; Kitzeln, Jucken und Stechen in deren Mündung. Oder auch: Heftiger Harndrang, wagt es nicht einmal, sich eine Hose anzuziehen; dennoch kommt der Urin nur tropfenweise; mit Schmerzen im Perineum; mit Brennen und gleichzeitigem Kältegefühl in der Harnröhre. Dieses **Kältegefühl in der Urethra** ist ein Keynote des Mittels.

Eitrige Materie im Urin.

Schmerzhaftigkeit der Urethra beim Betasten; sie kann sich anfühlen wie eine dicke Peitschenschnur.

Zusammenziehend-schneidender Schmerz in der Nierengegend, beim Gehen.

Flüchtige Stiche in der Harnröhre und ein **dumpf-spannender Schmerz in der Prostata.**

Männliche Genitalien

Anschwellung, Entzündung, Verhärtung und Schmerzhaftigkeit der Hoden gehören zu den am besten bestätigten Indikationen von Clematis; es hat sogar bei Hodenkrebs vorteilhaft gewirkt.

Die Hoden sind meist **schmerzhaft empfindlich**; sie können **schwer herabhängen**, besonders nach Umhergehen, oder **weit heraufgezogen** sein.

Die Hodenschmerzen erstrecken sich nach oben und unten, besonders **in den Samenstrang**, die Leistengegend und die Oberschenkel.

»Aufwärts ziehender Schmerz in den Hoden und dem Samenstrang.« »Empfindlichkeit im rechten Samenstrang und Heraufgezogenheit des rechten Hodens.« Erhöhte Empfindlichkeit in Hoden und Samenstrang, die sich zu einem höchst unangenehmen Schmerz entwickelt, morgens im Bett. »Gesteigertes Wehegefühl in den Hoden und Samensträngen«, gemildert durch heftigen Schweißausbruch. Schmerz und Anschwellung des rechten Samenstrangs, schlimmer nachts, beim Gehen und in der Bettwärme. Schweregefühl im linken Hoden mit Spannungsgefühl im rechten Samenstrang.

Zerschlagenheitsschmerz des (linken) Hodens bei Berührung, unter Ziehen und Dehnen in der Leistengegend, dem linken Oberschenkel und dem Hodensack; Skrotum schmerzt klemmend bei Berührung und Gehen.

Auch der Hodensack kann stark geschwollen sein: »**Geschwulst der rechten Hälfte des Hodensacks, welche sich verdickte und samt dem Hoden tief herabhing**; 24 Stunden lang« (Hahnemann).

Eine klassische Aufzählung der Symptome bei Orchitisfällen, die mit Clematis geheilt werden konnten: »Entzündliche Geschwulst und Härte der Hoden. Hoden schmerzhaft empfindlich, besonders bei Berührung und Bewegung; rot, aufgetrieben; Ziehen bis in den Samenstrang; klemmender Zerschlagenheitsschmerz beim Befühlen; dabei Ziehen und Dehnen in der Leistengegend, Oberschenkel und Hodensack; heftiges Fieber, Gliederschmerzen, Kopfweh, Erbrechen« (Rückert, *Klinische Erfahrungen*, 2:207). Einige weitere Lokalsymptome bei Hodenleiden können oben nachgelesen werden (vgl. S. 133).

Clematis neigt zu »Aufregung des Geschlechtstriebs« mit »unwillkürlichen Erektionen am Tage« und zur »sexuellen Erregung beim Sprechen mit Frauen«, doch in diesem Zusammenhang ist ein merkwürdiges Symptom sehr charakteristisch: »**Abscheu vor Wollust**, den Tag über, **selbst während der Erektionen**, als wenn er den Geschlechtstrieb im Übermaß befriedigt hätte« oder »**als wäre ihm schon der Gedanke zuwider geworden.**«

Pollutionen, nachts oder im Mittagsschlaf.

Während der Ejakulation brennender Schmerz in der Harnröhre, im Prostatabereich.

Weibliche Genitalien

Besonders die **Brustdrüsen** und die **Eierstöcke** werden angegriffen, aber auch der Uterus.

Volle, schwere, empfindliche Brüste, auch mit verhärteten Knoten darin.

Brusttumoren, auch bösartige; stechende Schmerzen von innen nach außen; **Schmerzen schlimmer bei kaltem, trockenem Wind, in der Kälte und nachts; schwitzt stark, aber verträgt das Aufdekken nicht.**

»Eine verhärtete Drüse unter der Brustwarze, welche beim Angreifen schmerzt.«

Oophoritis und schmerzhafte Tumoren der Ovarien.

Wundmachender Ausfluß mit stechenden Schmerzen; Uterustumoren. **Aufwärtsstechende Schmerzen, besonders beim Wasserlassen und Einatmen.**

Monatsblutung kommt früher und stärker als sonst.

Äußerer Hals und Rücken

Im Nacken nässender Ausschlag, bis zum Hinterkopf herauf.

Unter der Spitze des rechten Schulterblatts Stiche, die das Atmen erschweren.

Zusammenziehend-schneidende Schmerzen in der Nierengegend, besonders beim Gehen.

Schmerz in der Lumbalregion bei erfolglosem Harndrang sowie bei schwierigem Harnen.

»Im Kreuze ein Brennen, das sich der ganzen rechten Rückenseite und rechten Schulter mitteilte.«

Ausgeprägtes Schwächegefühl der Rückenmuskeln in den Rükkenmuskeln, wenn man auch nur leichte Bewegungen mit den Armen macht.

Extremitäten

Schwere, Müdigkeit und Zerschlagenheitsgefühl in allen Gliedern, besonders morgens nach dem Erwachen, bei Bewegung im Freien nach und nach vergehend.

Müdigkeit in allen Gliedern, die Knie haben keinen Halt und knicken leicht zusammen; nach einem Spaziergang.

Gliederschwere beim Gehen und Treppensteigen,

Schwäche in den Gliedern nach dem Essen; oder bei Übelkeit vom Tabakrauchen.

Ungewöhnliches Kraftgefühl, unwillkürliches Herumlaufen in den Straßen mit gesteigerter Schnelligkeit und Leichtigkeit; danach große Abspannung und Müdigkeit von Körper und Geist.

Achsellymphknoten geschwollen.

Drückende oder ziehend-stechende Schmerzen in den Armmuskeln, in der Ellenbeuge und im Handgelenk.

Rheumatismusähnliche Schmerzen in den Händen, besonders in Mittelhandknochen und Fingern. Gichtknoten der Fingergelenke.

Schwächegefühl in den Beinen nach Tabakrauchen; muß sich hinlegen.

Schuppenartige Flechten an Ober- und Unterschenkeln.

Harte, schmerzhafte Kniegeschwulst, auch als Folge von Gonorrhoe.

»Dumpfe Schmerzen in beiden Knien, diese schwer, wie eingeschlafen, das Gehen hindernd, und **mit begrenztem Schweiß der Knie endend.**«

Rheumatische Schmerzen in den Fußgelenken.

Auf den Zehen abends, beim Niederlegen, heftiges, zum Kratzen reizendes Jucken, und zwischen den Zehen Schweiß.

Schlaf

Andauernde Schläfrigkeit mit Unlust zur Arbeit, schon frühmorgens; möchte gern aufstehen, schläft aber vor lauter Mattigkeit wieder ein.

Kann abends, ganz gegen seine Gewohnheit, lange Zeit nicht einschlafen. Oder gar: **Kann die ganze Nacht nicht einschlafen, obwohl er so müde ist, daß ihm dauernd die Augen zufallen**; wegen eines innerlichen trockenen Hitzegefühls.

Unruhiger Nachtschlaf, mit Träumen, Umherwerfen und Umkehren der Bettdecke; **morgens unausgeschlafen** und nicht gestärkt.

»Unruhige Nacht mit öfterem plötzlichen Erwachen aus dem Schlafe durch ängstigende Träume, und dem **Gefühl, als ob Bett und Boden wankten.**«

Träume, verhaftet zu werden; Feuerträume.

Fieber, Frost, Schweiß

Schauder über und über, obwohl die Luft warm ist, **bei der geringsten Entblößung.**

Gefühl trockener Hitze, das die ganze Nacht den Schlaf abhält.

Starker Nachtschweiß.

Wenn man schwitzt, verträgt man das Aufdecken nicht, wegen eines unangenehmen Kältegefühls.

Fiebrige Krankheiten, bei denen auf Schüttelfrost gleich das Schweißstadium folgt, ohne Hitzegefühl dazwischen.

Haut

Zahlreiche **nässende und juckende Hautausschläge**, die zur Abschuppung tendieren (zu den Modalitäten s. o., S. 134).

Krätzeartige Pustelausschläge, die den ganzen Körper bedecken können.

Entzündung der Haut, brennende Schmerzen, Rötung und Auftreten von Blasen, die berstend in Eiterung und Geschwürbildung übergehen.

Miliaria-ähnliche Ausschläge, heftig juckend, die sich immer weiter verbreiten.

Flechtenartige Ausschläge an Nacken und Hinterkopf, Ober- und Unterschenkel, an den Händen, im Gesicht usw.

»An zahlreichen Stellen des Körpers ein **Prickeln, wie von Nadelstichen**, zum Kratzen nötigend.«

COCCULUS INDICUS

Die essentiellen Merkmale

Menschen, die Cocculus benötigen, sind in mehrfacher Hinsicht **langsam**. Ihre Sinneswahrnehmungen sind verlangsamt, ihr Denken funktioniert langsamer, sie empfinden langsamer — die Patienten haben Schwierigkeiten, sich an äußere Einflüsse anzupassen. Ihnen wird schnell alles zuviel. Das Gehirn arbeitet langsam.

Ein echtes Schlüsselsymptom ist in diesem Zusammenhang die **langsame Umsetzung von Schmerzempfindungen auf der Haut**. Nach einem Nadelstich ins Bein dauert es mehrere Sekunden lang, bis man einen Schmerzenslaut des Patienten zu hören bekommt — erst nach dieser Zeit spürt er den Schmerz.

Er fühlt sich »**dumm im Kopfe**«, wie es in der Prüfung heißt, **benommen und als ob er berauscht wäre**. Wenn der Patient einen Satz einmal liest, versteht er ihn nicht, er muß ihn zwei- oder dreimal durchgehen, um den Inhalt wirklich aufnehmen zu können. Wenn er etwas gefragt wird, muß er vor einer Antwort lange überlegen. Er spürt eine Art Schwindel, ein dumpfes Gefühl im Kopf; kann sich nicht recht ausdrücken, kann nicht gut beschreiben, wie es ihm geht. Schwerfälligkeit, Stumpfheit, Langsamkeit des Geistes. In der *Reinen Arzneimittellehre* heißt es etwa: »Eingenommenheit und Betäubtheit des Kopfes.« Cocculus-Patienten können sagen, daß sie sich dumm vorkommen, daß ihr Kopf wie leergefegt sei, daß ihnen absolut nichts einfällt usw. Ein **Gefühl wie hohl im Kopf** ist charakteristisch; manchmal ist es verbunden mit Taubheitsempfindungen in den Schläfen.

Die Augen können sich nicht schnell genug auf bewegte Gegenstände einstellen, es bestehen Akkommodationsstörungen. Dies ist einer der Gründe, warum Cocculus als ein Mittel bei **Seekrankheit**, Reisekrankheit usw. gilt. Wenn der Patient im Auto sitzt, kann er einfach nicht aus dem Fenster gucken, denn die Bilder, die von draußen zu ihm hereinkommen, sind ja bewegt; sein Gesichtssinn kann sie nicht bewältigen, und ihm wird schwindelig und übel davon. Er muß die Augen schließen. »Beim Fahren im Wagen ungemeine Übelkeit und Brecherlichkeit.« Dasselbe gilt natürlich von der schaukelnden Bewegung eines Schiffs. Es ist, als wäre das ganze Nervensystem bis beinahe zum Stillstand abgebremst, die Sinneseindrücke werden sozusagen in Zeitlupe übermittelt, und es kommt zu Schwindel, Übelkeit, Benommenheit. Cocculus-Menschen sind deshalb nicht imstande zu reisen. Sie können sagen: »Ich kann gar nicht mehr Auto fahren, besonders wenn ich gar nicht fahre, sondern auf dem Beifahrersitz bin. Es sind diese Bilder, die an mir vorbeigleiten, ich werde mit ihnen nicht fertig, ich kann mich nicht darauf einstellen.«

Die TABACUM-Seekrankheit ist im Vergleich dazu wesentlich akuter. Der TABACUM-Patient wird augenblicklich weiß im Gesicht, ihm wird furchtbar schlecht, und er erbricht sich. Für Cocculus ist Erbrechen nicht typisch, meist steht diese »ungemeine Übelkeit« im Vordergrund.

Schwindel und Übelkeit bekommen Cocculus-Patienten nicht nur bei dieser Art von ›passiver Bewegung‹. Sie können zum Beispiel auch durch das morgendliche Aufstehen ausgelöst werden: **»Wenn er sich im Bett aufrichtet, entsteht drehender Schwindel und Bre-**

cherlichkeit, die ihn nötigt, sich wieder hinzulegen.« Sämtliche Arten von Bewegung und insbesondere von Bewegung der Augen (bzw. der Objekte im Gesichtsfeld) führen zu solchen Symptomen. »Braucht massenhaft Zeit, um vorsichtig den Kopf zu drehen, wenn er sich umsehen will« (Kent). Der Schwindel kann beschrieben werden, als taumelte man über das schlingernde Deck eines Schiffes und drohte dauernd rückwärts umzufallen, oder einfach als »Schwindelanfall wie von Trunkenheit«.

All diese Erscheinungen von Verlangsamung sind sichere Zeichen einer Lähmungstendenz. Bei Cocculus finden wir eine allgemeine Neigung zu **Lähmungen**, zu Schwerfälligkeit und Trägheit des gesamten Organismus. Kennzeichnend sind besonders **schmerzlose Lähmungszustände**.

Gestört ist auch der Zeitsinn von Cocculus-Patienten. »**Zeit vergeht zu schnell**« ist ein Leitsymptom dieser Arznei. »Kann es nicht wahrhaben, daß schon eine ganze Nacht vorbei ist. Eine Woche ist herum, aber ihm kommt es nur wie ein Augenblick vor, weil er so benommen ist« (Kent). Das entsprechende Prüfungssymptom Hahnemanns lautet: »Die Zeit vergeht ihm zu schnell und mehrere Stunden deuchten ihm so kurz wie nur eine Stunde.«

Cocculus kann angezeigt sein in apathischen Zuständen, wo die Patienten mit geschlossenen Augen daliegen, aber durchaus bei Bewußtsein sind. Man kann sie ansprechen und ihnen Fragen stellen, und sie beantworten diese auch korrekt, freilich nicht ohne jedesmal eine Weile darüber nachzudenken. Sie brauchen Zeit zum Antworten, denn sie müssen erst einmal die Frage richtig verstehen, sie sozusagen ›sacken lassen‹, bevor sie reagieren können.

In diesen Zusammenhang gehört auch eine bemerkenswerte **Unfähigkeit, mit Überraschungen fertig zu wer-**

den. »Er fürchtet sich vor allem jähling ihn Überraschenden«, wie es bei Hahnemann heißt. Die Patienten neigen zum Trödeln und werden mit nichts fertig, bringen nichts zustande. Selbst ihre Sprache ist langsam. »Sie bekommt beim Reden eine Art Zusammenziehung im Munde und muß langsamer sprechen.«

Schlafentzug als Causa

Die charakteristische Langsamkeit von Cocculus ist gewöhnlich ein Resultat von Erschöpfung; das Nervensystem ist geschwächt und ermüdet, weil es überfordert worden ist. Und das Nervensystem von Cocculus-Patienten reagiert besonders empfindlich auf **Schlafmangel**. Schlafmangel kann die schlimmsten Krankheitserscheinungen dieses Mittels hervorrufen, die sich dann dauerhaft als chronische Zustände festsetzen. »Die mindeste Abbrechung vom Schlafe erzeugt Kräfteverlust; er vermißt jede Stunde Schlaf.« Besonders Schlafentzug bei der Pflege von Angehörigen oder Freunden ist eine charakteristische Causa. In diesem Fall kommen als Belastungsfaktoren nämlich die Angst und Sorge um die Kranken hinzu. Ein Cocculus-Zustand kann sich etwa bei einer Frau entwickeln, die ihren bettlägerigen Vater wochenlang gepflegt hat. Der Kummer, den sie nach seinem Tod empfindet, raubt ihr noch mehr Kraft; sie kann nicht weinen, ist nicht imstande, ihre Trauer auszudrücken. Höchstens im Traum mag ihr der Tod erscheinen. Cocculus ist also auch angezeigt bei **schlimmen Folgen von Kummer**. Empfindliche Gemüter; jede Art von Gemütsbewegung bringt ihn aus der Fassung, am meisten aber Kummer, Sorge und Trauer. Cocculus hat freilich auch **üble Folgen von Ärger, Zorn und Aufregung**.

Zorn und Ärger werden von Cocculus-Patienten normalerweise verdrängt und im Inneren verschlossen — bis schließlich der Zeitpunkt kommt, wo weitere Verdrängung nicht mehr möglich ist. Dann kommt es aus geringfügigem Anlaß zu wahren Explosionen von Zorn und Wut. Beispielsweise schlägt die Cocculus-Frau dann ihre Kinder — doch daraufhin spürt sie Reue und Schuldgefühle und macht sich Selbstvorwürfe. Sie kann zum Beispiel denken: Ich bin eine schlechte Mutter, ich habe es im Leben zu nichts gebracht, ich habe nichts erreicht, ich habe mir bloß Schwierigkeiten gemacht. Dann bekommt sie Angst, daß sie so viel wertvolle Zeit vergeudet hat. Deprimiert und apathisch schließt sie sich in ihr Zimmer ein und grübelt vor sich hin.

Schlafmangel kann auch ohne jegliche Zusatzbelastung ein Auslöser für einen Cocculus-Zustand sein. Es gibt freilich hier eine interessante Polarität: nicht nur Schlafmangel, auch Schlafen kann Symptome hervorbringen oder verschlimmern! »Alle Symptome und Beschwerden, vorzüglich im Kopfe, erhöhen sich durch Trinken, Essen, Schlafen und Sprechen.« Die Nacht ist eine gefährliche Zeit: Wacht der Patient nachts auf, so fallen ihm alle möglichen unangenehmen Dinge wieder ein, und darum kann er dann nicht wieder einschlafen.

Angst um andere

Cocculus-Patienten haben eine bedeutende **Angst um andere**, genauer gesagt: um die Gesundheit von Freunden und Angehörigen. Diese Angst zeigt sich oft, wenn sie diese Menschen pflegen, und sie gehört zu den Belastungsfaktoren, die im Verein mit Schlafmangel einen Cocculus-Zustand herbeiführen können. Doch bei Cocculus gibt es auch eine Angst um die eigene Gesundheit. In der Prüfung heißt es: »Früh, Ängstlichkeit über Unheilbarkeit eines kleinen Übels«, aber auch, und wichtiger: »Ernsthaft und über seine Gesundheit wenig besorgt **ist er sehr ängstlich über Unpäßlichkeiten anderer.**« Die Angst um andere kann verbunden sein mit Unfähigkeit, zu weinen, den eigenen Kummer zu zeigen usw. Zum Beispiel kann es vorkommen, daß ein Patient unfähig ist, mit der Familie in Urlaub zu fahren — weil er die Angst nicht los wird, es könnte seinen Angehörigen etwas zustoßen.

Oder die Angst um andere kann auch so aussehen: ein Freund ist ins Krankenhaus eingeliefert worden, und nun bleibt der Cocculus-Patient die ganze Nacht bei dem Kranken, ohne auch nur einen Moment zu schlafen. Weil er solche Angst hat, daß sein Freund sterben könnte, kann er sich keine Minute lang entspannen. Er spürt keine Müdigkeit, weil er völlig von der Sorge um den anderen und seine Gesundheit absorbiert ist. In mancher Hinsicht ist das ähnlich wie bei PHOSPHORUS, aber bei Cocculus beschränkt sich die Angst auf diejenigen, die ihm teuer sind.

Schwäche bis zur Lähmung

Wie oben ausgeführt, schwächt Cocculus die Nerven und verlangsamt ihre Funktion. Dieser Prozeß kann fortschreiten bis zur Lähmung an Körper und Geist. Oft zeigen sich die ersten Lähmungserscheinungen im Bereich von Kopf und Hals; der Kopf kann nicht mehr frei aufrechtgehalten werden. »**Schwäche der Halsmuskeln mit Schwere des Kopfes** mehrere Tage; die Halsmuskeln schienen den Kopf nicht tragen zu können; er mußte den Kopf bald hierhin, bald dorthin anlehnen, sonst schmerzten die Halsmuskeln; am erleichterndsten war das Rückwärts-Anlehnen« (aus der Prüfung). »Starkes Zittern, besonders des Kopfes, und Unmöglichkeit, denselben zu heben und frei zu halten« (klinische Beobachtung). Oder allgemeiner: »Sie ist so schwach, daß sie bei einer leichten Arbeit, die sie stehend zu verrichten pflegte, sich setzen muß.«

Die Cocculus-Lähmung ist typischerweise nicht mit großen Schmerzen verbunden, wohl aber mit Steifheit der Gelenke. Das Fortschreiten des Krankheitsprozesses geschieht langsam, schleichend, heimtückisch; schließlich kann es zu generalisierter Paralyse kommen. Dann können sich Zustände ergeben, die als Multiple Sklerose diagnostiziert werden. Es handelt sich um eine Degeneration des Nervensystems, die sich über Jahre hinweg entwickelt. Die Lähmungen werden oft von Schwindel und duseligem Gefühl im Kopf begleitet. Ist einem solchen Prozeß eine längere Periode von Schlaflosigkeit vorausgegangen, so ist dies ein starker Hinweis auf Cocculus.

Tiefe Traurigkeit

Es gibt eine Neigung zur **Traurigkeit** bei Cocculus-Personen, die durch Kränkungen oder auch durch Kummer oder Schlafmangel ausgelöst werden kann. »Er ist in den traurigsten Gedanken versunken und erlittene Beleidigungen sitzen tief in seinem Herzen.« »Immerwährend traurige Gedanken, gleich als wenn er Beleidigungen erlitten hätte.« Dann sitzt der Patient oft ganz introvertiert da, zieht sich von der Wirklichkeit zurück und grübelt ständig über den gleichen traurigen Gegenstand nach. »Auf einen einzigen unangenehmen Gegenstand gerichtete Gedanken; sie ist in sich vertieft und bemerkt nichts um sich her.« »Sie sitzt in tiefen Gedanken.«

Hahnemann schreibt, daß das Gemüt auch von Unterleibskrämpfen »ungemein zur Traurigkeit verstimmt« werden kann, »insonderheit beim weiblichen Geschlechte«. Zustände von Dysmenorrhoe mit Traurigkeit können mit einem Gefühl von Gewissensbissen verbunden sein, als hätte man etwas Böses begangen, und auch mit einem Drang, davonzulaufen und zu entfliehen. In melancholischen oder depressiven Gemütszuständen sind die Patienten oft ausgesprochen unzufrieden mit sich selbst. Sie tun nichts und wollen nichts, sitzen einfach nur da. »Er hat an nichts Gefallen und zu nichts Lust.« »Er hat zu keiner Arbeit Lust.«

Angst und Schreck

Die Cocculus-Ängste sind häufig stark, aber nicht sonderlich deutlich und klar umrissen. In den Arzneimittellehren ist zum Beispiel von einer »Furcht vor unbekannten Gefahren« die Rede. **Plötzliche, heftigste Angst**, die mit einer Sorge verbunden ist, als hätte man ein großes Verbrechen begangen oder etwas Böses getan. Eine Beschreibung der anfallartig auftretenden Angst: »Er wollte schlummern, weil er heftige Neigung danach spürte, aber während er die Augen zutat, mußte er sich auch sogleich wieder in die Höhe richten lassen, so fürchterlich sei die Empfindung gewesen, die er vom Einschlummern in seinem Gehirn gefühlt habe, den schreckhaftesten Träumen ähnlich« (Hahnemann). Es ist nicht überraschend, daß Cocculus **Schlaflosigkeit aufgrund heftiger Angstattacken** hat.

Und die Furcht vor Überraschungen, die so charakteristisch für Cocculus ist, ist auch mit einer großen Schreckhaftigkeit verbunden. Ein geringes Geräusch erschreckt ihn und fährt durch alle Glieder. »Öfteres Erwachen aus dem Schlaf, wie durch Schreck.«

Unruhe

Ruhelosigkeit und auch »unruhige Geschäftigkeit« sind ebenfalls hervorstechende Cocculus-Symptome. Vor allem bei Schmerzzuständen fällt die körperliche Unruhe des Patienten auf. »Blähungskolik um Mitternacht; er erwacht und unaufhörlich erzeugen sich Blähungen mehrere Stunden lang; **er muß sich im Bett von einer auf die andere Seite legen, um sich zu erleichtern**.« In anderen Fällen muß der Patient dauernd hin und her laufen und kann keinen Moment stillsitzen. Besonders bei Dysmenorrhoe besteht große körperliche Unruhe.

Unruhe kann auch ein Grund für den Schlafmangel der Cocculus-Menschen sein, etwa in Verbindung mit Ideenzudrang. »Viele Ideen von Tags-Geschäften hinderten ihn am Einschlafen, eine Stunde lang, und er wachte um 1 Uhr auf, ohne wieder einschlafen zu können.«

Weitere Geistes- und Gemütssymptome

»Große Gemüts-Empfindlichkeit; es beleidigt ihn alles.« »Er nimmt kleine Vergehungen und Unwahrheiten anderer sehr hoch auf und ärgert sich sehr darüber.« »Leicht ärgerlich nimmt sie alles übel.« Oder auch: »Sie ärgert sich über die geringste Kleinigkeit, bis zum

Weinen, wobei die Pupillen verengert sind; nach dem Weinen Appetitlosigkeit.«

Andererseits gibt es bei Cocculus eine seltsame Art von Stimmungswechseln. »Es ärgert ihn alles und verdrießt ihn; nach einigen Stunden wird er munter und aufgelegt zum Spaßmachen.« Das kann sogar zu einem manischen Zustand ausarten: »Unwiderstehliche Neigung zu trällern und zu singen; wie eine Art Wahnsinn.« Diese manische Stimmung kommt nicht selten bei Säufern vor, im Wechsel mit tiefster Traurigkeit oder Reizbarkeit; und tatsächlich ist Cocculus auch eines der Mittel bei Beschwerden infolge von Alkoholkonsum.

Vergeßlichkeit: »Zerstreutheit (Gedächtnismangel); er vergißt leicht etwas, woran er nur eben erst gedacht hat.« Wortfindungsstörungen: »Er findet oft nicht den richtigen Ausdruck für seine Gedanken.« Langsames und schwerfälliges Auffassen und Denken.

Zusammenfassung wichtiger Leitsymptome

Beschwerden von Schlafentzug und Neigung zu **See- und Reisekrankheit** gehören zu den bekanntesten und ausgeprägten Cocculus-Krankheitszuständen. Die **Lähmungen** von Cocculus sind meist **schmerzlos** oder schmerzarm; häufig bestehen zugleich **Hyperreflexien**.

Im Zusammenhang mit zahlreichen Beschwerden tritt **Schwindel** auf, oft von Übelkeit bis zum Erbrechen und gelegentlich auch von Durchfall begleitet. Interessant ist eine massive **Verschlimmerung durch passive Bewegung, Schaukeln usw., jedoch auch durch Essen und Trinken**. Dies trifft besonders für die Kopfsymptome zu:

»Kopf-Benebelung, am meisten durch Essen und Trinken vermehrt.«

Eine bemerkenswerte Empfindung von Cocculus ist ein eigentümliches **Hohlheits- oder Leeregefühl**, das vor allem im Kopf, in der Brust und im Bauch auftritt. »Kopfschmerzen, nach Essen und Trinken vermehrt, denen eine **Leerheit und Hohlheit im Kopfe** beigesellt war, für welche die Kranken keinen bezeichnenderen Ausdruck fanden«, hat Hartmann in der Frühzeit der Homöopathie mit diesem Mittel beseitigt. Und zwei Prüfungssymptome lauten: »Es ist ihr im Unterleib so leer und hohl, als ob sie kein Eingeweide hätte.« »Hörbares Kollern wie in der linken Seite der Brust, als wäre es von einer Leerheit darin, besonders beim Gehen fühlbar.« Hering spricht von einem »schwindelartigen Leeregefühl, **als gäbe es überhaupt keinen Kopf**«!

Einige wichtige Gemütssymptome: **Starkes Angstgefühl im Moment des Einschlafens** oder auch während des Schlafes, »wie ein Traum«. Oder auch: »Er wacht die Nacht auf mit Furchtsamkeit, als wenn er sich vor Gespenstern zu fürchten hätte.« Auch **Überraschungen und besonders unerwartete Geräusche werden gefürchtet.**

Einbildung: »Sieht etwas Lebendiges an den Wänden, auf dem Boden, auf den Stühlen etc.; »es rollt immerfort und wird sich auf mich rollen«.

Geistesstörungen nach Ausbleiben der Menses, mit fixen Ideen und psychotischen Schüben. »In den letzten zwei Irrsinnsperioden war sie vollständig toll, boshaft, anhaltend am Sprechen, tanzte und machte allerlei Gebärden.«

Neigung zu hysterischen Ohnmachten.

Tendenz zur Introspektion; »sitzt in tiefen Gedanken«, **bemerkt nichts um sich her.**

»Früh nach dem Erwachen Trägheit und Unaufgelegtheit zu sprechen.«

Eine Auswahl von Symptomen

Cocculus ist eine Arznei mit sehr ausgeprägten allgemeinen Modalitäten, von denen einige bereits genannt wurden. Auffallend ist eine Verschlimmerung durch **emotionale und mentale Faktoren**, besonders Kummer, Aufregung und Anstrengung des Geistes. Auch alles Überraschende verschlimmert den Zustand des Patienten, weil er keine Zeit hat, es in Ruhe aufzunehmen. Das gilt besonders für plötzliche **Geräusche und Erschütterungen**, welche Zusammenfahren, Aufschrecken, Zittern am ganzen Körper und zahlreiche andere ›nervöse‹ Symptome hervorrufen können. Ferner verschlimmert **Bewegung** aller Art, speziell aber **Bewegung des Kopfes bzw. der Augen** oder **›passive‹ Bewegung im Schiff oder Wagen**. Besonders Schwindel und Übelkeit werden dadurch vermehrt. Neben **Schlafentzug** verschlimmert auch **Schlafen** sowie **Sprechen, Essen und Trinken.** Dies gilt besonders für den Kopfbereich, macht sich aber auch in anderen Körperregionen bemerkbar.

Ein weiterer ›äußerer Einfluß‹ mit negativen Konsequenzen für den Kranken ist die **Luft**, und zwar **sowohl kalte als auch warme Luft.** »Unerträglichkeit der kalten und der warmen Luft.« Besonders das Kopfweh wird durch kalte Luft extrem vermehrt. Andererseits wird die freie Luft selbst dann als zu kalt empfunden, wenn sie warm ist. Oder: »Mattscheibe, wenn ich in der Mittagspause rausgehe, als wenn ich die freie Luft nicht vertrage« (Keller, in: *Klassische Homöopathie* I/89).

Starke Verschlimmerung von Kaffee, Alkohol, Tabak und anderen Genußdrogen. Unverträglichkeit von Wein, ganz aufgedreht schon nach einem Gläschen. Allerdings kann Durst auf Bier bestehen, wie schon Hahnemann in der Prüfung feststellte.

Schließlich hat Bönninghausen eine interessante Modalität beobachtet, die man im Gedächtnis behalten sollte: »Nachtschlaf ungestört, **nachts viel wohler als tags.**«

Zu den generellen Merkmalen von Cocculus gehört Erschlaffung der Muskeln (und auch des Geistes) mit Schwereempfindungen, bis hin zu Lähmungen und Ohnmachten. Freilich kann damit eine ungewöhnliche Empfindlichkeit gegenüber äußeren Eindrücken einhergehen; sie ist oft der Schwäche des Nervensystems geschuldet, das mit der Verarbeitung der Reize einfach ›nicht nachkommt‹.

»Er möchte vor Müdigkeit **in den Knien zusammensinken**; beim Gehen wankt er und **will auf die Seite fallen.**« »**Anfälle von lähmiger Schwäche mit Rückenschmerz.**« Auch: »Schmerzhafte Steifigkeit der Gelenke.« Und: »Große Mattigkeit des Körpers, so daß es ihm Mühe machte, fest zu stehen.« Halbseitige Lähmungen, besonders der linken Körperhälfte. »Bei Bewegung des Körpers, Ohnmacht, mit krampfhafter Verziehung der Gesichtsmuskeln.«

Auch die sensorischen Nerven können angegriffen sein. In diesem Fall herrschen Taubheitsempfindungen und Parästhesien in verschiedenen Körperteilen vor. Solche Symptome wechseln bei Cocculus übrigens gern von einer Körperseite zur anderen.

Die Empfindlichkeit gegenüber äußeren Reizen hat in Verbindung mit einigen anderen Symptomen dazu geführt, daß Cocculus bei **Anorexia nervosa** empfohlen worden ist.

Zu den ›nervösen‹ Symptomen von Cocculus gehören Tremor und Spasmen. **Zittern, besonders aufgrund von Erregung, Überanstrengung oder Schmerzen**. Zuckungen isolierter Muskelgruppen. »Aufhüpfen einzelner Muskelteile vorzüglich an den Untergliedmaßen ...« Einzelne Rucke wie elektrische Schläge durch den ganzen Körper. Epileptische Anfälle bei gehindertem Eintritt der Regel, oder wenn sich die Regel nur unter den heftigsten Koliken sehr schwer durcharbeitet. **Krämpfe als Folge von Schlafmangel**.

In diesem Zusammenhang gibt es eine interessante Besonderheit von Cocculus, nämlich eine ›**Rückwärtsneigung**‹. Sie kann sich in einer Empfindung ausdrücken, aber auch in einem realen Verhalten. So beobachtete Groß an einem Pferd: »Es ging taumelnd, wie betrunken. Es setzte sich auf das Hinterteil und schien hintenüber schlagen zu wollen.« Eine Patientin von Keller sagte: »Wenn ich im Auto mitfahre, kommt es mir manchmal vor, als führe mein Mann das Auto rückwärts.«

Cocculus hat **Intentionstremor**. Tremor der Hände in dem Augenblick, in dem man etwas mit ihnen tun will, sie bewegen, etwas packen usw. Dies ist ein wichtiges Symptom in epileptiformen Zuständen und solchen, die der Multiplen Sklerose ähneln.

Zu den Krankheitsbildern, bei denen Cocculus (wenn die Symptome passen!) besonders häufig wirksam ist, gehört neben der Seekrankheit noch ein weiteres: das **Menière-Syndrom** bzw. **Vestibularissyndrom** und verwandte Syndrome (etwa Tumarkin-Anfall).

Schwindel

Schwindel oder Duseligkeit **wie betrunken**, mit ohnmachtartigem Gefühl oder tatsächlicher Ohnmacht und mit **Übelkeit und Brechreiz, beim Fahren im Wagen oder Schiff und bei jeder Bewegung, besonders der Augen** oder der Gegenstände, die man sieht — dies ist der charakteristische Cocculus-Schwindel.

Oft wird der Schwindel in der Stirn empfunden, wie bei diesem Prüfungssymptom: »Trunkenheitsschwindel und **dumm in der Stirne, als hätte er ein Brett vor dem Kopf.**« Andere Patienten sagen, daß sie den Schwindel im Hinterkopf spürten, mit einem **Gefühl, als würde dort hinten eine Klappe auf- und zugehen**.

»Wenn er sich im Bett aufrichtet, entsteht drehender Schwindel und Brecherlichkeit, die ihn nötigt, sich wieder hinzulegen.« Selbst beim **Heben des Kopfes** kann schon starker Schwindel mit Übelkeit und Ohnmacht eintreten, wie Carroll Dunham berichtet. Oder: In der frischen Luft Schwäche und Schwindel zum Hinfallen. »Beim Gehen wankt er und will auf die Seite fallen.«

In einem Fall, wo der Schwindel in Anfällen auftrat, gab es eine ganze Reihe charakteristischer Begleitsymptome: »Alle 14 Tage Schwindelanfälle, mehrere Tage anhaltend. Schwindel im Sitzen, beim Aufrichten im Bett oder Stuhl, auch im Stehen, am häufigsten **nach Tische**, mit Trunkenheits- und Dummlichkeitsgefühl, Übelkeit, Pressen und Klopfen in den Schläfen und **wechselweiser Eingeschlafenheit bald der Füße, bald der Hände**. Im Anfall die Sprache schwer, nach demselben das Lesen und Denken.«

Schwindel mit Herzklopfen, wenn man sich rasch bewegt oder von irgendeinem Affekt aufgeregt wird.

Cocculus ist des öfteren erfolgreich bei **vestibulärem Schwindel** angewandt worden, mit Tinnitus, Nystagmus, Übelkeit usw.

Kopf

Kopfschmerz mit Übelkeit und Brechreiz, »gleich als hätte er etwas zum Brechen eingenommen.« **Übelkeits-Kopfschmerz vom Fahren im Wagen, im Schiff, in der Bahn** usw. Ein Schmerz in den Eingeweiden wie zerschlagen kann diesen Kopfschmerz begleiten.

Zwei wichtige Modalitäten und ein interessantes Augensymptom können einem Kopfschmerz-Fall entnommen werden, den Hughes in seinen *Pharmacodynamics* referiert: »Das Kopfweh **begann kurz nach Erscheinen der Monatsblutung und ist seitdem regelmäßig zu diesem Zeitpunkt eingetreten.** Heftiges Kopfweh, beschrieben als ein dumpfer Schmerz, der den ganzen Kopf einnimmt; die Patientin hat Schwierigkeiten, den Schmerz genauer zu beschreiben; **sie kann keinen Augenblick lang auf dem Rücken liegen**, muß auf der Seite liegen; erträgt kein Licht, jedes Geräusch erregt Übelkeit und Erbrechen. Während des Kopfwehs fühlt sie sich wie seekrank, und wenn sie sich aufsetzt, **scheinen die Gegenstände vor ihren Augen auf und ab zu schwanken.** Die Hauptindikation für Cocculus war eine starke Neigung zur Übelkeit, als höbe sich der Magen und sackte wieder ab. Sie erzählte, daß Fahren im Wagen ihr Übelkeit verursachte, ja daß Übelkeit schon dadurch entstand, daß sie ein auf dem Wasser schaukelndes Schiff betrachtete.«

Die **Verschlimmerung in der Rückenlage** bezieht sich vor allem auf **Hinterkopfschmerzen.** Diese können in Hinterkopf und Nacken beginnen und bis zu den Schultern ausstrahlen.

Farrington beschreibt einen Schmerz im Hinterkopf und im unteren Teil des Nackens, bei dem das wahlanzeigendes Symptom ein Gefühl war, **als würde sich der Hinterkopf abwechselnd öffnen und schließen.**

Neben dieser seltsamen Empfindung gibt es natürlich das oben erwähnte **Gefühl wie leer und hohl im Kopf.** Und zwei eigentümliche Prüfungssymptome von Berridge: »Gefühl, als ob das Gehirn auf eine geringere Größe zusammengedrückt oder eingerollt würde.« Und: »Empfindung, als ob die Nerven im Kopf fest angezogen würden.«

Cocculus hat auch Stirnkopfschmerzen, die die Augen mit einnehmen, wie in diesen beiden Prüfungssymptomen: »Kopfweh, als wenn die Augen herausgerissen würden.« »Kopfweh, als wenn etwas die Augen mit Gewalt zuschlösse.«

Oft haben Kopfschmerzen die Qualität eines **Drückens von außen nach innen.** Etwa: »Kopf schmerzt wie zusammengebunden.« »Drückendes Kopfweh, als wenn das Gehirn zusammengepreßt würde.« »Kopfweh in den Schläfen, als wäre der Kopf eingeschraubt.«

Ein anderer Cocculus-Kopfschmerz ist eher **klopfend,** so als sollte ein Schlaganfall kommen. »Klopfen im Scheitel, schlimmer durch Bewegen der Augen und Berührung mit den Fingern, mit Blutandrang zum Kopf.«

Heftiger Kopfschmerz, vom Scheitel ausgehend, auf die linke Seite der Stirn und der Nase sich ausdehnend, mit Gefühl von Beklemmung und Taumel.

Alle Kopfsymptome sind **schlimmer durch Essen und Trinken, Sprechen, Schlafen, Geräusch und Erschütterung, kalte Luft und**

geistige Anstrengung; auch Sonneneinstrahlung kann zu Kopfweh führen.

Sehr häufig wird über ein **Schweregefühl des Kopfes** geklagt, nicht selten im Zusammenhang mit einer Schwäche der Halsmuskeln, die zum Anlehnen nötigt. Dies bessert freilich meist nur vorübergehend, so daß der Kopf bewegt und woanders angelehnt werden muß — ebenfalls ein Ausdruck der Cocculus-Unruhe. Auch »**konvulsives Zittern des Kopfes**« kommt vor.

»Grausen auf der linken Seite des Hinterhauptes, als wollten sich die Haare emporsträuben.«

Augen

Bereits erwähnt wurde das wichtigste Augensymptom, die **Akkommodationsschwierigkeiten, insbesondere bei der Einstellung auf sich bewegende Gegenstände**. Schwindel, Übelkeit, Kopfweh vom Sehen aus dem fahrenden Wagen, ja selbst vom Anblick eines auf den Wellen schaukelnden Bootes; Einbildung, die Gegenstände tanzten auf und ab.

Weitere Sehstörungen: Trübsichtigkeit. »Sie sieht eine schwarze Gestalt vor den Augen, die vor ihr herging; beim Umdrehen drehte sie sich mit, und doch sah sie alles hell.« Dunkle Flecken wie Fliegen vor den Augen, Mouches volantes.

Die Augenlider sind schwer und schmerzen, so daß man sie kaum öffnen bzw. offenhalten kann. **Drückender oder Zerschlagenheitsschmerz in den Augen** mit **Unvermögen, die Augenlider zu öffnen**, besonders nachts. Manchmal ist am Morgen ein Oberlid geschwollen, besonders das rechte. Statt Lähmungsgefühl oder Schwellung kann auch ein kurzdauerndes Zittern und Zucken der Lider auftreten.

Die Pupillen neigen zur Verengung, insbesondere in Verbindung mit Gemütssymptomen. »Sie ist trödelig, kann in Geschäften nichts zustande bringen und mit nichts fertig werden, bei verengten Pupillen.« »Sie ärgert sich über die geringste Kleinigkeit, bis zum Weinen, wobei die Pupillen verengert sind.«

Bei einem 18jährigen Mädchen, das plötzlich mit glühendrotem Gesicht bewußtlos zu Boden gefallen war, wurde folgendes Symptom beobachtet: »Augen geschlossen; Augäpfel in steter Rotation begriffen, Pupillen sehr erweitert.« Cocculus ist auch ein wichtiges Mittel bei **Nystagmus.**

Ohren

Überempfindliches Gehör, **kann keinerlei Geräusch vertragen.** »Ein geringes Geräusch fuhr ihm durch alle Glieder« oder ließ ihn aufschrecken und erregte Zittern am ganzen Körper.

Vestibularissyndrom, mit Schwerhörigkeit und Tinnitus; Menière-Krankheit. **Ohrgeräusch »wie Rauschen des Wassers«** oder wie stürmischer Wind, oder wie von einer Muschelschale ans Ohr gehalten, mit Schwerhörigkeit. Sausen oder Klingen in den Ohren. Oder: »Es liegt ihm abwechselnd vor den Ohren, als wenn sie verschlossen und taubhörig wären.«

Nase

Auch der Geruchssinn ist überempfindlich. Es gibt in diesem Bereich ein sehr charakteristisches Symptom: **Kann Essensgerüche nicht ertragen**. Die Prüfung liefert: »**Höchster Ekel vor dem Essen, schon der Geruch der Speisen erregt ihn**, und dennoch Hunger dabei.«

»Sie schnaubt blutigen Schleim.« Dieses in der *Reinen Arzneimittellehre* noch eingeklammerte Symptom ist mittlerweile mehrfach bestätigt worden. Lilienthal hat es während der Schwangerschaft beobachtet, Wegener sah es in dieser Form: »Am Tag vor der Regel morgens beim Erwachen Nasenbluten.«

Gesicht

Das Gesicht kann erdfahl oder bleifarben aussehen und großen Schmerz ausdrücken. Öfter ist es jedoch **rot, gedunsen und heiß** und wirkt **wie im Rausch**, wie betäubt und dumm. »Röte der Backen und Hitze im Gesicht, ohne Durst, in ganz kalter Stube.«

In Krampfzuständen treten häufig Verzerrungen der Gesichtsmuskeln auf. Auch halbseitige Gesichtslähmung; linksseitige Lähmung; Schlaganfall. Es existiert ein Fallbericht über tic-ähnliche krampfhafte Bewegungen der Gesichtsmuskeln auf der rechten Seite (in Verbindung mit ähnlichen Bewegungen des rechten Beins und Arms), mit aufgetriebenem, gerötetem, wie erfroren aussehendem Gesicht. In diesem Fall fehlten jegliche Schmerzen, und die gewöhnlichen Aktivitäten des Patienten verliefen ansonsten ungestört; Cocculus heilte.

Auch **Prosopalgie** hat die Arznei geheilt, wenn die Gesichtsschmerzen sehr weit ausstrahlten, selbst **bis in die Fingerspitzen.** Trigeminusneuralgie mit heftigem Zucken im betroffenen Nerv und objektiver Kälte des Gesichts.

Zittern des Unterkiefers und Klappern der Zähne beim Versuch zu sprechen.

Geschwollene, harte Drüsen unter dem Unterkiefer, die schmerzen, wenn man über sie hinstreicht. Geschwulst der Ohrspeicheldrüse. Pustel unter dem rechten Mundwinkel, mit rotem Hof, bei Berührung spannend schmerzend.

Mund

Veränderungen des Geschmackssinns, die zu Appetitlosigkeit und Ekel vor Essen beitragen. Oft wird über einen **metallischen Mundgeschmack** geklagt, manchmal »kupferig«, **mit Appetitlosigkeit.** Er wird meist in der Gegend der Zungenwurzel gespürt. Es kann auch ein bitterer, saurer oder fauliger Geschmack vorkommen, oder so etwas wie ein fader Geschmack, wo die Speisen »wie ungemacht und ungesalzen« schmecken, oder schließlich ein scharfer und beißender Geschmack, wo alles »wie zu stark gesalzen oder gepfeffert« scheint.»Tabak schmeckt beim Rauchen bitter.« Geschmacksveränderungen durch Husten: »Beim Husten bekommt sie einen sauren Geschmack in den Mund«; auch: Metallisch saurer Mundgeschmack nach dem Husten.

Übelkeit, die bei Cocculus bekanntlich ein starkes Symptom ist, kann häufigen Speichelzufluß erregen. Doch oft sind Mund und Zunge eher trocken, manchmal mit, manchmal ohne Durst. »Trokkenheit im Munde, die Nacht, ohne Durst.« Oder: »Trockenheitsgefühl im Mund bei schaumartigem Speichel und heftigem Durst.« Ein weißer oder weißgelblicher Zungenbelag kann auftreten. »Zunge weiß belegt, an den Rändern trocken, Geschmack bitter, Durst unlöschbar.«

Die Sprache ist oft stark beeinträchtigt. Zum Teil ist dies ein mentales Problem (s. o.), aber auch die Artikulationsorgane und ihre Nerven haben Teil daran. »Sprache ist murmelnd, **es kostet ihn Mühe, die Worte deutlich auszusprechen**.« Schwierigkeiten beim Sprechen, wie von Zungenlähmung. **Probleme, die Zungenbewegungen richtig zu koordinieren**. In der Prüfung finden wir: »Sie bekommt beim Reden eine Art Zusammenziehen im Munde und **muß langsamer sprechen**.«

Ein seltsames Symptom: »Streckt er die Zunge weit heraus, so schmerzt sie ihm hinten wie zerschlagen.«

In den Zähnen gibt es eine eigentümliche Schmerzmodalität, nämlich: »Der hohle Zahn schmerzt bloß beim Essen selbst weicher Speisen, als wenn er ganz locker wäre, und dennoch **nicht beim leeren Zusammenbeißen außer dem Essen**.« Überhaupt scheinen Cocculus-Patienten sich oft besser zu fühlen, wenn sie die Zähne zusammenpressen. Wegener hat folgendes Symptom beobachtet: »Starkes Zahnfleischbluten; Tendenz, die Zähne zusammen- und die Zunge an die Schneidezähne zu pressen.«

Ein seltsames Gefühl ist ein »Frieren an den Zähnen« mit »schrillem feinem Ziehen an den Zahnrändern«, das in einem geheilten Fall von Trigeminusneuralgie auftrat.

Hals

Krampf oder Lähmung von Speiseröhre und Schlund. »Die Speiseröhre läßt das Schlingen nicht zu.«

Drückender Schmerz in den Mandeln, der beim Leerschlucken weit stärker ist als beim Schlucken von Speisen.

Trockenheit und Rauheit in Rachen und Schlund, besonders beim Schlucken zu spüren, ohne Durst.

Brennen in der Speiseröhre bis in den Hals herauf, mit Schwefelgeschmack im Mund. »Brennen im Schlund wie Feuer bis in die Gaumendecke, abends, und zugleich Schauder um den Kopf herum.«

Atmung, Husten, Brust

Die Atmung ist häufig durch ein **Gefühl von Zusammenziehung oder Zuschnürung behindert**, das an verschiedenen Orten empfunden werden kann. Zum Beispiel im Hals: »Im Halsgrübchen Gefühl, als wäre etwas da, was ihr die Luft versetzte: **es schnürt ihr die Kehle zu.**« Oder: »Eine Art wurgendes Zusammenschnüren oben im Schlund, was den Atem beengt und zugleich zum Husten reizt.« In der Brust: »**Spannende Zusammenschnürung der rechten Brustseite**, welche das Atemholen beklemmt.« Oder: »Beklemmung der Brust, vorzüglich am oberen Teil des Brustbeins, welche das Atemholen hemmt.« Vor allem aber **im Epigastrium: »Ein Zusammenkneipen im Oberbauche, was den Odem benimmt.**« Oder: »**Klemmender, zusammenschnürender Schmerz im Oberbauche nach der Mahlzeit**, welcher nach der linken Bauchseite und der Brust zu geht.«

Auch ein **Hustenreiz kann von Zusammenschnürungsgefühlen ausgelöst werden**, der manchmal andauernd bestehen bleibt: »Eine dämpfende (= erstickende), den Atem versetzende und die Luftröhre verengende Empfindung, die fast beständig zum Husten reizt.« Oder: Hustenreiz ganz oben im Kehlkopf. Auch: »Sehr anstrengender Husten wegen einer Beklemmung der Brust, die jedesmal erst beim Husten entstand«; besonders nachts.

Sehr charakteristisch ist ein bereits beschriebenes **Leeregefühl in der linken Brustseite**. Ein Patient wird mit dieser Formulierung wiedergegeben: »Hat in der linken Brusthälfte das Gefühl, als ob ihm da etwas fehle, **als ob es ihm hohl sei.**«

Herz

Neigung zum **Herzklopfen**. »Eine zitternde Bewegung oder ein leises Pochen des Herzen, **wenn er sich rasch bewegt oder von irgendeinem Affekt aufgeregt wird.**« Häufig in Verbindung mit Schwindel und ohnmachtsähnlichem Gefühl, »muß sich an etwas festhalten«. Manchmal wird beim Herzklopfen der Puls im ganzen Körper gespürt.

Meist ist der Puls klein und doch hart; er kann etwas beschleunigt sein, aber normalerweise nicht sehr.

Magen

Appetitlosigkeit mit Ekel vor allen Speisen und Getränken ist ein wichtiger Zug des Mittels.Eine besondere Aversion kann gegen Saures aller Art bestehen. Und **durch Essen und Trinken verschlim-**

mern sich auch alle Beschwerden und Symptome. Speziell der Konsum von kalten Speisen und Getränken sowie von Kaffee, Tabak, Alkohol usw. wirkt sich negativ aus. Sehr überdreht nach einem Glas Wein, Übelkeit bis zum Erbrechen vom Tabakrauchen usw.

Es kann ein **Hungergefühl** in der Magengrube vorhanden sein, das fast den ganzen Tag anhält, aber selbst dieses Gefühl **wird durch Essen nicht oder kaum gemindert.** In der Prüfung wird es u.a. so beschrieben: »Empfindung im Magen, als wenn man lange nichts gegessen und den Hunger übergangen hätte.« Patienten könnten auch sagen: Es ist **wie hohl im Magen**, wie ein Loch. Solche Hungergefühle ändern aber nichts an dem Cocculus-typischen Ekel vor Speisen, welcher so stark ist, daß er mit COLCHICUM verglichen werden kann.

Anorexie nach Kummer oder Aufregung; Bulimie. Schon in einem klassischen Fall von »Amenorrhoe mit Irrsinn« sind **»fixe Ideen« bezüglich des Essens** beschrieben: Wollte entweder gar nichts bzw. nichts als Brot und Wasser zu sich nehmen oder aß mit einer förmlichen Gier.

Verlangen nach bestimmten Speisen und Getränken sind bei Cocculus rar, doch eines ist bestätigt worden: »Durst auf Kaltes, besonders **Bier**« (das gut oder schlecht bekommen kann). Berichtet wird auch von einem Verlangen nach Senf und Salzigem und einer Abneigung gegen Fettes (besonders Fleisch) und Saures.

Übelkeit und Brechreiz sind natürlich sehr häufige Symptome bei Cocculus-Patienten. Sie sind oft mit **Drehschwindel** und manchmal auch mit **Kopfschmerzen** verbunden. »Brecherlichkeit im Zusammenhang mit Kopfweh und einem Schmerz in den Eingeweiden wie von Zerschlagenheit.« Alle Beschwerden können von starker Übelkeit begleitet sein, selbst Ischiasschmerzen. Übelkeit bei Stuhlverstopfung.

Zu den Auslösern der Übelkeit gehören, wie besprochen, **Fahren, Bewegung, Augenbewegung, Aufrichten im Bett, Heben des Kopfes** usw. »Sie kann sich früh im Bett kaum aufrichten vor Schlimmsein und Brecherlichkeit.« Ferner rufen **Essensgerüche** stärkste Übelkeit hervor, aber auch der **Anblick von Essen**, ja der **Gedanke** daran. Kent schreibt: »Sie treten ans Bett und fragen die Krankenschwester: ›Na, was haben Sie dem Patienten zu essen gegeben?‹, und schon fängt der an zu würgen.« Ferner kann Übelkeit entstehen, **wenn man kalt wird oder sich erkältet**, und in diesem Fall ist sie von häufigem Speichelzufluß begleitet. Auch Essen und Trinken, ja selbst Sprechen führen dazu, daß dem Patienten schlecht wird. »Wenn sie ißt, wird es ihr brecherlich übel.« Übelkeit, wenn man das falsche Gebiß einsetzt.

Interessant ist auch, wo die Übelkeit empfunden wird. »Nach jedem Trinken nachmittags Übelkeit, die meist im Munde zu sein scheint« (Hahnemann). Und Hering beschreibt, wie er selbst, als er seekrank war, »eine eigene, innerlich spannende Empfindung« hatte, »die aus der Magengegend bis in den Grund des Kopfes ging«. Wenn **Übelkeit im Mund und im Kopf empfunden** wird, spricht das für Cocculus. Ein Gefühl, als höbe und senkte sich der Magen, kann sie begleiten.

Häufig kommt es nicht wirklich zum Erbrechen, sondern nur zu **angestrengtem, vergeblichem Würgen**. Die Übelkeit wird immer größer, aber es findet keine Entleerung des Magens statt. Es gibt aber auch wirkliches Erbrechen: von Schleim und Galle, von schleimiger Flüssigkeit usw.; das Erbrechen kostet oft große Anstrengung, bringt aber wenig Erleichterung.

Häufiges Aufstoßen, faulig oder bitter. Versucht aufzustoßen, aber **es gelingt nur unvollkommen, und daraus entsteht Schluckauf** (der stundenlang anhalten kann).

Eine charakteristische Empfindung im Magen ist ein **Gefühl, als ob sich ein Wurm darin bewegte**. Kneipende, klemmende, krampfartige oder **zusammenschnürende Schmerzen in der Magengegend, die den Atem benehmen.** »Zusammenschnürender Magenschmerz, der das Einschlafen verhindert.« »Zusammenziehen im Magen mit Druck, besonders nach kalten Speisen und Getränken.« »Drehen im Magen und unsägliches Wehgefühl, mit großer Übelkeit und Angstschweiß, doch ohne Erbrechen.« »Nach der Mahlzeit zittrige Empfindungen im Magen mit Singultus.«

Neben dem charakteristischen ›hohlen‹ Hungergefühl kommen auch Vollheitsempfindungen vor, die gelegentlich von Leeregefühlen gefolgt werden. »Schmerzhaftes Gefühl von Vollheit in der Magengegend, welches das Atmen erschwerte.« Nicht selten nötigen die Magenschmerzen den Patienten zu ruhelosen Bewegungen, die den Schmerz lindern — wenn auch nur vorübergehend.

Abdomen

Ein Keynote ist dieses Symptom: »**Es ist ihr im Unterleib so leer und hohl, als ob sie kein Eingeweide hätte.**«

Starke Bauchauftreibung kommt recht oft vor. Besonders **im Zusammenhang mit der Menstruation** ist das der Fall, bei Dysmenorrhoe mit verfrühtem Einsetzen der Blutung.

Bauchschmerzen verschlimmern sich von jeder Erschütterung und Bewegung, besonders bei jedem Schritt. Oft werden sie so beschrieben: »**als ob die inneren Teile einen scharfen Druck von einem Stein erlitten**«; »als ob scharfe Steine im Bauch gegeneinander rieben«; »als wenn innerlich ein Geschwür wäre«. Oder es ist ein einfacher Druckschmerz »wie von einem schweren Stein« in der Nabelgegend. »Schmerz in den Eingeweiden wie von Zerschlagenheit.« **Schneidend-zusammenziehender Schmerz im Bauch bei jeder Bewegung und jedem Atemzug**, verbunden mit einem Zusammenziehen im Rektum.

Starke **Blähungskoliken, besonders um Mitternacht**. Im Zusammenhang dieser Windkoliken zeigt sich die charakteristische ›**Ruhelosigkeit bei den Schmerzen**‹ besonders deutlich: »**Er muß sich im Bett von einer Seite auf die andere legen, um sich zu erleichtern**«; muß sich umherwälzen, zusammenkrümmen usw. **Die Erleichterung durch die Bewegung dauert immer nur kurz an**.

»Bald nach dem (Abend-)Essen Blähungsbeschwerden; die Blähungen treiben bald diesen, bald jenen Teil der Gedärme auf und gehen schwierig ab.« »Hörbares Knurren im Unterbauche.«

Zwei Kolikfälle, die ein plastisches Bild der Cocculus-Bauchschmerzen vermitteln: »Heftige, zusammenziehende und schneidende Schmerzen im Bauch, besonders der Nabelgegend ... mit Umherwälzen und lauten Schmerzäußerungen. Bauch ... bald krampfhaft gegen die Wirbelsäule eingezogen, bald aufgetrieben und gespannt, mit einzelnen wurstförmigen, ihre Stellen verändernden Wülsten.« »Ziehender, reißender Schmerz in der reg. iliac. dextra in der Gegend des Coecum; Schmerz hört nie ganz auf, heftiger bei Druck, selbst leiser Berührung, remittiert indessen oft, um desto heftiger wiederzukehren. Während des Paroxysmus ziehen die heftigsten Schmerzen durch den ganzen Unterleib, so daß die Kranke beständig mit Armen und Beinen arbeitet, sich von einer Stelle auf die andere wirft, ohne in einer Lage Erleichterung zu finden.«

In den Hypochondrien fällt vor allem ein Zerschlagenheitsschmerz auf, ferner ein drückender oder stechender Schmerz in der Lebergegend. Das kennzeichnendste Symptom bei Leberbeschwerden stammt von Lippe und lautet: »**Leber tut mehr weh nach Zorn oder Ärger.**«

Cocculus ist häufig erfolgreich bei **Leistenbrüchen** angewandt worden, auch bei Disposition dazu infolge von **Schwäche der Bauchmuskeln**. Diese Indikation hat ihre Quelle in zwei Prüfungssymptomen von Hahnemann: »**Im rechten Bauchring lähmiger Schmerz, als wollte sich da etwas durchdrängen**; ein Bruch-Schmerz bloß beim Sitzen, der durch Aufstehen vergeht.« »**Schmerzhafte Neigung zu einem Leistenbruch, besonders nach Aufstehen vom Sitze.**« (Man beachte die widersprüchlichen Modalitäten: Verschlimmerung/Besserung durch Aufstehen vom Sitzen!) Auch das folgende Symptom paßt in den Zusammenhang der Hernien: »In den Weichen innerlich alles voll und zu dick, wie ausgestopft; bloß in den beiden Seiten, vorn nicht, wohl aber im Vorwärtsschreiten, wo es war, als wenn sich das Dicke mit fortschöbe, und als gäbe sich alles auseinander.« Cocculus hat allmählich entstehende, jede Nacht spontan zurücktretende Leistenbrüche ebenso geheilt wie akute eingeklemmte Brüche.

Rektum und Stuhl

Zusammenziehender Schmerz im After, der am Sitzen hindert, nachmittags. Zusammenziehen im Mastdarm bei schmerzhafter, eine Woche zu früh eintretender Menstruation. »Nach erfolgtem Stuhlgang hinterdrein **heftiger Zwang im Mastdarm, bis zur Ohnmacht.**« Vorfall des Mastdarms nach dem Stuhl.

Durchfällige Stühle sind häufig **hell gefärbt oder blaß** und zeigen sich tendenziell **nur tagsüber**. »Häufige, weißgelbliche, dünnflüssige Stühle.«

Aus einem Fall von Gauwerky: »Seit einem halben Jahr Durchfall ... Die Stühle sind sehr dünn und gelblich, ohne Schmerzen und nur den Tag über ... Nach jeder Anstrengung, dem kleinsten Gange ist sie fast ohnmächtig matt, fühlt sich überhaupt äußerst schwach ... Sie hat an nichts Gefallen, weint leicht, ist verzagt und kleinmütig.«

Durchfall vom Fahren einer kurzen Strecke mit dem Bus oder Auto. Auch der Durchfall kann von einem Gefühl im Bauch begleitet sein, als rieben dort scharfe Steine gegeneinander.

Verstopfung: Nur jeden zweiten Tag harter Stuhl, welcher nur mit großer Mühe erfolgt.

Harnwege

Ein **sehr häufiger Harndrang**, manchmal alle Viertelstunden, mit sehr geringem Harnabgang ist das ausgeprägteste Symptom in dieser Region. Cocculus ist schwangeren Frauen gegeben worden, die an dieser Beschwerde litten. Es ist jedoch auch reichlicher wäßriger Harn beobachtet worden, der ebenfalls in kurzen Zwischenräumen gelassen wird.

Männliche Genitalien

Erhöhte Empfindlichkeit der Geschlechtsteile, mit Aufreizung und Drang zum Koitus.

Nächtliche Pollutionen.

Schmerzen in beiden Hoden, ziehend oder wie zerschlagen, besonders bei Berührung.

Jucken äußerlich am oder auch im Hodensack.

Weibliche Genitalien

Die Zeit der **Menstruation** ist bei Cocculus-Patientinnen oft mit zahlreichen Problemen behaftet, ebenso übrigens wie die Zeiten ihres Aufhörens (d.h. Schwangerschaft und Klimakterium). Der weibliche Zyklus ist häufig sehr **unregelmäßig.** »Romantische Mädchen mit unregelmäßiger Periode.« Sie setzt längere Zeit aus, und dann ist die Blutung schwach, oder an ihre Stelle tritt ein Ausfluß; oder die Blutung kommt **vorzeitig und sehr stark**, oft stromweise. In beiden Fällen aber neigen die Patientinnen zu starken Periodenschmerzen, und Cocculus ist eine wichtige Arznei bei **Dysmenorrhoe mit schmerzhaften Unterleibskrämpfen**.

Zwei Prüfungssymptome, die eine Vorstellung von der verfrühten und schmerzhaften Monatsblutung liefern: »**Monatzeit sieben Tage zu zeitig mit Auftreibung des Unterleibes und schneidend zusammenziehendem Schmerz im Bauch bei jeder Bewegung und jedem Atemzug**; zugleich ein Zusammenziehen im Mastdarm.« »Monatreinigung acht Tage zu zeitig mit Auftreibung des Unterleibs und einem Schmerz in der Oberbauchsgegend nicht nur bei jeder Bewegung — jeder Schritt ist schmerzhaft —, sondern auch im Sitzen,

als wenn die inneren Teile einen scharfen Druck von einem Stein erlitten; bei äußerer Berührung schmerzen die Teile, als wenn innerlich ein Geschwür wäre.« Und ein klinischer Fall: »Hat immer an profuser, zu zeitig wiederkehrender Periode gelitten; sie konnte nicht aufstehen, ohne daß zugleich ein Strom Blutes von ihr ging. Dabei blaß, voll Verzweiflung und im höchsten Grade erschöpft.« Die Menstruation bringt **äußerste Erschöpfung** mit sich, manchmal kann die Patientin **weder stehen noch sprechen vor Schwäche.** Solche Schwächezustände können auch bei verspäteter und spärlicher Blutung auftreten.

Dysmenorrhoe kann unter anderem auch ausgelöst werden durch **Kränkungen während der Menstruation**; dann entstehen heftige Bauchkrämpfe mit Heulen, Weinen und Stöhnen. Andererseits kann die Dysmenorrhoe selbst wiederum das Gemüt »ungemein zur Traurigkeit verstimmen«, wie Hahnemann sagt.

Eine große Zahl von Symptomen kann mit der Menstruation einhergehen. In einem klassischen Bericht werden etwa folgende aufgezählt: Bauchauftreibung, Stuhlverstopfung, **Übelkeit und öfteres Erbrechen**, Kopfschmerzen, **Schlaflosigkeit**, **Schwindel**, Kopfeingenommenheit, Brustkrampf, Zittern des ganzen Körpers, Ohnmachtsgefühl, **lähmungsartige Schwäche der unteren Extremitäten.** Cocculus hat auch Symptome beseitigt, die unmittelbar vor den Menses auftreten: Schlaflosigkeit eine Woche vor der Periode; Nasenbluten morgens am Tag vor der Periode; weinerliche und gereizte Stimmung vor und während der Blutung. **Hitzewallungen mit unregelmäßiger Blutung; vor oder in den Wechseljahren.**

Das Blut ist meist **dunkel, beinahe schwarz**, oder mit schwarzen Klumpen vermischt.

Ausfluß **anstelle der Menstruation oder zwischen den Blutungen**, manchmal wie Fleischwasser aussehend. Kann beim Bücken oder Niederkauern gußweise abgehen.

Auch schmerzloser, aber anhaltender **Blutabgang während der Schwangerschaft** ist mit Cocculus geheilt worden. **Sehr häufiger Harndrang bei Schwangeren** ist eine weitere bewährte Indikation.

»Schauder über die Brüste.«

Äußerer Hals und Rücken

Symptome von **Schwäche und Lähmung** herrschen in diesem Bereich vor.

Schwäche der Halsmuskeln mit Schwere des Kopfes, die Halsmuskeln schienen den Kopf nicht tragen zu können. Steifigkeitsschmerz der Halsmuskeln beim Bewegen des Halses, auch beim Gähnen. Oder: **Schmerzhaftes Knacken der Halswirbel** bei Bewegung des Kopfes. Ein solches Knacken oder Knirschen oder Krachen kann verbunden sein mit einem Gefühl, als wäre der Nacken ausgerenkt. Oder auch: »Stechender Schmerz im Nacken beim Biegen des Kopfes nach vorne und hinten.«

Ähnliche Symptome finden sich auch in anderen Teilen des Rükkens, besonders in der Lumbalregion. »**Ein lähmiger Schmerz im Kreuze**, mit krampfigem Ziehen über die Hüften vor, was sie sehr am Gehen hindert, **mit ängstlichem, befürchtendem Gemüte.**« Oder auch: »**Anfälle von lähmiger Schwäche mit Rückenschmerz.**« Schmerz im Rücken, als wenn man sich zu viel bemüht oder verhoben hätte.

»Zittern im Rücken.«

Andererseits gibt es auch Zustände erhöhter Empfindlichkeit der Wirbelsäule, entweder im Bereich einzelner Wirbel oder auf ihrer ganzen Länge. »Berührungsempfindlichkeit der Wirbel, kann aber den Schmerz nicht recht lokalisieren.«

Druck in den Schulterblättern und im Nacken.

Öfteres Stechen zwischen den Schulterblättern und im Kreuz.

Extremitäten

Ein eigentümliches Symptom in diesem Bereich ist eine **schmerzhafte, lähmungsartige Steifheit der Gelenke. Ausgestreckte Gliedmaßen, die nur unter Schmerzen gebeugt werden können**, manchmal nur mit fremder Hilfe. Kent beschreibt diesen Zustand so: »Personen, die unter Ängsten gelitten haben und ganz erschöpft sind, liegen auf dem Rücken, strecken alle Viere von sich und können nur unter großen Schwierigkeiten aufstehen. Der Doktor … beugt die Glieder und die Patientin schreit laut auf, aber das Beugen tut ihr letztlich gut, und sie kann wieder aufstehen und umhergehen. So etwas findet man bei keinem anderen Mittel. Ein vollkommen nichtentzündlicher Zustand, eine Art lähmige Steifheit …« In der Prüfung finden wir: »**Schmerz der Gliedmaßen bei der Bewegung, als wenn sie zerknickt oder zerbrochen wären.**« Die lähmungsartige Starre kann von Knacken und Knarren in den Gelenken begleitet sein, oder von ziehenden Schmerzen, »der Empfindung nach in den Knochen«.

Einige weitere Symptome von Schwäche und Lähmung der Extremitäten bei Cocculus: »Schmerzhafte Lähmigkeit in den Armen und Beinen; sie kann kaum von dem Sitze aufstehen; dabei Appetitlosigkeit.« »Hie und da in den Gliedmaßen ein empfindliches lähmiges Ziehen anhaltend und ruckweise, gleichsam wie im Knochen.«

Gliederzittern ist ein recht häufiges Symptom. »**Zittern in allen Gliedern**, immer mit Frost, der auch in der warmen Stube nicht vergeht, vorzüglich abends.«

Taubheitsempfindungen sind ein wichtiges Cocculus-Symptom, besonders »wandernde Taubheit«, wie Kent es nennt. »**Eingeschlafenheit bald der Füße, bald der Hände, wechselweise**, in bald vorübergehenden Anfällen.« Hände und Füße kalt und taub.

Ungeschicklichkeit und Koordinationsstörungen sind häufig; Gangataxie, unbeholfene, lahme Hände, läßt Dinge fallen usw. Zudem können heftige Krampfsymptome auftreten: »Arme und Schenkel von heftigen Krämpfen ergriffen, wurden anhaltend geschüttelt und gleichsam von dem Körper abwärts gestoßen. Während die Arme und Schenkel von den Krämpfen heftig bewegt wurden, kamen einzelne Rucke, wie elektrische Schläge, durch den ganzen Körper …«

Cocculus heilte auch einen Fall von akutem Gelenkrheumatismus, von einem Gelenk in das andere überspringend, mit Röte, Geschwulst und Unbeweglichkeit, wo die geringste Berührung und Bewegung heftigste Schmerzen verursachte.

Häufiges Einschlafen der Arme, mit kribbelnder Empfindung und **Lähmungsgefühl**. Dies gilt besonders für die Unterarme und Hände. »Eingeschlafenheit des Vorderarms, mit einem Gefühl in der Hand, als wenn sie geschwollen wäre und einem zusammenschnürenden Schmerz in den Muskeln; die Finger sind kühl, mit einer inneren Empfindung von Eiskälte.«

Wenn die Hände einschlafen, tun sie das eigenartigerweise oft **abwechselnd.** »**Bald die eine, bald die andere Hand ist wie gefühllos und eingeschlafen.**« Ein solches Alternieren findet sich auch bei anderen Empfindungen der Hände. Zum Beispiel: »Bald die eine, bald die andere Hand ist abwechselnd heiß und kalt.« »Kalter Schweiß bald der einen, bald der anderen Hand.«

Das Lähmungsgefühl kann zu sehr störenden Problemen beim Gebrauch der Hände führen. Oft **zittern** die Hände, entweder unaufhörlich oder bei Annäherung an das Bewegungsziel (**Intentionstremor**). »**Die Hand zittert ihr beim Essen, und zwar desto mehr, je höher sie sie hebt.**« Manchmal sind die Patienten **unfähig, etwas zu ergreifen und festzuhalten; kleine Gegenstände, die sie in der Hand zu halten versuchen, entfallen ihnen gleich wieder.** Unvermögen, Tätigkeiten auszuführen, die Koordination verlangen; kann nicht mehr Klavier spielen, schreiben usw.

»Konvulsionen der Arme, mit Einschlagen des Daumens in die Faust.« »Schmerzlich lähmiges Zucken durch die Finger.«

Einige Armschmerzen von Cocculus: Einzelne **Stiche** im Achselgelenk und in den Muskeln des Oberarms, besonders des rechten; in der Ruhe. Ungeheurer **ziehender Knochenschmerz im Achselgelenk und den Knochenröhren des Arms**, beim Heben des Arms nach einer Mahlzeit; bei Berührung schmerzen die Teile »wie zerschlagen und zerknirscht«. Und eine seltsame Empfindung, die Hering beobachtet hat: »wie von einem Ziehen an ganz feinen, zarten Drähten oder Fasern, die ständig in Bewegung sind, beide Arme hinunter, vom Ellbogen bis zur Hand.«

Schwäche und Taubheit der Untergliedmaßen:

Er möchte vor Müdigkeit in den Knien zusammensinken; beim Gehen wankt er und will auf die Seite fallen. Große Mattigkeit des Körpers, so daß es ihm Mühe machte, fest zu stehen.

Lähmung der Füße, mit pelzigem Gefühl in der Sohle und den Zehen beider Füße. Beim Gehen, unterstützt von der Pflegerin, **konnte sie die Füße nicht aufheben, sondern schob sie vorwärts;** bei längerem Sitzen die Füße **steif und ungelenk.**

Im Sitzen schlafen beide Füße ein, oder auch nur der linke, mit Stechen darin wie von Stecknadeln. (In vielen Büchern ist von den »Fußsohlen« die Rede, doch das ist ein Mißverständnis. Hahnemann spricht nämlich von »Unterfüßen«, was Dialektausdruck für »Füße« ist — »Füße« wiederum bedeutet oft »Beine«.)

»Die Oberschenkel sind ihm gelähmt und wie zerschlagen.«

Knacken des Knies bei Bewegung.

Hitze und Geschwulst der Füße, mit unablässigem, fressendem Jucken. Oder: Kalter Fußschweiß.

Schlaf

Bekanntlich ist **Schlafmangel** bei Cocculus eine wichtige Causa für Beschwerden jeglicher Art. »**Die mindeste Abbrechung vom Schlafe erzeugt Kräfteverlust; er vermißt jede Stunde Schlaf.**«

Zum Beispiel kann Schlafmangel zu Schlaflosigkeit führen; **so müde, daß man nicht einschlafen kann.** »Nach dem Niederlegen, im Bette, beständiges Gähnen und Renken der Glieder.«

Andererseits hat nicht nur Schlafentzug negative Folgen, sondern auch **Schlafen.** Es verschlimmert eine Reihe von Beschwerden, vor allem solche des Kopfes. Der Schlaf ist nämlich oft schwer, betäubend, wenig erholsam; Patient ist morgens nicht ausgeschlafen, gähnt unaufhörlich, schafft es nicht, die Augen aufzumachen. Zu den Prüfungssymptomen gehört: »**Unüberwindliche, wachende Schläfrigkeits-Betäubung**«, wie ein Koma.

Der Cocculus-Schlaf wird von vielerlei Beschwerden gestört: von körperlichen Symptomen, wie von einem zusammenschnürenden Magenschmerz oder von einer mitternächtlichen Blähungskolik, aber auch von psychischen Faktoren. Besonders **Unruhe und heftige Angst** können Schlafstörungen bewirken. Die Unruhe kann in Begleitung von Schmerzen auftreten und mit Wälzen von einer Seite auf die andere verbunden sein, oder ein Unruhegefühl wird im ganzen Körper empfunden, mit Stechen und Beißen hier und da. Oder es ist eine Unruhe aufgrund von »Ideen von Tagesgeschäften«, die am Einschlafen hindern und den Patienten um 1 Uhr nachts wecken. »**Schreckliche Angst, wie ein Traum**, welche jeden Versuch, einzuschlafen, verhindert.«

In einem Fall von Altschul wurde »**Schlaflosigkeit während der ersten Tage des Monatsflusses**« beobachtet, und auch **Schlaflosigkeit die Woche vor Einsetzen der Menstruation** ist klinisch bestätigt worden.

Bönninghausen hat andererseits folgende allgemeine Beobachtung verzeichnet: »Nachtschlaf ungestört, nachts viel wohler als tags.«

Zwei interessante, gut abgesicherte Schlüsselsymptome:

Kann nur auf dem Bauch schlafen, mit einer Hand unter dem Kopf.

Und: **Träume von Sterben und Tod.** Etwa: Träumt vom Sturz der Mutter aus dem Fenster (wobei die Träumerin »seltsam unbekümmert blieb«). »Sehr lebhafte, **Furcht erregende Träume.**«

Fieber, Frost, Schweiß

Hitzewallungen sind von Cocculus hervorgerufen und geheilt worden, zum Beispiel Hitzewallungen im Klimakterium. »**Hitze überläuft ihn sehr schnell und stark**« *(Reine Arzneimittellehre)*. Hitzewellen mit **brennender Hitze in den Backen**, bei **ganz kalten Füßen**. Glühen der Wangen, dabei Frost am ganzen Körper.

Ein auffallendes Symptom ist der **schnelle Wechsel zwischen Hitze und Frost**. Oder auch: Beständiges Frösteln bei heiß anzufühlender Haut. Solches Frösteln kann als »inneres Frieren« beschrieben werden, mit einem Schauder, der den ganzen Körper durchrieselt, und mit Zittern der Gliedmaßen verbunden sein. Manchmal wird der Frost auch durch äußere Wärme nicht gebessert.

Viel **Schweiß über den ganzen Körper bei der mindesten Bewegung**. Schwitzen erleichtert gewöhnlich nicht, sondern schwächt und erschöpft den Organismus. Der Schweiß zeigt sich oft in Verbindung mit Symptomen wie Angst, Übelkeit und Schmerzen. **Starker Schweiß, der in Tropfen an Gesicht und Körper steht, häufig kalt** — oder auch kalt und heiß im Wechsel.

»Allgemeiner Frühschweiß, **am meisten auf der Brust** und am kranken Teile.«

Kalter Fußschweiß.

»Schweiß am Körper von Abend bis Morgen, bei kaltem Gesichtsschweiß.«

Hahnemann gibt als Indikation »einige Arten schleichender Nervenfieber« an. Cocculus ist bei Typhus und ähnlichen Krankheiten besonders dann mit Nutzen angewandt worden, wenn Gehirn und Zentrales Nervensystem am stärksten betroffen waren und die Symptome des Verdauungstrakts usw. demgegenüber nicht ins Gewicht fielen. Eine weitere ›klassische‹ Indikation lautet: »Nervenfieber durch öftern Ärger erzeugt, oder mit Neigung zum Ärger« (Hartmann, zitiert nach Noack/Trinks/Müller, *Handbuch der homöopathischen Arzneimittellehre*).

Haut

Ein heftiger **Juckreiz**, der sehr zum Kratzen reizt, ist das auffälligste Symptom in diesem Bereich. Das Jucken tritt vorzugsweise entweder **abends beim Ausziehen** (»wie nach starkem Schweiße«) oder **unter dem Federbett** auf.

Ausschlag roter, ungeformter Flecken auf der Haut, wie von Rotwein gefärbt, über die ganze Brust und an den Halsseiten hinter den Ohren.

COFFEA CRUDA

Die essentiellen Merkmale

Wie COCCULUS ist auch Coffea cruda eine Arznei, die bei **Folgen von Schlafmangel** angezeigt sein kann. Doch es gibt einen entscheidenden Unterschied: Im Gegensatz zu COCCULUS-Personen sind Coffea-Patienten ›**beschleunigte**‹ Leute. Ihr Nervensystem arbeitet auf Hochtouren, Denken, Fühlen und Handeln spielen sich schneller und intensiver ab als gewöhnlich. »Schnell im Handeln.« Und so ist Coffea eine Arznei für Menschen, die **überempfindlich auf äußere Eindrücke** reagieren und sich **übermäßig aufregen**. Die geringste Kleinigkeit führt zu gewaltiger Erregung, starke Ängste kommen auf. Dabei ist es nicht entscheidend, woher die Erregung kommt und ob sie als etwas Negatives oder Positives, Freudiges empfunden wird, es ist sozusagen nur ihr ›absoluter Betrag‹ wichtig. So ist Coffea auch eine Arznei bei »**gefährlichen Zufällen von einer plötzlichen großen Freude**«. Oder anders ausgedrückt: »bei üblen Folgen einer unerwarteten und übermäßigen Freude«. In solchen Zuständen können die Patienten in Tränen ausbrechen.

Zu den Ängsten, die dann auftreten, gehört zum Beispiel eine akute **Todesfurcht**. Dies ist besonders bei **Schmerzzuständen** der Fall, denn Coffea-Patienten spüren Schmerzen ganz außergewöhnlich stark. Die ungestümen, ungehemmten Angst-, Schmerz- und Unruhezustände können so aussehen: »Weinen, Jammern, verzweiflungsvolle Todesfurcht; glaubt dem Tode nahe zu sein.« »Ungestüme Ängstlichkeit und konstantes Jammern.« »Äußerst aufgeregt, beständiges Umherwerfen, heftige Bewegungen der Extremitäten, beständige leidenschaftliche Ausrufungen über ihre heftigen Schmerzen, ihren gewiß eintretenden Tod usw.« »Herzens- und befürchtende Gewissensangst.« Und in der Prüfung heißt es: »Große Angst, daß sie sich nicht zu lassen weiß; sie zittert und kann die Schreibfeder nicht still halten.« »**Ängstlichkeit und Unstätigkeit.**«

Bei Coffea-Patienten **sind alle Sinne aufs äußerste gespannt**, ob Gesicht, Gehör, Geruch, Geschmack oder Tastsinn. Es »wird die Reizbarkeit der Sinnesorgane krankhaft gesteigert; die Sehkraft wird schärfer, das Gehör leiser, empfindlicher, der Geschmack feiner, das Gemeingefühl lebendiger ... selbst die nervöse Tätigkeit der Verdauungs- und Absonderungsorgane wird größer« (Stapf), und das gilt für alle Organsysteme. Der Geist arbeitet mit raketenartiger Geschwindigkeit. Während eines Coffea-Zustandes ›denkt es‹ dauernd in dem Patienten, die Gedanken jagen sich, und **der Schlaf will sich nicht einstellen, weil der Geist so munter und aufgeregt ist**. In der Prüfung heißt es: »**Schlaflosigkeit wegen einer übermäßigen Aufregung des Geistes und Körpers.**« »**Ungemeine Munterkeit des Geistes und Körpers bis Mitternacht.**« »Auf die abends genommene Gabe Kaffee äußerst aufgereizt und **schnell**; alle Bewegungen verrichtet er mit ungemeiner Leichtigkeit.«

Besonders das Gehör ist extrem überempfindlich. **Viele Symptome werden schlimmer durch Geräusche**, ähnlich wie bei THERIDION und ASARUM. Vor allem Schmerzen aller Art, auch etwa Gliederschmerzen, werden stärker durch Türenknallen, Klingeln oder sonstige störende Laute, und wie Kent sagt, kommt es auch vor, daß Coffea-Patienten in ihrer psychischen Exaltiertheit imaginäre Laute wahrnehmen; »sie sind so empfindlich, daß sie Töne hören, die für

Gesunde nicht zu hören sind.« Dagegen gibt es bei Coffea nicht die Furcht vor Geräuschen, wie sie bei BORAX zu finden ist.

Auffallend ist auch eine **Überempfindlichkeit des Gleichgewichtssinns**, nämlich gegen selbst ganz leichte ›passive‹ Bewegungen, etwa einer Hängematte, einer Hollywood-Schaukel o. ä. Als besonders unangenehm wird die Abwärtsbewegung empfunden. Es handelt sich hier aber nicht um die »Furcht vor Abwärtsbewegung« von BORAX, sondern um ein **schmerzhaftes Angstgefühl bei der Abwärtsbewegung.**

Ein sehr eindrückliches Beispiel für die gesteigerte **Schmerzempfindlichkeit** von Coffea liefert Kent in seinen *Lectures*: »Eine Frau hatte ihr eines Bein aus dem Bett gestreckt, und es war auf einer Seite feuerrot. Ich ging zu ihr hin, um das Bein anzufassen, da sagte sie: ›Bitte berühren Sie es nicht, ich kann das nicht ertragen; ich kann es nicht einmal selber anfassen.‹ Ich fragte sie, wie lang das schon so sei, und sie antwortete: ›Ach, das hat erst vor einer Stunde angefangen.‹ ... Verschlimmerung, wenn jemand im Zimmer herumläuft. Jene Frau verzog schon das Gesicht, wenn ich nur auf das Bett zuging ...«

Überheftige Schmerzen mit weinerlicher Laune. Ein paar Beispiele aus Kasuistiken: »Bei den stärksten (Zahn-)Schmerzen, wenn die Patienten ganz außer sich sind, weinen, zittern, voller Angst nicht wissen, was zu tun, und den Schmerz gar nicht beschreiben können« (Hering). »Sie lief aus einer Stube weinend in die andere, obgleich sie selbst gestand, daß die Schmerzen so übermäßig nicht wären und dennoch sie so stark angriffen. Dabei große Hast, wie außer sich, da sie in gesunden Tagen sehr ruhig war« (aus einem Fall von Bönninghausen).

Die **Einbildungskraft** wird von Coffea stark angeregt, vgl. das folgende Prüfungssymptom: »Lebhafte Phantasie, voller Pläne für die Zukunft; gegen seine Gewohnheit beständig entzückt und empfindelnd über Naturschönheiten, von welchen er Beschreibungen liest.« Ähnliches gilt für den Intellekt, wo Ideenzudrang, Projektemacherei, Neigung zu spontanen Aktionen, **äußerste Erregung und Unruhe** bestehen. (Es) »kommen ihm tausenderlei Gedanken in den Kopf, und er erinnert sich längst vergangener Dinge.« Kent sagt: »Erinnert sich an Gedichte, die er als Kind gelernt hat.«

Dazu kommt eine starke Erregung des Gemüts, die sich vor allem in Ärgerlichkeit und Traurigkeit, aber auch in schnell wechselnden Launen manifestiert. »Ärgerliches, sorgenvolles, weinerliches Gemüt.« »Es fallen ihr nichts als ärgerliche, traurige Gedanken ein; sie heult laut und läßt sich durch nichts besänftigen.« »Ärgerlich, er hätte alles gleich hinwerfen mögen.« Nimmt Mitleid übel, weist es entrüstet zurück. Oder auch: Weint und lacht leicht; fängt mitten im Weinen plötzlich herzhaft an zu lachen, weint dann wieder. Bald freudig erregt, bald düsterer Stimmung.

Übermäßige Aufregung, Hyperaktivität, Schlaflosigkeit und Überempfindlichkeit aller Sinne — kein Wunder, daß sich da Kopfschmerzen einstellen. **Kopfschmerzen von Anstrengung des Geistes**, und allgemeiner gesagt: infolge der übermäßigen Erregung des Gehirns. Oft handelt es sich um **einseitige Migräne-Kopfschmerzen mit einem Gefühl, als würde ein Nagel ins Gehirn getrieben**, aber wie unter »Kopf« ausgeführt, gibt es auch andere Schmerzqualitäten beim Coffea-Kopfweh.

Infolge der enormen Überempfindlichkeit und Aufregung ähnelt das Coffea-Bild dem von NUX VOMICA, doch Coffea-Menschen fehlt die Härte und Aggressivität von NUX-Patienten. Man findet hier nicht diese psychische Verhärtung, die bisweilen zur Bösartigkeit und Gemeinheit ausarten kann. Nein, typisch für Coffea ist eine muntere, oft durchaus freudige Erregtheit, die eine ungeheure Intensität erreichen kann und aus diesem Grund zu Symptomen führt.

Tyler sagt in ihren *Arzneimittelbildern:* »Es ist die Schlaflosigkeit eines zu wachen und munteren Geistes, bedingt durch Freude, Erregung oder durch geistige Anspannung und Aktivität. ... Eine unserer Patientinnen war schwerkrank und so mitgenommen und schwach, daß der behandelnde Arzt sagte, man solle ihr eine Tasse starken Kaffee geben. So geschah es; anschließend war ich die halbe Nacht damit beschäftigt, immer wieder nach ihr zu sehen — und jedesmal traf ich sie munter und fröhlich in ihrem Zimmer an. Es schien ihr nicht das geringste auszumachen, sie konnte nur einfach nicht schlafen. Schließlich gab ich ihr aus lauter Verzweiflung eine Dosis Coff. 200, und innerhalb weniger Minuten war die Patientin fest eingeschlafen.«

Andererseits kann das Fehlen von Härte bei Coffea auch ein echter Mangel sein. Man sollte zum Beispiel bei sehr sensiblen, erregbaren Menschen an Coffea denken, wenn ihnen die Willenskraft fehlt, eine Entscheidung zu treffen. Coffea-Patienten lassen sich oft eine ganze Menge bieten, man kann eine gewisse Unsicherheit in ihnen spüren.

Fassen wir zusammen: **Symptome aufgrund von Schlafmangel — Schlaflosigkeit mit Kopfschmerzen — übermäßige Erregung**: wo diese drei Merkmale vorliegen, handelt es sich sehr wahrscheinlich um einen Coffea-Fall.

Eine Auswahl von Symptomen

(Der Kaffee) »eignet sich ... in medikamentöser Beziehung insbesondere für junge, vollblütige oder magere, **reizbare**, exaltierte, zu Krämpfen und Gliederzittern disponierte Individuen, ... **Weintrinker**, für Leute, die eine **sitzende Lebensart** führen, vorzüglich wenn dabei **die Intelligenz vorwiegend in Anspruch genommen** und die Muskeltätigkeit vermindert wird, daher für Gelehrte etc. Er paßt vorzüglich bei ... üblen Folgen einer unerwarteten und übermäßigen Freude ...« (so lautet eine klassische Zusammenfassung der Coffea-Indikationen).

Die Patienten werden oft von Herzens- und Gewissensängsten mit allerhand Befürchtungen geplagt, reden sehr viel und sind schrecklich ›aufgekratzt‹.

Coffea-Patienten sind höchst **empfindlich gegen Alkohol**, speziell Wein. Schon eine ganz geringe Menge macht sie noch nervöser, als sie es ohnehin schon sind. Sie werden rot und heiß im Gesicht, ganz aufgedreht und können nicht schlafen. Ihr Problem besteht hier in der übergroßen Erregung.

Vermehrung aller Absonderungen: Stuhl, Urin, Monatsblut usw. gehen stärker und schneller ab, erhöhte Sekretion aller Schleimhäute.

Unruhige Kinder mit Krampfneigung. Coffea kann angezeigt sein bei Krämpfen zahnender Kinder, mit Zähneknirschen und Kälte der Gliedmaßen. Es ist auch angewandt worden bei »Schreien und Unruhe der Kinder, wenn das Kind, durch Schuld der Wärterin aus der Ruhe gekommen, schlafen will und doch nicht kann«.

Kopf

Der charakteristische Kopfschmerz von Coffea wird in der Prüfung so beschrieben: »**Halbseitiger Kopfschmerz, als wenn ein Nagel in das Seitenbein eingeschlagen wäre.**«

Dieser Migräne-Kopfschmerz wird **durch frische Luft stark beeinflußt, meistens verschlimmert**, gelegentlich aber auch gebessert.

Zum Beispiel: Kopfweh, wie wenn das Gehirn zerrissen oder zertrümmert wäre, **welches beim Gehen in freier Luft entsteh**t und sich in der Stube bald wieder legt.

Oder aber: Die Kopfschmerzen erneuern und verschlimmern sich nach dem Essen; **in freier Luft verschwinden sie und erneuern sich auf kurze Zeit in der Stube**.

Eine weitere charakteristische Modalität ist »**Kopfweh nach Geistesanstrengung**«. Nach einigem Lesen kann sich zum Beispiel ein **Zertrümmerungs-Kopfschmerz** einstellen.

Bei den Kopfschmerzen sollten die Coffea-Allgemeinsymptome vorhanden sein: Geräuschempfindlichkeit; die Schmerzen scheinen ganz unerträglich, machen weinerlich; der Kranke ist ganz außer sich, heult, schreit, wirft sich umher, hat große Angst, fürchtet sich vor der freien Luft, fröstelt.

»**Kopfweh wie allgemeine Spannung des Gehirns.**« Aufgrund dieses Symptoms ist Coffea bei Kopfschmerzen mit einem Gefühl, als wäre der Kopf zu klein, erfolgreich verordnet worden.

Starker Blutandrang zum Kopf mit heißem und rotem Gesicht, besonders beim Reden.

Ein ungewöhnliches Coffea-Symptom ist ein **Gefühl von Geräuschen im Kopf**. »Im Scheitel fühlt und hört er bisweilen ein Knakken bei ruhigem Stillsitzen.« »Knistern im Gehirn in der Gegend des Ohres nach dem Takte des Pulses.« »Sumsen, Hämmern und Schwere im Kopf erhöht sich zum Reißen und **als ob der Kopf zerspringen sollte** ...«

Eine andere häufige Art des Kopfschmerzes: »Der Kopfschmerz ist zumeist klopfend und verbunden mit dem Gefühl eines stumpfen Druckes in der einen Schläfe. Übelkeit fehlt selten und ist bisweilen mit dem Gefühl von Leerheit des Magens verbunden, führt aber gewöhnlich nicht zum Erbrechen. Der Kopf ist heiß und schwer, seltener findet sich kühler Stirnschweiß; **es ist große Abgespanntheit und Müdigkeit vorhanden, die aber nicht zum Schlafen kommen läßt, sondern wegen ängstlicher Unruhe und Beklommenheit zu einer aufgeregten Mattigkeit führt, die ganz außerordentlich peinlich ist.**«

Augen

Der **Gesichtssinn ist überempfindlich**, schärfer als sonst; kann kleine Schrift deutlich lesen.

Glänzende Augen bei Erregungszuständen, Fieberbewegungen, Blutwallungen; gelegentlich erweiterte Pupillen.

Brennen der Augen, bei klopfendem Kopfschmerz in den Schläfen.

Ohren

Sehr große Geräuschempfindlichkeit bei allen Schmerzzuständen, egal welche Körperregion wehtut. Die **Geräusche werden schmerzhaft im Ohr empfunden**: jeder Schritt, jedes laute Wort. »Die Musik klingt ihm allzustark, wie gellend; er darf nur die leisesten Töne auf dem Instrument anschlagen.« Manchmal geradezu Hellhörigkeit wie bei OPIUM; **hört weit entfernte Geräusche**, in der Ferne schlagende Uhren usw., **die ihn wachhalten**. Akustische Halluzinationen.

Ohrgeräusche, besonders bei Nervösen; die Geräusche scheinen »im Gehirn« zu sein. Knistern, Knacken, Sumsen (»wie ein Bienenschwarm«).

Auch: »Schwerhörigkeit, mit Sumsen im Ohre, Schlaflosigkeit und Aufregung der Einbildungskraft.«

Nase

Überempfindlicher Geruchssinn.

Nasenbluten: morgens beim Aufstehen und abends, mehrere Tage hintereinander, mit Kopfschwere und mürrischer Verdrossenheit; auch beim Pressen zum Stuhl.

Gesicht

Rotes, heißes Gesicht mit glänzenden Augen bei vielen Krankheitszuständen.

»Hitze im Gesichte mit roten Wangen nach Tische.«

»Trockene Wärme im Gesicht«, oder auch heißer Kopf mit Gesichtsschweiß bei innerlichem Frostschauder.

Trigeminusneuralgie mit überstarken Schmerzen, Gereiztheit, Empfindlichkeit, Weinerlichkeit und Stöhnen vor Schmerz.

Mund

Überempfindlicher Geschmackssinn. »**Das Essen hat ihm einen guten, aber allzu starken Geschmack**, und er kann deshalb nicht viel essen; der Tabak schmeckte ihm gehörig, aber allzustark, und er kann nicht viel rauchen.« »Bittere Dinge schmecken ungewöhnlich stark bitter.«

Ein Mundgeschmack wie nach süßen Mandeln.

Coffea ist recht häufig angezeigt bei klopfenden **Zahnschmerzen** mit **sehr großer Unruhe, Weinen, Zittern, Angst und allgemeiner Aufregung.**

Die Zahnschmerzen erneuern oder verschlimmern sich besonders nachts oder nach dem Essen; viel kennzeichnender ist jedoch eine andere Modalität: **Zahnschmerzen nur durch kaltes Wasser gelindert und zurückkehrend, sobald das Wasser im Mund warm geworden ist.** Dieses Symptom ist ein sehr starker Hinweis auf Coffea.

Hals

Halsweh mit großer Schmerzhaftigkeit der leidenden Teile und Geschwulst des Zäpfchens.

Angina: mit Schnupfen und Hustenreiz, schlimmer im Freien; zugleich **Schlaflosigkeit, Hitze und empfindliches, weinerliches Gemüt**; besonders wenn der Schmerz an der Seite des Gaumens zum Schlund hin geht, stetig fortwährt und beim Schlucken schlimmer ist; wenn es über dem Zäpfchen geschwollen und das Zäpfchen länger ist; **der Patient meint, es sitze Schleim da, den er immer hinunterschlucken will**, mit Hitze und Trockenheit im Hals.

Der Hals wirkt wie entzündet; Geschwulst des Gaumensegels, die wie eine Anhäufung zähen Schleimes empfunden wird.

Atmung, Brust, Herz

Morgens beim Erwachen ganz rauh und heiser im Kehlkopf. Er **scheint von trockenem Schleim überzogen** zu sein und **sich krampfhaft zusammenzuziehen**, mit **plötzlichem trockenem Hüsteln.**

Coffea hat sich bei **Laryngospasmus** eines Säuglings als heilsam erwiesen. Das kleine Mädchen »schnappte anfangs des Tages einige Male, dann öfter, zuletzt in der Stunde 3–4 Male nach Luft, wobei sie in mehreren Absätzen einen eigentümlich giepsenden, jauchzenden Ton ausstieß; sie wurde dabei blau im Gesicht und schien ersticken zu wollen. Später gesellte sich hierzu häufiges schleimiges Erbrechen und anhaltende, mehr kalte Schweiße. Im Bade wurde sie gewöhnlich über und über blau und bekam ihre Erstickungszufälle.«

Herzklopfen ist natürlich ein häufiges und starkes Coffea-Symptom. Heftiges, unregelmäßiges Herzklopfen mit Gliederzittern, besonders **nach Gemütsbewegungen, speziell freudigen**, mit Schlaflosigkeit, Ideenzudrang und maßloser Aufregung.

Magen

»**Starker Hunger** vor Tische; begieriges **hastiges Essen.**«

Allerdings gibt es auch die entgegengesetzte Wirkung: Appetitverminderung.

Auch der Durst kann gesteigert sein; »**Nachtdurst**; er erwacht oft, um zu trinken.« Geringer oder fehlender Durst bei Hitze des Körpers ist in der Pathogenese freilich ebenfalls vorhanden.

Übelkeit bei Migräne-Kopfschmerzen, oft mit einem Leeregefühl im Magen verbunden, aber meist ohne Erbrechen. Oder: »Stete Neigung zum Erbrechen, welche oben im Halse ihren Sitz hatte.«

Magenkrämpfe mit größter Reizbarkeit und Empfindlichkeit, Patient glaubt den Schmerz nicht aushalten zu können.

Abdomen

Coffea kann sehr starke **Bauchschmerzen** haben, **mit Empfindlichkeit bis zur Verzweiflung, Rastlosigkeit, Krampfneigung, Schreien vor Schmerz, Frösteln** usw. Ein extremes Beispiel aus dem Prüfungsbericht: »Fürchterlich krampfartiger Leib- und Brustschmerz, und äußeres Benehmen wie in den stärksten Geburtswehen, unter Klagen, es wolle alle Gedärme zerschneiden, mit Konvulsionen; es krümmte ihr den Körper und zog ihr die Füße bis an den Kopf, unter schrecklichem Geschrei und Zähneknirschen; sie ward kalt und steif, gab peinliche Töne von sich, der Atem blieb weg.«

Die Bauchschmerzen sind häufig drückend, auch »als wenn der Leib auseinanderspringen wollte«. Kleiderdruck wird nicht vertragen, muß die Kleidung lockern.

Im Unterbauch ein Drücken zum Bauchring hin, als ob ein Bruch hervortreten wollte.

Rektum und Stuhl

Durchfall, der oft Gründe hat wie z. B. Aufregung, Sorge, Überarbeitung oder Überraschung (auch freudige). Begleitet ist er von den Coffea-Allgemeinsymptomen (Weinerlichkeit, Überempfindlichkeit usw.). Durchfälle der Säuglinge und zahnender Kinder.

»Vermehrte Schnelligkeit« des Stuhlgangs aufgrund nervöser Erregung.

Harnwege

Häufiges und vermehrtes Urinieren; erhöhte Nierentätigkeit.

Männliche Genitalien

Verstärkte sexuelle Erregung mit Erektionen, jedoch oft kein Samenerguß, sondern nur »große trockne Hitze des Körpers« (Hahnemann). Hodensack bleibt trotz der Erregung schlaff.

Weibliche Genitalien

Auch bei Frauen sind Sexualverlangen und sexuelle Erregung verstärkt. »Übermäßige Erregtheit der weiblichen Teile, mit wollüstigem Jücken, starker Schleimabsonderung und öfterem Blutabgange« (Jahr).

Die Vulva ist äußerst empfindlich, mit **Jucken, das stark zum Kratzen oder Reiben reizt; doch diesem Drang wird nicht nachgekommen, weil die Berührungsempfindlichkeit so groß ist.**

Starke Menstruationsblutung, häufige Uterusblutungen, reichliche Schleimabsonderung aus der Scheide. Coffea kann bei **Dysmenorrhoe** angezeigt sein, mit **starken Unterleibskrämpfen**, etwa wie unter »Abdomen« beschrieben. Auch bei sonstigen **Metrorrhagien** mit ähnlichen Symptomen ist es in Betracht zu ziehen. Jäger beschreibt einen Fall: »Viel Fieber, Gesicht glänzend rot, das Blut ging unter den heftigsten Schmerzen in der Leistengegend in großen Stücken ab; jede Bewegung verschlimmert. Weinen, Jammern, verzweiflungsvolle **Todesfurcht**; glaubt dem Tode nahe zu sein.« Häufige Gaben von Coffea C3 brachten Ruhe, Schlaf, Aufhören der Schmerzen, Verminderung der Blutung und schließlich Wohlbefinden.

Uterusblutungen oder -entzündungen, die durch Gemütsbewegungen ausgelöst werden, insbesondere **plötzliche übergroße Freude**.

Zu den bekanntesten Coffea-Indikationen gehören »gewisse **übermäßig heftige Geburts- und Nachwehen**«. Etwa: »Bei **vergeblicher Geburtsarbeit**, wenn die Wehen gar zu schmerzhaft sind, zum Verzweifeln« (Hering); kein Druck auf den Muttermund, statt dessen nur lebhafte Schmerzen im Kreuz. Auch in diesen Fällen ist wieder die ungeheure Aufregung das ausschlaggebende Symptom. Eine Beschreibung aus der Literatur: »**Äußerst aufgeregt, beständiges Umherwerfen**, heftige Bewegungen der Extremitäten, **beständige leidenschaftliche Ausrufungen über ihre heftigen Schmerzen, ihren gewiß eintretenden Tod** usw. Hochrotes, wie gedunsenes Gesicht, glänzende Augen, frequenter, aber matter, fast etwas leerer Puls.«

Lochien übermäßig stark, mit erhöhter nervöser Empfindlichkeit.

Äußerer Hals und Rücken

Lähmungsartiger Schmerz im Kreuz im Sitzen und Stehen.

Extremitäten

Zittern, Zucken und krampfhaftes Werfen der Glieder in Erregungszuständen.

Die Hände zittern, **wenn man etwas still halten will.** »Große Angst, daß sie sich nicht zu lassen weiß; sie zittert und kann die Schreibfeder nicht still halten.«

Nervenschmerzen in den Beinen, **Ischialgie** oder Femoralis-Neuralgien, die nicht selten **durch plötzliche Geräusche schlimmer** werden. Reißend-stechende Ischiasschmerzen, durch Gehen vermehrt, durch Druck vermindert, mit nächtlicher Unruhe und Schlaflosigkeit.

Schlaf

Schlaflosigkeit infolge einer übermäßigen Aufgeregtheit von Geist und Körper, das ist hier natürlich das wichtigste Symptom. Schlaflosigkeit als Folge von Kaffeegenuß, von Überreizung, von angenehmer Erregung; Schlaflosigkeit, die nach einer schweren Krankheit zurückbleibt; Schlaflosigkeit vor oder nach Mitternacht, aufgrund starker Schmerzen, Ängstlichkeit, Unrast, Ideenzudrang usw. Wacht von jedem Geräusch auf.

Schlafstörungen der Kinder, **mit sehr großer Reizbarkeit und Empfindlichkeit** und **ständigem Wimmern und Jammern.**

Unruhiger, häufig gestörter Schlaf; sehr lange und lebhafte Träume.

Oder auch: »Hang, sich zu legen, die Augen zu schließen, doch ohne schlafen zu können oder zu wollen.«

Fieber, Frost, Schweiß

Es fällt eine »bedeutende fieberhafte Wärmeentwicklung« auf, besonders **das Gesicht ist oft rot und heiß**, die Augen glänzen. Dagegen können die Gliedmaßen kalt sein, und es kann innerliches Frösteln bestehen.

Frostanfälle, durch Bewegung vermehrt.

Frösteln durch den ganzen Körper (bei warmer Haut), merkbarer und stärker bei Bewegung des Körpers.

Große Kälteempfindlichkeit.

Es läuft kalt den Rücken herunter, danach schnelle Röte und Hitze des Gesichts; die Hände sind zunächst kalt und bleiben es am Handrücken auch, während sie auf der Innenfläche heiß werden. »Wiederholte Frostanfälle und Schauder im Rücken, bei gehörig warmem Körper.« Kälte- und Frostgefühle im »hinteren Teil des Körpers«.

Innerlicher Schauder, zugleich Hitze im Kopf und Schweiß im Gesicht. Oder: **Innerliches Frösteln bei äußerlicher Hitze** am ganzen Körper, besonders nach dem Zubettgehen.

Trockene Hitze oder Schweiß über und über.

»In der Fieberhitze redet sie bei offenen Augen irre, es sollte doch dies oder jenes herbeigeschafft werden.« **Fieberhafte Aufregung, auch mit Neigung zum Weinen, Wehklagen und Jammern sowie**

extremer Schmerzempfindlichkeit, bei allen möglichen Infektionskrankheiten (Masern, Scharlach usw.).

Haut

Größte Empfindlichkeit der Haut; Juckreiz, aber **kann die juckende Stelle nicht anfassen, weil die Haut so extrem berührungsempfindlich ist.** Dies kann überall am Körper vorkommen.

Erytheme mit extremer Berührungsempfindlichkeit.

COLCHICUM AUTUMNALE

Die essentiellen Merkmale

Colchicum-Patienten sind sehr **empfindliche** und **reizbare** Personen, denn sie haben Schwierigkeiten, die Reize der Außenwelt aufzunehmen und zu verarbeiten: Licht, Essen, Fragen, Berührungen, Kontakte. Alle möglichen äußeren Einflüsse können sie ganz außer sich bringen, sie verlieren völlig die Fassung. Man könnte sagen, Colchicum-Leute sind nicht in der Lage, externe Stimuli zu verdauen.

Unhöflichkeit vertragen diese Menschen überhaupt nicht. Wenn sie reden, wünschen sie keinerlei Unterbrechungen. Eigentlich ist ihr Geist die ganze Zeit in einem halb benommenen, etwas konfusen Zustand, aber wenn man sie unterbricht, ist es aus: dann hört der Verstand zu arbeiten auf, ihr Geist wird stumpf, sie werden richtiggehend ›vernagelt‹, stupide.

»Er ist **mürrisch, übellaunig, nichts ist ihm recht.**« Diese gereizte Stimmung macht es verständlich, daß Colchicum-Patienten über »Ungezogenheiten anderer« oder über »die Unart eines Kindes« ganz außer sich geraten können. Die Nerven sind völlig überreizt, jegliche Belastung ist ganz und gar unerträglich. »Allgemeine Schmerzhaftigkeit und **allzu große Reizbarkeit** pflegen öfters den Schmerz zu begleiten.«

Schmerz vertragen Colchicum-Patienten generell nicht. Wenn sie krank sind, verlieren sie gleich den Mut. Wieder und wieder rufen sie ihren Homöopathen an und klagen bitterlich über dies oder jenes Symptom. Man stellt bald fest, daß nicht das geklagte Symptom das Problem ist, sondern der innere Zustand des Patienten. »Große Aufregung nach den kleinsten Nervenreizungen.«

Besonders **empfindlich** sind Colchicum-Patienten gegen die **Berührung, ja sogar die Nähe elektrischer Geräte**: Telefone, Computer und andere Geräte, die elektromagnetische Wellen aussenden. Diese Menschen beschweren sich über starke Reaktionen, nachdem sie ein Handy angefaßt haben oder in die Nähe eines Computers gekommen sind.

Der Verstand erscheint gelähmt. Colchicum kann sich nichts merken, kann sich nicht konzentrieren und verliert schnell den Zusammenhang, den ›roten Faden‹; die Fähigkeit, logische Verbindungen herzustellen, leidet. Nur mit größter Anstrengung gelingt es dem Patienten, einen Gedankengang zu verfolgen. Wenn man ihm eine Frage stellt, kann er apathisch dasitzen, ohne zu antworten; es ist, als ob er nichts gehört hätte. Kurz gesagt: Der Empfang des Impulses ist gestört, er hat Schwierigkeiten, den Stimulus zu absorbieren.»**Gedächtnisschwäche**; er vergißt die Worte, indem er sie aussprechen will, und **kann nur mühsam und mit Anstrengung den früheren Ideengang wiederfinden** und im Sprechen fortfahren.« Vergißt, was er schreiben wollte; läßt beim Schreiben Buchstaben, Silben oder ganze Wörter aus.

»Sehkraft geschärft, **intellektuelles Vermögen geschwächt; versteht nicht, was er liest**, selbst in den kürzesten Sätzen nicht.« »Unfähig, Gedanken festzuhalten.« Sobald der Patient mit seinen scharfen Augen **ein helles Licht sieht, gerät er ganz außer sich**, wird wild vor Zorn.

Geistige Anstrengung verschlimmert die Beschwerden aller Art noch, erschöpft die Kraftreserven vollends. »Jede Arbeit greift an, besonders Lesen und Schreiben.« Ähnliches gilt für Anstrengung und Bewegung des Körpers. Nicht nur Schwächezustände, sondern auch Gliederschmerzen oder Magenbeschwerden werden **durch jede Bewegung ganz bedeutend verstärkt**. Es handelt sich um eine allgemeine Modalität. Etwa: »Er muß ganz zusammengekrümmt und ohne die mindeste Bewegung den ganzen Tag still liegen, indem sonst das ohnedies heftige Erbrechen noch heftiger wird; **jede Bewegung erregt und erneuert das Erbrechen.**« Kent vergleicht diese Modalität mit BRYONIA: »Eine solche Bewegungsverschlimmerung, daß es ihm vor jeder Bewegung graut.«

Doch die stärkste Wirkung auf Colchicum haben **Gerüche**, speziell **Essens- und Kochgerüche**. Fisch- oder Eiergeruch rufen Übelkeit und Erbrechen hervor und lassen den Patienten aus der Fassung geraten, und Ähnliches gilt für eine harmlose Auseinandersetzung mit einem anderen Menschen.

»**Äußere Veranlassungen, z. B. helles Licht, starke Gerüche, Berührungen, Ungezogenheiten anderer, bringen ihn ganz außer sich.**« »Der **Geruch von Schweinefleisch** (welches er früher sehr gut vertrug), ein helles Licht, eine Berührung, die Unart eines Kindes bringen ihn gleich außer sich.« »**Der Geruch ist so krankhaft gesteigert, daß ihn schon etwas sonst ganz Indifferentes, z. B. Fleischbrühe, bis zum Übelsein angreift.**« »**Der Geruch eines frisch aufgeschlagenen Eies brachte ihn der Ohnmacht nahe.**«

In Fällen, wo diese sehr starke Geruchsempfindlichkeit besteht, ist grundsätzlich an Colchicum zu denken. In einem berühmten Fall war dies etwa für Nash das wahlanzeigende Symptom bei einer Frau, die unter lebensbedrohlicher Diarrhoe mit einer Unzahl von täglichen, direkt ins Bett entleerten Stühlen litt. Er gab ihr Colchicum, nachdem er erfahren hatte, daß ihr von Essensgerüchen entsetzlich übel wurde. Man mußte dafür sorgen, daß sämtliche Türen zwischen ihrem Zimmer und der Küche ständig geschlossen waren. Aber auch bei anderen Krankheitsbildern, etwa bei Rheumatismus, ist dieses Symptom gewissermaßen ein Schrei nach Colchicum.

Kent schildert diesen Wesenszug von Colchicum besonders plastisch: »So empfindlich gegen Gerüche, daß er riecht, was andere nicht riechen. … Kann weder Milch noch Eier, noch Suppe essen, denn schon beim bloßen Gedanken daran fängt er an zu würgen. Das geht tagelang so, die Familie hat schon Angst, daß der Kranke verhungert. Die Verschlimmerung durch Gerüche ist so stark, daß er davon besessen ist. … Sagen Sie nicht ›Essen‹ in Gegenwart eines Colchicum-Patienten; geben Sie ihm erst Colchicum, und bald wird er selbst etwas zu essen haben wollen.«

Wie schon die oben angeführten Prüfungssymptome zeigten, sind Colchicum-Patienten auch gegenüber anderen Reizen höchst empfindlich. Neben dem Gesichtssinn ist hier der Tastsinn stark betroffen. »Durch **Berührung des leidenden Teiles scheinen sich** in vielen Fällen die von Colchicum erregten **Beschwerden sehr zu vermehren**« heißt es in einer Fußnote des Prüfungsberichts.

Die **Schmerzempfindlichkeit** ist ebenfalls deutlich gesteigert. »Seine Leiden scheinen ihm unerträglich zu sein.« Und, besonders charakteristisch: »Die Schmerzen scheinen ihm abends ganz unerträglich zu sein; er möchte gegen sich selbst wüten, **hätte er nur Kraft dazu**.«

Schwäche bis zur Lähmung

Die Verbindung von extremer Erregbarkeit und physischer wie intellektueller Schwäche ist ein prominentes Merkmal von Colchicum. Ein charakteristisches Prüfungssymptom: »**Eine so große Niedergeschlagenheit des Geistes, Mattigkeit, Schmerzhaftigkeit und Empfindlichkeit des ganzen Körpers, daß er sich kaum rühren kann, ohne zu wimmern.**« Es ist eine Art **Lähmungsgefühl, das die Schmerzen begleitet**. Das kann sich auf die Gliedmaßen beziehen: »Sie fühlt eine so große Schwäche in den Muskeln der Extremitäten, daß sie glaubt, sie fallen ab.« Oder das Verdauungssystem erscheint wie gelähmt, mit furchtbaren Durchfällen und völliger Unfähigkeit, Nährstoffe aufzunehmen. Der ganze Organismus ist dem Kollaps nahe: »Schnelles Sinken der Kräfte, daß er in 10 Stunden kaum noch imstande ist, vernehmlich zu sprechen oder über die Stube zu gehen.«

So möchte der Colchicum-Patient auch nichts so sehr wie Ruhe. »**Große Sehnsucht nach Ruhe**« heißt es in den Prüfungen, auch »geistige Arbeitsunlust«, und das in Verbindung mit »andauernder physischer Erregbarkeit«.

Einige Krankheitsbilder

Colchicum kann angezeigt sein bei:

ruhrartigen Zuständen mit zahlreichen Stuhl- oder Schleimentleerungen, wenn **extreme Erschöpfung**, **sehr starker Durst** und **äußerste Abneigung gegen Essen und besonders Essensgerüche** vorhanden sind;

enormer flatulenter Bauchauftreibung — es handelt sich um die schlimmsten Blähungen der ganzen Materia Medica. Aufgeblähter Bauch ohne jegliche Darmtätigkeit, weder Winde noch Stuhl kommen heraus, als wäre das Colon gelähmt;

rheumatischen und gichtischen Beschwerden, die zum Wandern und zur Metastasis neigen.

Einige allgemeine Modalitäten

Alle Beschwerden werden durch **naßkaltes Wetter** ausgelöst oder massiv verstärkt. So hat Colchicum zum Beispiel zahlreiche rheumatische Beschwerden geheilt, »die sich während oder unmittelbar nach feuchtkalter Witterung entwickelten«. Ähnliches gilt für Magen-Darm-Krankheiten aller Art, besonders Durchfälle und Dysenterien, die sich vorzugsweise in den nassen Herbsttagen zeigen, und für Lähmungen, die nach Naßwerden des Körpers auftreten. »Lähmungen nach plötzlich unterdrücktem Schweiß des ganzen Körpers oder auch der sehr schweißigen Füße durch Naßwerden des Körpers.« Kent merkt freilich an, daß auch die extreme Sommerhitze die Colchicum-Gicht verschlimmern kann, wenn die Harnsekretion vermindert ist.

Colchicum-Patienten geht es **schlechter durch Berührung, Bewegung und Anstrengung**. Doch noch auffälliger ist die massive **Verschlimmerung durch Gerüche, besonders von Eiern und Fisch**. Ferner ist die **Nacht** eine Zeit der generellen Verschlimmerung, insbesondere der Colchicum-Schmerzen. »Alle Arten von Schmerz sind von Eintritt der Nacht bis Tagesanbruch am stärksten.«

Eine Auswahl von Symptomen

Colchicum gilt seit alters her als Mittel ›gegen‹ Rheumatismus, Gicht und ähnliche Beschwerden, und die Schulmedizin verwendet noch heute Colchicin im akuten Gichtanfall.

Charakteristisch für Colchicum ist vor allem Folgendes: die **lähmungsartigen Schwächezustände**, die mit den Schmerzen verbunden sind; die **Magen-Darm-Symptome**, die die Krankheitszustände begleiten oder ihnen vorausgehen; und die ›**Wanderneigung**‹ des Rheumatismus: ein Gelenk nach dem anderen wird befallen, oft übrigens ohne besondere Rötung, manchmal sogar ohne Anschwellung. Hering hebt eine Tendenz »**von links nach rechts**« hervor, die sich auf ein Prüfungssymptom stützen kann: »Drückend ziehender Schmerz in der ganzen linken großen Zehe, dann ebenso in der rechten ...« Recht häufig sind die kleineren Gelenke betroffen, etwa Hand- und Fuß-, Finger- und Zehengelenke. Bestehen nun auch noch Bewegungs- und Berührungsverschlimmerung und Überempfindlichkeit, speziell für Gerüche — dann ist es ziemlich wahrscheinlich, daß Colchicum angezeigt ist.

Eine ›klassische‹ Beschreibung von Gerstel: »Vor Beginn der reißenden Schmerzen, oder gleichzeitig mit ihnen, tritt ein **lähmungsartiges Gefühl der befallenen Teile, oft allgemeine Mattigkeit und Schwäche ein**. ... Die Kranken fühlen eine Mattigkeit und Schwäche der Muskeln der Arme und Beine, die **bei Bewegung besonders empfindlich** wird, es wird ihnen schwer, einen oft leichten Gegenstand zu halten, die Füße zu heben, besonders Treppen zu steigen oder über eine Schwelle zu gehen; sie gehen unsicher und stolpern leicht. Sitzen sie, wird ihnen das Aufstehen schwer; ebenso des Morgens das Aufstehen aus dem Bette. Die Zufälle begleitet Appetitlosigkeit, Durst, unruhiger Schlaf wegen der Gliederunruhe. Erst später prägen sich die Beschwerden schärfer aus; die **Gelenke werden abwechselnd, bald das eine, bald das andere, besonders empfindlich gegen Druck** und sind geschwollen, ohne Röte; es tritt der Gelenkrheumatismus deutlich in Szene. ... Eine Eigentümlichkeit ist, daß ihm gastrische Beschwerden teils vorausgehen, oder ihn fast immer begleiten.«

Zu den Colchicum-Indikationen gehört auch eine **Neigung zur Metastasis**, etwa ein Rheumatismus, der sich auf das Herz oder das Abdomen ›schlägt‹.

Ein weiteres charakteristisches Krankheitsbild ist durch öfteres **schmerzhaftes Drängen und Zwängen zum Stuhl** mit **durchfall- oder ruhrartigen, gelegentlich ausschließlich aus Schleim bestehenden Ausleerungen** gekennzeichnet. Die Menge des ausgeschiedenen Stuhls ist oft gering, gemessen an den enormen Beschwerden. Starke Schmerzen können solche Zustände begleiten, heftige Sphinkterkrämpfe, Leibschneiden usw., der Patient muß sich vor Schmerz zusammenkrümmen. Oft ist zugleich die Harnabsonderung vermindert, und es kommt zu **ödematösen Auftreibungen**, Aszites usw. Eine interessante Fallbeschreibung bei Brechdurchfall: »**Erbrechen erneuert sich durch jede Bewegung**, und sowie der Pat. sich aufrichtet, entsteht Schwindel, Herzklopfen mit Stichen am Herzen und tiefe Ohnmacht.«

»**Große Aufspannung des Unterleibes, als hätte sie zuviel gegessen**; selbst ohne das Geringste genossen zu haben; nach mäßigem Genuß ganz leichter Speise wird dies Gefühl um vieles stärker und lästiger.« Eine klassische Indikation von Bönninghausen ist: Aufblähung von Kühen, nachdem sie nassen Klee gefressen haben.

Zur Ergänzung hier noch einige Allgemeinsymptome, die bisher nicht erwähnt wurden:

»Gefühlsverminderung in einzelnen Organen«, zum Beispiel Empfindungslosigkeit der Zunge oder der Fingerspitzen.

»**Grimmen und Kriebeln** in einzelnen Zehen, im rechten Ballen, in den Fingern, Ohren und **einzelnen Stellen** der Gesichtshaut, **wie nach Erfrierung bei Änderung des Wetters zu entstehen pflegt**.«

Schmerzen an einzelnen Stellen, sowohl an der Körperoberfläche als auch in der Tiefe des Körpers, sind generell nicht selten. Sie werden beschrieben als »reißendes Spannen«, »stechend-ziehende Rukke«, »stechend-ruckendes Ziehen« usw. Häufig werden sie in den Muskeln gespürt, auch in den Ligamenten der Gelenke, manchmal auch im Periost. »Durch die Knochenhaut hinfahrende stechend-ziehende Rucke, **die jedesmal mit einem Lähmigkeitsgefühl und einer kurzdauernden wirklichen Lähmung verbunden sind**.«

Plötzliche reißende Rucke durch eine ganze Körperhälfte wie elektrische Schläge.

Ein weiteres Keynote: Bei einer Colchicum-Vergiftung kam es zu folgendem Symptom: **Rechte Pupille mäßig erweitert, linke extrem zusammengezogen**. Dieses Symptom wurde in einem Krankheitsfall bestätigt. In diesem Fall war die linke Pupille des Patienten so weit kontrahiert, daß sie kaum mehr wahrnehmbar war, die rechte dagegen maximal erweitert; Colchicum heilte.

Kopf

Colchicum hat vor allem **drückende Hinterkopfschmerzen in der Gegend des Cerebellum**, die durch Bewegung, geistige Anstrengung und Schlafmangel erregt oder vermehrt werden. »Ein zwar nicht heftiges, aber sehr angreifendes Drücken in der Tiefe des kleinen Gehirns, durch die leichteste literarische Beschäftigung entstehend.« »Drückende Schwere im Hinterkopf, besonders bei Bewegung oder leichtem Vorbeugen.«

Scharfes, sehr schmerzhaftes, ziehendes Reißen in der linken Kopfhälfte; meist im linken Augapfel beginnend und bis zum Hinterkopf durchgehend.

Abendliche Kopfschmerzen, entweder die ganze Nacht andauernd oder nach einer Mahlzeit wieder aufhörend.

Seltsame Empfindungen in der Stirngegend: Zusammenschnürendes Gefühl über den Augen, mit großer Sehnsucht nach Ruhe und Abneigung gegen jede Arbeit, besonders Lesen und Schreiben. »**Kriebeln im Kopfe unter der Stirn**.«

In der Kopfhaut ein feines Reißen, meist nur auf kleinen Stellen, besonders am Hinterkopf.

Augen

Ein seltsames Schlüsselsymptom: **Linke Pupille extrem kontrahiert, rechte erweitert**.

Starke Erweiterung der Pupillen mit geringer Lichtempfindlichkeit. Oder: Pupille natürlich groß, sehr lichtempfindlich, sich außerordentlich schnell, aber nur wenig kontrahierend.

Trübungen der Hornhaut oder der Linse. Bei einer Colchicum-Vergiftung kam es u. a. zu folgenden Symptomen: Trübung der Cornea und Vergrößerung des Volumens des Bulbus, Ablagerung einer eiterartigen Flüssigkeit auf dem Grunde der vorderen Augenkammer, vollkommener Linsenkapselstar mit Vergrößerung des Volumens der Linse …

Augenschmerzen: Ziehendes Wühlen in der Tiefe der Augäpfel. Kurzes, heftiges, scharfes Reißen im und um das rechte Auge. Reißen in den Kopf hinein, bis zum Hinterkopf.

Beißen im rechten Auge, besonders im äußeren Augenwinkel, mit etwas Tränen und dem Gefühl, als klebe der Winkel zusammen.

Hordeolum internum an einer Meibom-Drüse am unteren Augenlid, mit Geschwulst des Lides und starker Nervenreizung. Brennen und Röte der Lidränder, wie bei Blepharokonjunktivitis.

Ohren

Ohrenschmerzen; zwängendes Stechen, wie mit feinen Nadeln im Innern.

»Wenn er in dem Zimmer einige Schritte geht, sind die Ohren wie verstopft und brausen.«

Otorrhoe mit Reißen in den Ohren, nach Masern.

Kribbeln in den Ohrmuscheln wie von einer alten Erfrierung.

Nase

Hier fällt besonders die **starke Empfindlichkeit für Gerüche, speziell Essens- und Kochgerüche** auf, die zu den essentiellen Merkmalen der Arznei gehört und oben ausführlich erörtert wurde. Ohnmacht, Übelkeit und »außer sich«, wenn man Fleisch, Fleischbrühe, Eier, Fisch usw. riecht.

Kribbeln in der Nase, auch mit Niesen.

Nasenbluten, vor allem abends.

»Wunder Schmerz« in der Nasenscheidewand, **besonders heftig beim Berühren der Stelle und beim Bewegen der Nase**.

Nasenlöcher trocken und schwärzlich.

Gesicht

Ausgeprägte Blässe um Nase und Mund, bei umschriebener Wangenröte. Ödematöse Geschwulst des Gesichtes, mit Empfindlichkeit gegen Berührung, Bewegung und Nässe.

Zuckend-ziehender Schmerz in den Gesichtsmuskeln, auch in der Tiefe der Knochen. In den Gesichtsknochen eine sehr unangenehme **Empfindung, »als würden sie in die Weite auseinandergetrieben«**; mit einzelnen ziehenden Rucken.

Reißende und spannende Schmerzen auf der linken Gesichtsseite, bis in das Ohr und den Kopf.

Kribbelgefühle auf der Gesichtshaut, wie von einer alten Erfrierung.

Aufgesprungene Lippen.

Ein klemmender, krampfartiger Schmerz am rechten Kiefergelenk.

Mund

Die Speicheldrüsen werden durch Colchicum affiziert, und es kommt zu **anhaltendem wäßrigem Speichelfluß**, der mit Verdauungsbeschwerden einhergeht (Übelkeit, Völlegefühl). Wäßriger Speichelfluß mit Trockenheit des Halses. **Mundgeschmack bitter,**

fade; alles schmeckt »wie alte Leinwand«, selbst wenn es eigentlich einen kräftigen Eigengeschmack hat.

Zähne empfindlich und schmerzend, besonders beim Zusammenbeißen und überhaupt bei Berührung; Schmerzen nachts schlimmer. Dabei kann Lähmigkeitsgefühl und krampfartiger Schmerz im Kiefergelenk bestehen.

Ziehender Schmerz in den Zähnen, wie er zu entstehen pflegt, wenn man auf etwas Warmes sogleich etwas Kaltes trinkt.

Reißende Schmerzen in Kinnladen und Zahnfleisch, mit Verlängerungsgefühl der Zähne. Zähneknirschen.

Zunge schwer, steif, wie gelähmt, sogar gefühllos; Sprechen schwierig, nur unter Anstrengung möglich.

Weißlicher, gelber oder bräunlich-schleimiger Zungenbelag, besonders morgens; dicke braune Sordes an Lippen, Zunge und Zähnen.

Wärmegefühl und Trockenheit im Mund, mit gesteigertem Durst.

Hals

Ein **beißendes Kribbeln oder Scharren** im Rachen und Hals, wie bei Schnupfen; es reizt zum Hüsteln und Räuspern. Dadurch löst sich dünner Schleim, der häufig ausgespuckt werden muß.

Ansammlung **grünlichen Schleims** im Hals; dieser wird bisweilen beim Niesen unwillkürlich durch den Mund ausgeworfen.

Entzündung des ganzen Rachens; Angina, eitrige Mandelentzündung.

Zusammenschnürung des Schlundes.

Ein kratzendes Trockenheitsgefühl im Hals, trotz Ansammlung wäßrigen Speichels im Mund.

Atmung und Brust

Morgendliche Heiserkeit mit rauhem Hals; oder tiefe, hohle Stimme. Katarrh der Luftwege.

Schweratmig und »engbrüstig«. Colchicum ist bei bestimmten **asthmatischen Beschwerden** angezeigt, mit **Dyspnoe, Brustbeklemmung und »öfterem spannendem Gefühl auf der Brust«**, auch mit heftigem Herzklopfen. Druckgefühle auf der Brust, auf wechselnden Stellen, mal ganz oben in Schulternähe, mal weit unten.

Asthmatische Beschwerden in Verbindung mit hydropischen Zuständen. Etwa: **Hydrothorax**, wo bei **ödematöser Geschwulst der unteren Extremitäten** (oder Ödem an Händen und Füßen) eine Art Asthma vorhanden ist, **mit unaufhörlichem Harndrang und geringem, schmerzhaftem Harnabgang**.

Atmung: **beschwerlich und schnell**, mit deutlich hörbarem Keuchen und Ächzen; ungleich und intermittierend.

Nächtliche Dyspnoe mit Herzklopfen, besonders zwischen 23 und 3 Uhr.

Ein eigenartiges Symptom: »Beim starken Ausatmen sticht es stumpf tief in der linken Brust, aber nicht beim Einatmen; bald darauf aber nur beim Einatmen.«

Kurzes, trockenes Husten oder Hüsteln, von Kitzel im Kehlkopf erregt. »**Nachthusten, mit unwillkürlichem Fortspritzen des Harns**« (Jahr).

Chronischer Husten nachts, durch Kratzen auf der Brust erregt, mit viel Auswurf; zum Aufsitzen nötigend. Dabei Ödeme der Extremitäten und der Brust.

Stechende und reißende Schmerzen im Brustraum, vor allem in der Brustmuskulatur. Etwa: »Stumpfreißender Schmerz in der rechten Brust, unfern der Achselgrube, der eine **wunde Empfindung, auch beim Befühlen und bei Bewegung**, nach sich zieht.« »Früh im Bette und auch später, bei einiger körperlicher Bewegung, mehrere heftige Stiche in der linken Brust.« »Stiche in den Brustmuskeln bei Bewegung des Brustkorbes.« Rheumatismus der Brustmuskeln (Hering).

Stumpf stechendes Reißen sehr tief im Innern der rechten Brust, wobei es schwer zu unterscheiden ist, ob es mehr im Rücken, »bis wohin es durchzugehen scheint«, oder mehr in der Brust ist.

Plötzlich sehr heftig schneidende Schmerzen, wie mit einem scharfen Messer im rechten Brustkorb, die den Atem fast benehmen und zum Jammern nötigen.

Herz

Starkes Herzklopfen. Herzklopfen mit Atemnot, gegen Mitternacht.

»Sowie der Patient sich aufrichtet, entsteht Schwindel, Herzklopfen mit Stichen am Herzen und tiefe Ohnmacht« (aus einem Cholera-Fall).

Wenn bei schweren Ruhr- oder Brechdurchfallerkrankungen die Kräfte rapide gesunken waren und der Puls fadenförmig, ja bisweilen nicht mehr tastbar war, hat Colchicum mehrfach Genesung gebracht, wie Sybel in der *AHZ* berichtet (52:156). Auf diesen Bericht geht Herings fett hervorgehobene Angabe: »Puls fadenförmig, nicht tastbar« zurück.

Wenn **rheumatisches Fieber unter Herzbeteiligung** verläuft; **Perikarderguß**, auch das Endokard wird in Mitleidenschaft gezogen. Ein Beispiel (Fall von Kidd, in: Rückert, *Klinische Erfahrungen*, Supplementband 1:895): Rheumatisches Fieber bei einem 10jährigen Jungen. Im Bett in sitzender Lage nach Atem schnappend und über einen heftigen Schmerz im Sternum klagend, der sich bis in die linke Schulter erstreckte. Puls schnell, schwach, unruhig und flatternd. Respiration beschleunigt und kurz. Große Angst, Unruhe und Schlaflosigkeit seit 48 Stunden; Zunge gelb belegt. Kein Appetit, viel Durst. Trockene, heiße Haut. Dumpfer Ton in der linken oberen Mammagegend bis zum unteren Rand des dritten Rippenknorpels hinauf. Herztöne murmelnd, schwach, undeutlich; man hört ein Pfeifen am Herzen. Perikarderguß, Endokard ebenfalls affiziert. Der Kranke hat schon öfter Rheumatismus gehabt. Colchicum, zunächst in halbstündlichen, dann in dreistündlichen Abständen gegeben, besserte bald und heilte in 14 Tagen.

Herzleiden, wenn die Eltern oder Großeltern unter Gicht litten.

Magen

Appetitlosigkeit bei starkem Durst. Diese Kombination ist unter den Prüfern und in den klinischen Fällen die Regel.

Zwar gibt es auch das Prüfungssymptom »Appetit ungewöhnlich groß« — aber mehrfach bestätigt ist vor allem dies: »**Hat zu diesem**

und jenem Appetit, so wie er es aber sieht oder noch mehr riecht, schüttelt ihn Ekel und er kann nichts genießen.« Die extreme Geruchsempfindlichkeit, der schlechte Mundgeschmack, der fade Geschmack der Speisen usw., all das verleidet das Essen, ruft Übelkeit bis zur Ohnmacht hervor und macht Nahrungsaufnahme oft unmöglich.

Von großem, brennendem, ja nicht zu stillendem, **unlöschbarem Durst** wird in Prüfungen und Kasuistiken immer wieder berichtet. Freilich kann auch Durstlosigkeit bestehen, und Hering hebt gerade dies mit zwei fetten Balken hervor. Seine Quelle ist ein interessanter Bericht von Kurtz (*AHZ* 26:89–92; Rückert, *Klinische Erfahrungen* 3:511), aus dem mehrere hochbewertete Symptome in die *Guiding Symptoms* übergegangen sind. Der Autor spricht von einer »Menge« Rheumatismen, die er mit Colchicum geheilt habe. Dazu gehörten »fieberhafte Rheumatismen« mit fast stetem Frösteln und trockener Haut ohne Schweiß, und: »kein Durst, oder doch nicht besonders gemehrter«. Es ist danach recht fraglich, ob die Hervorhebung der Durstlosigkeit in den *Guiding Symptoms* gerechtfertigt ist.

Bemerkenswert ist ein Verlangen nach kohlensäurehaltigen Getränken, insbesondere Champagner.

Die **extreme Übelkeit von Essensgerüchen** (ja selbst vom Denken an Essen!) ist natürlich ein sehr charakteristisches Colchicum-Symptom. **Übelkeit: bis zur Ohnmacht; mit tödlicher Erschöpfung; mit großer Unruhe, zerstreutem Geist und gesunkenen Körperkräften.**

Übelkeit mit Zusammenfließen wäßrigen Speichels im Mund; **Übelkeit und Brechreiz infolge von Herunterschlucken des Speichels.**

Größte Übelkeit mit **sehr heftigem Erbrechen, das durch jede Bewegung noch heftiger wird**; muß stilliegen, »ganz zusammengekrümmt und ohne die geringste Bewegung«. Die Übelkeit entsteht besonders **in aufrechter Stellung**. »Wenn sie sich aufrichtet, kriebelts im Magen, wie zum Brechen.«

Erbrechen mit wäßrigem Durchfall; Brechdurchfälle. Starkes und gewaltsames Erbrechen von Speisen, später von Schleim und Galle, nach heftigem Brechwürgen. Oder, in den Worten eines Prüfungssymptoms: »Heftiges Brechwürgen; nach langem Würgen kommt eine große Masse gelblich gefärbter, gallig bitter schmeckender Schleim heraus, welcher einen gallig-bitteren Geschmack im Rachen hinterläßt.«

Viel Luftaufstoßen, das nach nichts schmeckt; mit Brennen im Magen.

In der Magengegend fallen zwei starke, gegensätzliche Empfindungen auf: »**Der Magen scheint immer eiskalt zu sein**« und »**Lebhaftes Brennen im Epigastrium**«.

Magendrücken, Magenkrämpfe, Schwere im Magen usw.; **mit starker äußerer Berührungsempfindlichkeit der Magengegend**.

»Nota gastrica« (Kurtz) bei rheumatischen Beschwerden: leicht belegte Zunge, pappig-bitterlicher Geschmack, Appetitlosigkeit, Magendrücken, leeres Aufstoßen.

Abdomen

Starke, trommelartige Bauchauftreibung von Blähungen. »Gleich unter den kurzen Rippen rechter Seite nach vorne hin, Schmerz wie von eingeklemmten Blähungen.« Oder: »**Große Aufspannung des**

Unterleibes, als hätte sie zu viel gegessen; selbst ohne das Geringste genossen zu haben; nach mäßigem Genuß ganz leichter Speise wird dies Gefühl um vieles stärker und lästiger.« Dem homöopathischen Tierarzt bekannt als Mittel gegen Blähsucht bei Rindern, die zuviel nassen Klee gegessen haben.

Im Bauch können starke kneipende, zwickende oder klemmende Schmerzen vorhanden sein, auch Brennen oder Eiseskälte; oft besteht ausgeprägte äußere Berührungsempfindlichkeit. Kolikschmerzen; Colchicum kann bei **Colica mucomembranacea** angezeigt sein. Eine besondere Lokalität ist das **Colon sigmoideum**, wo **reißende Schmerzen** bestehen können, die durch Druck und nachts stärker werden. Andererseits gibt es auch annähernde Schmerzlosigkeit bei Dysenterie; »im Leib kein eigentlicher Schmerz, nur Kollern, Poltern, Gefühl, als solle alle Augenblicke Durchfall kommen.«

»Bauchfellwassersucht, auch mit einer Falte über dem Schambogen« (Jahr, *Symptomencodex*).

Rektum und Stuhl

Colchicum ist aufgrund zahlreicher gut bestätigter Prüfungssymptome in diesem Bereich ein wichtiges Mittel bei **Durchfällen, ruhrartigen Beschwerden, Brechdurchfällen** usw. Zu den wichtigsten Symptomen gehören:

Höchst schmerzhafter Stuhldrang; heftigster Stuhlzwang. Stühle, die **aus bloßem, durchsichtigem, gallertartigem Schleim** bestehen. Meist erleichtern sie die Bauchschmerzen, doch kann nach dem Abgang noch stundenlang ein quälender Schmerz in Rektum und After bestehen bleiben. **Blutige Stühle, mit Schleimhautfetzen vermischt** (»Gedärm-Abschabsel«); der Stuhl enthält eine große Zahl **kleiner, weißer, fetzenartiger, häutiger Teilchen**. Darmblutungen mit Übelkeit zum Sterben, **nachdem man Kochgerüche in die Nase bekommen hat**. Beim Abgang des Stuhles kann ein **starker, schmerzhafter Krampf im Schließmuskel des Afters** auftreten, der jedoch auch unabhängig von der Stuhlentleerung vorkommt. »**Krampf im Schließmuskel des Afters, mit Frösteln darauf im Rücken**, welchem Drang zum Stuhle folgt, ohne sich doch hinlänglich der Exkremente entledigen zu können.« Manchmal **tritt der Mastdarm beim Stuhlgang heraus**.

Die eher **geringe Ausscheidung trotz schmerzhaften Drängens**, die in diesem Prüfungssymptom ebenfalls angesprochen wird, ist bei Colchicum recht oft verzeichnet worden, obwohl auch **erschöpfende Durchfälle mit starker Dehydratation und Kollaps** beobachtet wurden. »Ungenüglicher Stuhl abends, obwohl es ziemlich dazu nötigte.«

Ferner: Ziemlich flüssige Stuhlgänge von sehr üblem Geruch, mit kleinen weißen Häutchen oder hellbläulichen Stoffen gemischt; sehr widerlich riechende Durchfallstühle, bestehend aus fahl orange-gelber, schleimiger Flüssigkeit, mit vielen großen hellgelben Flocken ohne alle Fäces; wäßrige Stuhlausleerungen in reichlichen Massen von gelber Farbe, usw.

Einige klinische Angaben zu diesen Krankheitsbildern: »**Herbstruhren**, mit Ausleerungen bloßen weißen Schleims und heftigem Zwängen.« Ruhr, wenn blutige Stühle mit Schleimfetzen unter heftigem Zwängen oder Heraustreten des Mastdarms zugegen sind, **mit starker Aufblähung des Bauches, Kolikschmerzen, Brennen und Zwängen auch beim Wasserlassen**. Ruhr mit **Schmerzen**

besonders im Mastdarm, Drängen, Pressen, mit fortwährenden Ausleerungen von geringer Menge. »Fortwährender, höchst schmerzhafter und erschöpfender Durchfall von gallertartigen Schleimklumpen mit wäßrig schleimiger Flüssigkeit; dabei **steter Harndrang und quälende Nierenschmerzen** bei völlig cessierender Harnabsonderung.«

Einige weitere Symptome im Bereich von Rektum und Stuhl:

Stuhldrang, der durch häufigen Blähungsabgang gemindert wird.

»Der nicht eben harte, aber **sehr geringe** Stuhl wird **mit großer Anstrengung** herausgepreßt.«

Im After: feinstechendes Reißen; Kribbeln und heftiges Zucken; Brennen; Jucken, ganz leicht oder sehr stark; leichtes Prickeln.

Harnwege

Die **Harnsekretion ist im allgemeinen vermindert**, der **Urin hochgestellt, dunkel**; die **Harnwege sind gereizt** und schmerzen beim Wasserlassen, oft besteht **Tenesmus**. Insbesondere können **quälende Nierenschmerzen** vorhanden sein. Heftige, krampfhafte Schmerzen im Bereich der Lenden und Harnwege, mit **beständigem Harndrang** und Abgang geringer Mengen roten Urins.

Beim Harnlassen ein brennendes Gefühl in der Harnröhre, als wäre sie wund. Unaufhörliches Brennen in den Harnwegen und wenig Harnabgang.

Unwillkürliches Wegspritzen des Harns bei nächtlichem Husten.

Hydropische Zustände mit verringerter Harnsekretion. Stark betont wird in der Literatur der dunkle, Blut und Protein enthaltende Urin. »In zwei Fällen war die Wassersucht nach Scharlach mit **Ab-**

gang fast tintenhaften Urins verbunden, ohne daß sich dabei andere Blutungen zeigten. Der Urin war deutlich eiweißhaltig« (Clotar Müller, zitiert nach Rückert, *Klinische Erfahrungen* 4:47). Ferner ist Brennen, Zwängen und Krampfen beim Harnabgang häufig. Etwa: Ödeme, »wo bei immerwährendem Harndrang, wie **Krampf in der Harnblase**, die geringe Quantität Harn sehr schmerzhaft abgeht«.

Entzündliche Affektionen der Nieren. Etwa: »Heftiger Schmerz in der rechten Nierengegend; konnte nur auf dem Rücken liegen. Verschlimmerung durch Druck und Bewegung. Puls etwas voller und frequenter. Zunge rein, Durst mäßig. Harn trübe und einen orangefarbenen Ring [im Uringefäß] anlegend« (Goullon, zitiert nach Rückert, *Klinische Erfahrungen*, Supplementband 1:503).

Stapf resümiert in seinem Prüfungsbericht die Wirkungen von Colchicum im Bereich der Harnwege treffend so: Es »scheint der **spärliche, mit schmerzhaften Empfindungen und Zwängen begleitete Abgang dunkeln Harns** die Erstwirkung zu sein.«

Jahr formuliert so: »**Steter Harndrang, mit geringem Abgang … sparsamer Abgang dunklen, roten Harns, unter Brennen und Zwängen in der Harnröhre.**«

Männliche Genitalien

Reißen in der Eichel oder im (linken) Samenstrang.

Ödem des Hodensacks.

Weibliche Genitalien

Colchicum hat eine Wirkung auf die Menstruationsblutung. Es kann sie entweder früher hervorrufen als sonst (»7 Tage früher als gewöhnlich«) oder zum Versiegen bringen (»Die eben eingetretene Menstruation verschwindet wieder«). Die Arznei ist angewandt worden bei plötzlichem Versiegen der Monatsblutung, gefolgt von Hydrometra.

Bei **Schwangerschaftsübelkeit mit extremer Empfindlichkeit gegen Essensgerüche** ist Colchicum angezeigt, wenn die Symptome passen.

Äußerer Hals und Rücken

Starke Schmerzen in der Nierengegend, besonders im Zusammenhang mit Nierenentzündungen, Ruhr, Durchfall u.a.; gebessert in der Rückenlage.

Rheumatische Schmerzen im Nacken und Rücken, in Schultern, Lenden, Hüften und Kreuz. Seltsame Zeitmodalitäten traten dabei in einem Fall von Williams auf: »Rheumatismus besonders in den Lenden und der linken Hüfte. Schmerzen meist nachmittags 4 Uhr sehr heftig, bis gegen 6 Uhr anhaltend, wo sie dann nachließen, abends um 8 oder 9 oder morgens 1 Uhr wiederkehrend, sich bis zur linken Schulter und der Brust ausdehnend und dann mehrere Stunden anhaltend.«

Spannender Schmerz in den Halsmuskeln, äußerlich und beim Schlucken spürbar.

Zwischen den Schulterblättern stechend-spannender Schmerz, **am meisten beim Bewegen**, muß eine Weile krumm gehen.

Zerschlagenheitsgefühl im Kreuz.

Auf der Mitte des Kreuzbeins ein handgroßer, heftig schmerzender Fleck, der **bei der geringsten Berührung** unerträglich wehtut.

Extremitäten

Einige Beschreibungen der rheumatischen Beschwerden an den Gelenken der Extremitäten aus der Literatur:

»Fieberhafte Rheumatismen, ziehend-reißende (stechende) Schmerzen, meist **wandernd**, **ohne Röte** und (höchstens nur mäßiger, blasser) Geschwulst der Teile, abends, vorzüglich aber **nachts** erhöht, **durch Berührung und Bewegung verschlimmert**« (Kurtz).

»Stechend-reißende Schmerzen, die mit Zunahme des Fiebers sich verstärken, nachts am unerträglichsten sind, gegen Morgen nachlassen und auf einen anderen Teil überspringen« (Hartmann).

»Affektionen der Gelenke, doch ohne Geschwulst und Röte, bei allgemeiner Schmerzhaftigkeit des ganzen Körpers und allzugroßer Reizbarkeit bei den Schmerzen« (ders.).

Es kann bei chronischen Fällen auch zu Kontrakturen kommen. So klagte ein Patient, daß seine Gelenke so schmerzten und »die Hacken so heraufgezogen wären«, daß er nie wieder ordentlich würde laufen können.

Wahlanzeigend für den Colchicum-Rheumatismus sind freilich besonders die Merkmale, die oben schon erörtert wurden: **lähmungsartige Schwäche bei den Schmerzen, begleitende Magen-Darm-Symptome und Wanderneigung**. Dazu kommen die Modalitäten: **schlimmer durch Bewegung und Berührung**; oft erregt durch **nasse Kälte**.

Einige Prüfungssymptome: »Ein bald stechend, bald ruckendes Ziehen (besonders früh), bald in den Muskeln der Schulter, bald der Hüfte, der rechten Seite.« »Bald hie, bald da, kurze Stiche in den Gelenken.«

Jahr vermerkt eine interessante Indikation: »Bei warmem Wetter Reißen in den Gliedern, bei kaltem Stechen.« Colchicum kann nämlich auch bei »Sommer-Rheumatismus« (Kent) angezeigt sein, mit verminderter Harnsekretion.

In den Armen so heftiger Lähmungsschmerz, daß er selbst leichte Dinge nicht recht halten kann.

Rheumatisches Reißen in Schlüsselbein, Schulter, Arm, Ellbogen, Unterarm, Handgelenk und Fingern, besonders in den Ligamenten. Etwa: »Stechendes Reißen in den Gelenkbändern des kleinen Fingers rechter Hand.«

Fingerkrämpfe; krampfhafte Kontraktur der Fingergelenke, oder Gichtknoten dort. Ödem der Hände.

Ein ungewöhnliches Symptom: **Kribbelgefühl in den Fingernägeln.**

Schmerzhafte Lähmungserscheinungen auch in den unteren Extremitäten: »Das Gehen ist sehr ungewiß und schwankend; teils wegen Schwäche, teils wegen der schnell kommenden und durch die Knochenhaut hinfahrenden **stechend-ziehenden Rucke**, die jedesmal **mit einem Lähmigkeitsgefühl und einer kurz dauernden wirklichen Lähmung verbunden** sind.«

»Die schmerzhafte Muskellähmung, besonders in den Kniegelenken, macht, daß er nicht selten **zusammenknickt**, vorzüglich wenn er die Beine zur **Überschreitung eines höheren Gegenstandes**, z. B. der Türschwelle, anhebt.«

Eine öfters bestätigte Indikation: Lähmungen nach plötzlich unterdrücktem Schweiß des ganzen Körpers oder auch der sehr schweißigen Füße durch Naßwerden des Körpers.

Rheumatische und gichtische Schmerzen, die die ganzen unteren Extremitäten einnehmen können, etwa von der Hüfte bis in die Unterschenkel fahren, oder sich im Fußbereich und namentlich im Großzehenbereich konzentrieren.

Reißende Schmerzen auf dem Spann, dem Fußrücken oder in der Fußsohle.

»Drückend ziehender **Schmerz in der ganzen linken großen Zehe, dann ebenso in der rechten**, und sodann in den mittleren linken Zehen. Der Schmerz ist mehr wie an der unteren Fläche der Zehen.«

Die linke große Zehe schmerzt, als wollte der Nagel ins Fleisch wachsen. Ein deutlicher Hinweis auf Colchicum ist es, **wenn Anstoßen der Zehen extrem schmerzhaft ist**.

Kribbeln in der inneren Fläche der großen, zweiten und dritten Zehe des rechten Fußes, als wären sie eingeschlafen.

Waden- und Fußsohlenkrämpfe. Ödematöse Anschwellung der Füße oder Beine.

Schlaf

Große Schläfrigkeit bei Tage, »unüberwindlicher Hang zum Schlafen«, schläft beim Lesen ein (jedenfalls sofern die Schmerzen nicht zu stark sind).

Schläft häufig auf dem Rücken (in dieser Lage können auch die Schmerzen schwächer sein), da er in der gewohnten Seitenlage nicht schlafen kann. Zum Beispiel: »Abends im Bett lange nicht einschlafen könnend, weil er auf der linken Seite, auf der er zu liegen gewohnt war, nicht liegen konnte. Es war ihm, als wenn ihn daselbst eine Falte drückte, und doch war dies durchaus nicht der Fall, im Gegenteil fand er, daß der Schmerz in der Milzgegend saß und durch äußeren Druck erst bemerkbar wurde« (Possart).

Unruhiger Schlaf, gestört durch schreckhafte Träume, Unruhe der Gliedmaßen oder Durchfall.

Morgens fällt das Aufstehen aus dem Bett schwer, aufgrund der lähmungsartigen Schwäche.

Fieber, Frost, Schweiß

Allgemeine Kälte, insbesondere **Kälte der Extremitäten**; der Hände und Füße.

Stetes Frösteln und Frieren am ganzen Körper, auch in der warmen Stube. Aus einer Beschreibung von Kurtz (geheilte Rheumatiker): »**Fast stetes Frösteln, auch beim Ofen, nur von flüchtigem Hitzeüberlaufen unterbrochen**; Haut nicht gerade brennend, aber doch trocken und ohne Schweiß, kein Durst, oder doch nicht besonders gemehrter.«

Öftere Schauder im Rücken herab, auch zum Beispiel bei Sphinkterkrämpfen usw.

Trockene Hitze der Haut, besonders nachts. Oder, wie Hartmann schreibt: »Das (rheumatische) Fieber exacerbiert in den Nachmittagsstunden; der Kranke klagt dann über **immer mehr zunehmende**

trockene Hitze am ganzen Körper, mit Herzklopfen und Durst, bei plötzlich eintretendem und ebenso plötzlich wieder verschwindendem Schweißausbruch.«

Öfters fehlt der Schweiß völlig, doch es gibt auch »starke, sauer riechende Schweiße, ohne Linderung«. Unterdrückung der Schweißsekretion infolge von Durchnässung kann zu Lähmungen führen.

Haut

Die Haut ist meist weiß und zart; sie neigt nicht zur Rötung, Schwellungen sind eher blaß. Das gilt nicht nur bei Ödemen und Anasarka, sondern auch bei Rheumatismus und Gicht.

Kribbeln in einzelnen Stellen der Haut, besonders an vorspringenden Teilen (Finger, Zehen, Ohren), bei Wetteränderung, als ob man sich diese Stellen früher einmal erfroren hätte; Wetterfühligkeit.

Stechen in der Haut, so daß es durch den ganzen Körper zuckt.

COLOCYNTHIS

Die essentiellen Merkmale

Colocynthis ist eine Arznei, die das Abdomen angreift, besonders das Colon. Sie ruft Schleimhautentzündungen des Dickdarms hervor, die häufig mit Darmkrämpfen verbunden sind, und kann beim »Reizcolon« angezeigt sein (Colon irritabile). Es bestehen sehr starke Schmerzen im Unterleib, die durch **Druck** gelindert werden: insbesondere durch **Anziehen der Beine und Zusammenkrümmen** sowie durch **festen, harten Druck in den Bauch, etwa indem man sich über eine Tischkante oder Stuhllehne legt.** Oft hilft bei den Schmerzzuständen überhaupt nichts anderes; ohne Druck gegen den Bauch werden die Schmerzen tatsächlich unerträglich. Colocynthis ist entsprechend auch ein wichtiges Mittel bei Dysmenorrhoe mit starken Unterleibskrämpfen, wenn die Modalität »**besser durch Zusammenkrümmen**« vorhanden ist. Auch eine Besserung durch Wärme kann vorliegen (die jedoch mehr für MAGNESIA PHOSPHORICA spricht); Essen und Trinken dagegen verschlimmern meist schon in geringer Menge. Ferner sind die Schmerzen nicht selten schlimmer in der Ruhe, und Bewegung, wie Umherwälzen usw., läßt sie eher erträglicher werden; oft findet der Patient in keiner Lage Ruhe.

Die Bauchschmerzen von Colocynthis haben oft etwas mit einer gewaltigen **Wut im Bauch** zu tun, die diese Patienten in sich hineingefressen haben. Diese Wut kann man auch im täglichen Leben zu spüren bekommen, nämlich wenn man der betreffenden Person Fragen stellt und sie zum Sprechen bringen will. Das kann sie nicht ausstehen, und sie wird böse. In den Prüfungen heißt es: »**Unlust zu sprechen** den ganzen Tag.« »Mürrisches Wesen; er nimmt alles übel und **gibt nicht gern Antwort.**« »Sehr ärgerlich gereiztes Wesen; Wortkargheit.« Und, besonders kennzeichnend: »Höchste Verdrießlichkeit; es ist ihm nichts recht; er ist äußerst ungeduldig; **es ärgert ihn jedes Wort, das er antworten soll, und setzt ihn in die peinlichste Verlegenheit**; es ärgert ihn alles, auch das Unschuldigste.« Es ist das Bild eines Menschen, der zum Ausdruck bringt: Laßt mich bloß in Ruhe! Colocynthis kann angezeigt sein bei Leuten, die Schlimmes durchgemacht haben und die Wut, die sie empfinden, in sich aufgestaut haben; sie kann sich nicht in ihrer vollen Stärke Luft machen, und statt dessen kommen dann die Bauchkrämpfe, diese schrecklichen Schmerzen.

In den *Chronischen Krankheiten* heißt es, daß Colocynthis sich als besonders hilfreich erweist bei »Nachteile(n) und Beschwerden mannichfacher Art **von Indignation und Erbitterung**, oder innerer, nagender Kränkung über unwürdige Behandlung seiner selbst oder anderer, sein Mitleid erregender Personen«, und zu den Folgen zählt Hahnemann Darmkrämpfe, krampfartige Koliken, Gallenkoliken usw. »**Heftige Koliken, besonders nach Ärgernis.**« Hier ist Colocynthis mit STAPHISAGRIA zu vergleichen. Freilich: Beschwerden von zurückgehaltenem, aufgestautem **Zorn** weisen eher auf Colocynthis hin, bei STAPHISAGRIA dagegen liegt der Akzent auf dem Gefühl, erniedrigt und gekränkt worden zu sein. Und die Empfindlichkeit gegen Ungerechtigkeit verbindet Colocynthis mit CAUSTICUM, doch CAUSTICUM-Patienten fressen ihren Zorn nicht in sich hinein, sondern neigen zur Rebellion und zum Fanatismus.

Ich habe mehrmals Fälle gesehen, in denen nacheinander STAPHISAGRIA, CAUSTICUM und Colocynthis angezeigt waren, sozusagen »rotierend«, d.h. die Symptome änderten sich zyklisch vom einen zum anderen Arzneibild. Es handelt sich um komplementäre Arzneien. Und bei schweren Fällen kann es vorkommen, daß dieser Zyklus erneut beginnt und eine grundlegende Besserung eintritt, sobald man die Serie der Mittel in höheren Potenzen gibt.

Übrigens ist hier mit »schweren Fällen« nicht gemeint, daß die physische Existenz bedroht ist. In diesem Zusammenhang bedeutet ein »schwerer Fall« für mich, daß ein Mensch unter pathologischen Symptomen leidet, die ihr Zentrum auf der geistig-seelischen Ebene haben. Setzt sich die Krankheit auf den höheren Ebenen der Existenz fest, dann droht sozusagen der Tod auf der geistig-seelischen Ebene.

Krämpfe und Krampfschmerzen

»Der Hauptcharakter der Koloquinte ist, Klamm-Schmerzen zu erregen, in inneren und äußeren Teilen, d.i. **tonische Krämpfe, mit klemmend drückenden Schmerzen**« (Hahnemann, *Chronische Krankheiten*). Diese »ungemeine Neigung der Muskeln aller Körperteile, sich schmerzhaft zu Klamm zusammenzuziehen«, zeigt sich nicht nur bei Unterleibskrämpfen. Colocynthis kann daher bei krampfartigen Schmerzen aller Art angezeigt sein, insbesondere auch bei Kreuzschmerzen und vor allem **Ischialgien**. In diesen Fällen kommt zu den klemmenden Schmerzen oft noch ein Gefühl von Ameisenkribbeln, Eingeschlafensein, Pelzigkeit und Taubheit, oder Schmerzen und Taubheitsempfindungen wechseln sich ab.

Eine schlimme Plage sind kolikartige Bauchschmerzen von Säuglingen, etwa die sogenannten **Dreimonatskoliken**. Eine Faustregel: Wenn das Baby sich wegen der starken Schmerzen unwillkürlich zusammenkrümmt und die Beine extrem an den Bauch zieht, dann wird wahrscheinlich Colocynthis helfen. Geht es dem Kind besser und schläft es schließlich ein, wenn man es auf den Bauch legt, so spricht dies eher für BELLADONNA. Ein weiteres Mittel bei Dreimonatskoliken ist ILLICIUM (Sternanis), das früher den meisten Müttern als wirksames Hausmittel bekannt war — bis die pharmazeutische Industrie uns chemische Mittel bescherte.

Beschwerden von Ärger und Erbitterung

Colocynthis ist besonders bei Kolikschmerzen infolge von aufgestauter Wut angezeigt, doch es gibt eine Vielzahl von Beschwerden, die durch die Causa »**Ärgernis**« bzw. vor allem aufgestauten Ärger erzeugt werden können. **Wenn einem Krankheitszustand Ärger vorausgegangen ist**, sollte man stets auch Colocynthis im Auge behalten. Hahnemann erwähnt zum Beispiel: »Zerschlagenheitsschmerz im Achselgelenk nach Ärgernis.« Auch Kopfschmerzen, fiebrige Infektionen nach Abortus, Ischialgien und viele andere Beschwerden können nach Ärger auftreten, wie eine große Zahl von Heilungsberichten in der Literatur zeigt.

Kent beschreibt, wie sich ein Colocynthis-Zustand entwickeln kann: »Colocynthis erzeugt einen Zustand des Nervensystems, wie man ihn bei Leuten findet, die seit Jahren unter Ärger, Streß und Frustration leiden. Zum Beispiel: Geschäftsleute, mit deren Unternehmen es bergab geht; sie werden immer gereizter und leiden schließlich unter nervöser Erschöpfung.« Moderner ausgedrückt könnte man beispielsweise sagen: Ein Angestellter, der eine sehr verantwortungsvolle Aufgabe zugewiesen bekommt, aber nicht die Mittel und Kompetenzen erhält, die notwendig wären, sie auch zu erfüllen; er schluckt seinen ›Frust‹ herunter, leidet still vor sich hin und bekommt schließlich furchtbare Bauchschmerzen.

Kent beschreibt auch eine andere Art von »Beschwerden durch Ärgernis« sehr plastisch, nämlich diejenigen, die mit der **Reizbarkeit** der Colocynthis-Patienten zu tun haben: »Bei Neuralgien im Ovarialbereich; die Leidende zieht das Bein auf der schmerzhaften Seite so fest wie möglich an den Bauch und hält es dort fest. Der Arzt fragt: ›Wie ist es denn zu diesen Schmerzen gekommen?‹ Und die Antwort wird wahrscheinlich ungefähr so lauten: ›Meine Putzfrau hat schmutziges Wasser auf einem hübschen Läufer verschüttet, es gab eine Auseinandersetzung — und das habe ich nun davon.‹«

Ein neueres Beispiel für die Colocynthis-Reizbarkeit: »Als zum Beispiel in einer Autoschlange jemand eine Bananenschale wegwarf, regte er sich so auf, daß er den Betroffenen zur Rede stellte und einen Streit vom Zaun brach« (aus einem Fall von Wegener in der *Klassischen Homöopathie*, 6/93). Hier ist im übrigen auch etwa von dem Gerechtigkeitsempfinden von Colocynthis zu spüren, das bei Hahnemann in der Formulierung »Beschwerden von ... innerer, nagender Kränkung über **unwürdige Behandlung** seiner selbst oder **anderer, sein Mitleid erregender Personen**« angesprochen wird.

Angst und Unruhe

Akute Colocynthis-Schmerzzustände sind meistens mit großer **Ängstlichkeit und Unruhe** verbunden. »**Klagt und jammert bitterlich Tag und Nacht**«, schreibt Hering in den *Guiding Symptoms*, und Bönninghausen rechnet »Angst und Unruhe« sowie »Weinerlichkeit« zu den Charakteristika der Arznei.

So können beispielsweise extrem schmerzhafte Magen- und Bauchkrämpfe den Atem beengen und zu Angstzuständen führen, und nur »starkes Bewegen und Herumwälzen« verschafft ein wenig Linderung. Oder, wie Rückert schreibt: »Keine Körperlage schafft Ruhe oder Linderung, sie muß vor Schmerz laut schreien, will verzweifeln.« Kopfschmerzen zwingen zum Weinen, Schreien und Umherlaufen im Zimmer, sie erlauben das Ruhigliegen nicht. Immer wieder finden sich in Fallberichten die Formulierungen »findet nirgends Ruhe« oder »Schmerzen gestatten weder Tag noch Nacht Ruhe«.

Die starken Schmerzen sorgen nicht nur für Unruhe und Angst auf der emotionalen und seelischen Ebene, sie erzeugen auch Aufruhr im Körperlichen. So sind Leibschmerzen häufig von **Erbrechen und Durchfall** begleitet, die weniger mit Verdauungsproblemen zu tun haben als einfach eine Folge der überstarken Schmerzen sind. So geht dem Erbrechen, wie Kent betont, häufig auch keine Übelkeit voraus, »sondern Übelkeit und Erbrechen treten gleichzeitig auf, sobald der Schmerz eine bestimmte Intensität erreicht hat«. Auch das Gesicht des Colocynthis-Patienten wird durch die extremen Schmerzen gezeichnet; es ist verzerrt und entstellt. »**Klemmender Bauchschmerz, als würden die Därme eingepreßt**, mit Schneiden gegen die Schambeingegend hin und solcher Heftigkeit unter dem Nabel, **daß es ihm die Gesichtsmuskeln verzerrte und die Augen zuzog.**«

Unlust und Abspannung

Oben wurde bereits die Abneigung, ja Ärgerlichkeit erwähnt, die Colocynthis-Patienten zeigen, wenn man ihnen Fragen stellt und sie zum Antworten bewegen will. Es besteht zudem auch eine Abneigung gegen geistige Anstrengung jeder Art, »Unlust zum Studieren«. Vor allem aber sind Colocynthis-Patienten nicht dazu aufgelegt, auf andere Leute zuzugehen und sich ihnen zu öffnen. In den österreichischen Nachprüfungen findet sich folgende Beobachtung: »Zu körperlicher und geistiger Arbeit, **selbst zum Besuchen teurer Personen unaufgelegt** — mattherzig.« Oder, wie Kent es ausdrückt: »Seine Freunde gehen ihm auf die Nerven, er möchte nur allein sein.«

Aber nicht nur der Wille, auch die Fähigkeit zur Konzentration und zur geistigen (und oft auch körperlichen) Anstrengung kann geschwächt sein. »Abspannung höchsten Grades (eine Stunde lang), so daß er zu körperlicher und geistiger Arbeit völlig untüchtig war«, heißt es zum Beispiel in der erwähnten österreichischen Prüfung. Und außerdem: »Der Kopf war umnebelt, schweres Besinnen, kein frischer Trieb, Gegenstände von Interesse aufzusuchen und aufzufassen.« Dieser Mangel an Konzentrationsfähigkeit und geistiger Frische kann sich auch so manifestieren: »Eigentümliche Stimmung, die Festhaltung keines Gedankens gestattend.«

Auf der körperlichen Ebene sind Zustände von Schwäche und Erschöpfung ebenfalls auffällig. »Allgemeine Abgeschlagenheit,

Zerschlagenheitsgefühl im Kreuz und drückender Kopfschmerz; morgens.« »Abends beim Gehen die **Empfindung, als ob alle Kräfte nachließen.**« »Ohnmachten mit Kälte der äußeren Teile.«

Zu den Modalitäten

Colocynthis ist eine Arznei, die durch starke allgemeine Modalitäten gekennzeichnet ist. Zu diesen Modalitäten gehören besonders:

Besserung durch festen Druck, insbesondere durch Zusammenkrümmen, Anziehen der Beine usw. Dies hat Hering sehr plastisch so ausgedrückt: »Wenn die Kranken während der Anfälle **mit den Fäusten gegen den Unterleib andrücken** oder wie wütend **den Bauch gegen die Bettpfosten, gegen Tischecken oder dgl. anstemmen**, sich auf den Bauch legen und Kissen unterstopfen und so endlich wieder ruhig werden.« Oder, wie es in den *Chronischen Krankheiten* heißt: »**Nur ein Druck auf den Bauch mit der Hand und die Einbiegung desselben minderten den Schmerz.**« Ähnliches gilt, mutatis mutandis, in Fällen von Ischialgie, Trigeminusneuralgie, Kopfschmerzen usw. **Wo fester Druck sonst unerträgliche Schmerzen bessert, ist an Colocynthis zu denken.** Allerdings kann es vorkommen, daß bei länger bestehenden Schmerzzuständen die kranken Teile schließlich berührungsempfindlich werden, so daß selbst Druck nicht mehr vertragen wird.

Verschlimmerung bringen hingegen **Gemütsbewegungen, insbesondere Ärger, aber auch Kränkung.** Sie können alle möglichen Beschwerden hervorrufen oder verstärken. Margaret Tyler berichtet von einer Patientin mit furchtbaren Schmerzattacken; charakteristisch war: »Wenn sie sich aufregt, bekommt sie einen Anfall.«

Nicht so scharf ausgeprägt sind die folgenden Modalitäten: Essen und Trinken selbst geringer Mengen verschlimmert in den meisten Fällen ebenfalls, etwa bei Dysmenorrhoe, Durchfall, Kolikschmerzen usw. Dagegen wird Bewegung meistens (wenn auch nicht immer) eher lindernd wirken, da die Schmerzen eine so starke Unruhe mit sich bringen. Auch Wärmeanwendung wirkt sich meistens eher positiv aus.

Daneben gibt es noch zwei auffallende Verschlimmerungsmodalitäten, die sich in den Prüfungen teilweise mehrfach gezeigt haben und später klinisch bestätigt wurden, aber nicht so bekannt sind wie die oben genannten:

Verschlimmerung um 16 Uhr (vgl. LYCOPODIUM). Insbesondere Kolik- und Nervenschmerzen neigen dazu, um diese Uhrzeit aufzutreten oder schlimmer zu werden. So traten zum Beispiel »furchtbare, zusammenziehende und drehende Kolikschmerzen in der Nabelgegend« sechs Tage hintereinander nachmittags um 16 Uhr auf, ebenso zeigte sich ein schneidender Schmerz »wie von einem Tischlerschnitzer« im Abdomen um diese Uhrzeit. In einem klinischen Fall kehrten Ischiasschmerzen regelmäßig um 16 Uhr wieder. Übrigens zeigen die Prüfungen auch, daß nachmittags gegen vier mehrfach durchfällige Stühle auftraten, mit Linderung vorhandener Leibschmerzen. Dies bestätigt nur noch die Bedeutung dieser Tageszeit.

Guernsey erwähnt in seinen *Keynotes* eine Verschlimmerung im Zusammenhang mit dem Wasserlassen, die auf ein bemerkenswertes Prüfungssymptom zurückgeht: »Empfindung von heftigem Druck in der linken Schläfe (Migräne?), den ganzen Nachmittag anhaltend, im Sitzen besser, beim Stehen und Gehen, **besonders aber beim Urinieren heftiger.**« Wenn bei Schmerzzuständen eine

Verschlimmerung beim Wasserlassen festzustellen ist, sollte man unter anderem auch an Colocynthis denken.

Colocynthis wirkt vorzugsweise auf die **linke Körperseite**; die meisten neuralgischen Zustände zeigen sich linksseitig.

Eine Auswahl von Symptomen

Schwindel

Die starken Leibschmerzen von Colocynthis werden nicht selten von einem eigentümlichen Schwindel- und Benommenheitsgefühl eingeleitet. »**Dummheit und Schwindel im Kopfe beim Anfange des Leibwehs.**« Schwindel entsteht auch **beim schnellen Drehen des Kopfes**; der Patient spürt dabei ein Wanken in den Knien und glaubt, fallen zu müssen.

Schwindel, Benommenheit und Betäubung werden vorzugsweise **in der linken Kopfseite empfunden**, speziell in der Schläfen- und Stirngegend.

Kopf

Colocynthis-Patienten leiden oft unter **heftigen Kopfschmerzattacken**, wobei der Schmerz meist **periodisch wiederkehrt**. Mit diesen Schmerzanfällen ist oft **große Unruhe und Angst** verbunden. Ein Beispiel: Eine 24jährige bekam Anfälle eines ungeheuer heftigen, drückenden, reißenden Kopfschmerzes. **Sie konnte dabei nicht liegen, richtete sich auf, krümmte sich zusammen, schrie**

und weinte. Die Anfälle kehrten alle halben oder vollen Stunden wieder.

Colocynthis paßt oft auf **halbseitige, migräneartige Kopfschmerzen, die auf das Gesicht ausstrahlen können**. Halbseitige Kopfschmerzattacken mit Übelkeit und Erbrechen; manchmal mit nachfolgenden Erstickungsanfällen und Blutandrang zum Kopf.

Ein reißender oder reißend-wühlender Kopfschmerz, der im ganzen Gehirn gespürt wird und insbesondere **bei Bewegung der Augenlider schlimmer** wird. In der Stirn kann dabei ein Druckgefühl bestehen, »als wollte es die Stirn herauspressen«. Drücken in der Stirn und in der Nasenwurzel, als ob ein heftiger Schnupfen kommen sollte.

Eine weitere Modalität, die bei einem **pressend-drückenden Kopfschmerz im Vorderhaupt** auftritt, ist eine **Verschlimmerung beim Bücken und in der Rückenlage**. Oder auch: »Empfindlichkeit im Kopfe, als würde er zusammengepreßt, besonders im Vorderkopfe und in den Schläfen mit Schmerzhaftigkeit der Augäpfel, beim Bücken vermehrt, im Freien besser.«

Bohrende, bohrend-stechende und bohrend-reißende Schmerzen in der Stirn, den Schläfen und Kopfseiten.

»**Drücken und dumpfes Klopfen in der linken Schläfe**. Das Drücken in der Schläfe wird nach und nach scharf und schneidend.« Und: »Empfindung von heftigem **Druck in der linken Schläfe**, den ganzen Nachmittag anhaltend, im Sitzen besser, beim Stehen und Gehen, besonders aber **beim Urinieren heftiger**.«

Spannender Druckschmerz über die ganze Stirn; besonders beim Absetzen eines ganz weichen und leicht durchschlüpfenden Stuhls.

Plötzlicher stechender Schmerz in der Stirn, gegen die Nase hin. Ein »heftiger Stichschmerz in Stirn und Augen, von außen nach innen«, der 90 Stunden lang Tag und Nacht anhielt und nur kurze Remissionen machte, wurde mit Colocynthis geheilt.

»Kopfweh, wie von Zugluft, welches sich beim Gehen im Freien verliert« (Bönninghausen).

Schmerzhaftigkeit der Haarwurzeln. Ein brennender Schmerz in der Stirnhaut, über den Augenbrauen.

Augen

Die Kopfschmerzen im Stirnbereich beziehen oft auch die Augen mit ein; empfindlicher Druckschmerz in den Augäpfeln und Augenhöhlen, besonders beim Bücken. Manchmal besteht beim Bükken ein Gefühl, als ob das Auge herausfiele.

Beißen oder brennendes Drücken in den Augen. Ein seltsames Symptom ist: »Abends stechendes Ziehen nach der Länge des linken Schienbeins, bis in die Fußwurzelknochen mit gleichzeitig brennendem Druck im linken Auge.«

Scharf schneidende und stechende Schmerzen, die häufig vom Auge aus in den Kopf oder zur Nase hin ausstrahlen; durch festen Druck gebesserte Ziliarneuralgien.

»Stiche, wie von Messern, im rechten Augapfel, bis zur Nasenwurzel hin.«

Reißender Schmerz im rechten Auge, mit Stechen über der Stirn beginnend und sich dann bis in die Schläfe erstreckend.

Augenentzündungen mit brennenden, schneidenden Schmerzen im Auge, wütenden Kopfschmerzen, Blutandrang zum Kopf und starkem Ausfließen scharfer Feuchtigkeit aus den Augen. Iritis, Iridozyklitis, Chorioiditis.

Lästiges Zucken des rechten Oberlides, während der Kopfschmerzen.

Ohren

Anhaltendes Rauschen und Klopfen in beiden Ohren. Sausen und Verstopftheitsgefühl im linken Ohr, rhythmisch kommend und gehend.

Kribbeln oder juckendes Stechen im Ohr, auch schneidendes Stechen in der Ohrmuschel, alles verschwindend durch »Einbringen des Fingers«.

Nase

»Pochender und wühlender Schmerz von der Mitte der linken Nasenseite bis in die Nasenwurzel« *(Reine Arzneimittellehre).*

Fließschnupfen, besonders im Freien. Verstopfte Nase, auch mit Beeinträchtigung des Geruchssinns und Absonderung eitrigen Schleims aus der Nase.

Gesicht

Colocynthis erzeugt und heilt **Gesichtsschmerzen, besonders linksseitige**, und ist entsprechend bei **Trigeminusneuralgien** angezeigt. In den Prüfungen kam zum Beispiel vor: »Reißen und Spannen auf der linken Seite des Gesichts, bis an das Ohr und in den Kopf.« »Drücken und Klemmen im linken Wangenknochen, das sich **bis ins linke Auge** zieht.« Geheilt wurde unter anderem ein »**heftiges**

Reißen, Brennen und Stechen in der linken Gesichtsseite bis hinter das Ohr, durch die Schläfe und den halben Kopf linker Seite«; die Patientin schrie vor Schmerzen und **fand nirgends Ruhe**; jede Berührung verschlimmerte. Ein weiterer Fall linksseitiger Prosopalgie war unter anderem von einem Pochen in den Zähnen begleitet, das bald hier, bald da zu spüren war. Die sehr heftigen Schmerzen waren reißend und spannend, mit einem **Gefühl, als würde die linke Gesichtsseite von der rechten abgerissen**; sie ließen ab und zu nach, kamen aber bald wieder und gestatteten ebenfalls weder Tag noch Nacht Ruhe; sie wurden durch Berührung und Bewegung vermehrt. In manchen Fällen wurden die Schmerzen so stark, daß es zu Übelkeit und Erbrechen kam. Oft ist das Gesicht auch äußerlich sehr empfindlich, besonders die Gegend unter dem Auge.

Bei Schmerzen in verschiedenen Körperteilen, besonders bei kolikartigen Leibschmerzen, sieht man dem Patienten sein Leiden deutlich am Gesicht an. Hahnemann beschreibt Bauchschmerzen von solcher Heftigkeit, »daß es ihm **die Gesichtsmuskeln verzerrte** und die Augen zuzog«.

Meist ist das Gesicht eher blaß, mit schlaffer Muskulatur und eingefallenen Augen, doch auch von Hitze und dunkler Röte ist die Rede, besonders bei Fieber und Neuralgien. Oder: Kolikschmerz, dabei »Gesicht ganz blaß, heiß, verfallen«.

Reißende Schmerzen in den Wangen. Flüchtige, oft wiederkehrende Stiche im Oberkiefer.

Mund

Neuralgische Zahnschmerzen in Verbindung mit entsprechenden Gesichtsschmerzen; besonders ein **Schmerz in der unteren Zahnreihe, als würde der Nerv gezerrt und angespannt** und dann wieder plötzlich losgelassen. Solche Schmerzen können mit Lumbago oder Ischialgie abwechseln. Oder: »Kopfschmerz zieht bis in die Zähne, wo es reißt, tobt und zuckt.«

Ein nachhaltiger **bitterer Mundgeschmack**, der Ekel erregt, ist auffallend. Auch von einem metallischen, adstringierenden Geschmack auf der Zungenspitze ist die Rede.

Brennen auf der Zungenspitze, und ein Gefühl, als wäre sie mit einer heißen Flüssigkeit verbrüht worden; schlimmer durch säuerliche Speisen.

»Rauhe Zunge, als wenn Sand darauf gestreut wäre.«

Hals

Krampf im Schlund, mit leerem Aufstoßen, Herzklopfen und steter Neigung zum Würgen und Erbrechen.

Gefühl von Rauheit und Kratzen im Hals, oder auch ein Zusammendrücken im Hals. Zusammenschnüren des Kehlkopfs, das zum öfteren Schlucken nötigt.

Atmung, Husten, Brust, Herz

Im Kehlkopf eine Empfindung von Zusammenschnüren, mit Brustbeklemmung und Schluckdrang, die im Freien vergeht.

Kitzelreiz im Kehlkopf, der zu trockenem Husten zwingt.

Häufiger nächtlicher Kitzelhusten. Hüsteln beim Tabakrauchen. Auch: »Husten mit grünem Auswurf und Erhöhung des Kopfschmerzes.«

Brustbeklemmung, abends oder nachts, besonders vor Mitternacht; wie von Zusammenpressung der Brust.

Anfälle von nächtlicher Atemnot, mit langsamem, schwerem Atmen, was zum Husten zwingt.

In einem Fall von Lumbago kam es zu »Seitenstechen bei jedem Atemzug, mit Bangigkeit und Beklemmung wie zum Ersticken«, und ähnliche Erstickungsanfälle wurden auch im Zusammenhang mit migräneartigen Kopfschmerzen beobachtet. Schweratmig während der Periode.

»Wenn er stilliegt, fühlt er den Schlag des Herzens und der Adern durch den ganzen Körper.«

Gefühl, als würde das Herz durch den aufgetriebenen Magen nach oben gedrängt.

Magen

Heißhunger, mit besonderem Verlangen nach Brot und Bier. Oder: Verminderte Eßlust, obwohl das Essen richtig schmeckt. Oder auch: Ekel vor Speisen, von Kratzen im Schlund begleitet; der Ekel vergeht nach einem Glas Wasser.

Heftiger Durst. Oder auch: »Viel Appetit zum Trinken, ohne Durst; der Mund ist immer wäßrig, das Getränk schmeckt sehr gut, aber gleich nach jedem Trunk tritt ein fader Geschmack in den Mund.«

In den meisten Fällen, insbesondere bei Bauchschmerzen, Erbrechen und Durchfall, **wirken Essen und Trinken sich schon in geringen Mengen negativ aus**. Kolikschmerzen infolge von Trinken in erhitztem Zustand. »**Nach dem mindesten Genusse gleich Bauchweh und Durchfall**« (Jahr, *Symptomencodex*). »Nach jedem Genusse Kneipen in der Oberbauchgegend.« Besonders **Kartoffeln** werden nicht vertragen. Dagegen **wirkt vor allem Kaffee lindernd auf die Bauchschmerzen**, indem er den Stuhlgang befördert; ähnliches gilt für Tabakrauchen.

Heftiges, **leeres**, geruchloses Aufstoßen, das sich häufig wiederholt und bisweilen fast in Singultus übergeht.

Übelkeit und Erbrechen, besonders in Fällen, wo es hauptsächlich **durch die Intensität eines Schmerzzustandes bedingt** ist; **Erbrechen und/oder Durchfall nach Zorn und Entrüstung**. Übelkeit bis zum Einschlafen, und nach Erwachen wiederkehrend.

Erbrochenes ist grünlich, oder eine gelbliche, seröse, bitter schmeckende Flüssigkeit wird erbrochen. Oft würgen die Patienten noch weiter, wenn der ganze Mageninhalt schon entleert worden ist.

Starke Schmerzen, reißender und wühlend-schneidender Art, die von der Brust und vom Bauch ausgehen und **von beiden Seiten gegen den Magen hinziehen**; sie werden **von Ärger und Entrüstung erregt** und **durch festen Druck und Zusammenkrümmen gebessert**.

Brennende Schmerzen im Magen, selbst während des Essens.

Zusammenziehende, scharf zwickende, zusammenschnürende, kneipende, klemmende, greifende Schmerzen in Magen und Oberbauch, häufig mit Atembeengung und größter Unruhe. In solchen Fällen kann auch große äußere Empfindlichkeit der Magengegend bestehen, wie in folgendem Prüfungsbericht: »Die Nacht schlaflos wegen beklemmenden Drucks in der Herzgrube und Zusammenschnüren des Magens; letzteres war so empfindlich, daß nicht einmal der Druck einer leichten Decke ertragen werden konnte.« **Besserung durch festen Druck** ist freilich die weitaus markantere und häufigere Modalität.

»Empfindliches Kneipen und Herumsuchen in der Magengegend.« Magenkrämpfe, die durch Luftaufstoßen gemildert werden.

Leere-, Schwäche- oder Vollheitsgefühle im Magen.

Eine seltsame Beobachtung aus einer Prüfung: »Zu den Magenschmerzen treten immer zugleich Gesichts- und Zahnschmerzen.«

Abdomen

In diesem Bereich liegt wohl die Hauptwirkung von Colocynthis, und es gibt hier eine sehr große Zahl mehrfach hervorgerufener und geheilter Symptome.

»**Heftige Koliken, besonders nach Ärgernis**« steht bei Hahnemann. Die Schmerzen konzentrieren sich meistens **in der Nabelgegend**. Es handelt sich oft um **kneipende oder »grimmende« Schmerzen**, aber auch ein **scharfes Schneiden** »wie mit einem Tischlerschnitzer«, ein **Zusammenziehen**, ein **krampfhaftes »Klemmen«** sowie ein **kräftiges Stechen** sind gut bestätigte Schmerzqualitäten. Oder: »**Raffen in den Eingeweiden, als würde im ganzen Bauch mit Gewalt eingegriffen** ...« Auch ein »klemmender Bauchschmerz, als würden die Därme eingepreßt« oder gar »**als würden die Därme zwischen Steine eingeklemmt** und drohten herauszustürzen«, ist charakteristisch. Schließlich findet man häufig

Schmerzen wie zerschlagen. »Anhaltendes Bauchweh durch alle Eingeweide, aus Zerschlagenheitsschmerz und Drücken zusammengesetzt.« »Den ganzen Vormittag unausgesetzt heftiger Schmerz in der Nabelgegend; dieser Schmerz ist auf den Umfang einer flachen Hand fixiert; es ist ein Zerschlagenheitsschmerz, der auf Druck nicht, wohl aber durch Gehen vermehrt, nach Luftaufstoßen erträglicher wird.« »Große Empfindlichkeit und Zerschlagenheit im Unterleib.«

Die Bauchschmerzen sind von so ungeheurer Intensität, »daß es ihm die Gesichtsmuskeln verzerrte und die Augen zuzog«. Vor allem aber sind ihre Modalitäten charakteristisch. Immer wieder ist festgestellt worden, daß **starker Druck gegen den Bauch** (mit der Hand, der Tischkante, dem Bettpfosten usw.) **und Zusammenkrümmen bessern.** »Leibweh, welches ihn zwingt, sich zusammenzukrümmen und zu kauern« (*Reine Arzneimittellehre*). In der Ruhe tritt oft eher Verschlimmerung ein, aber **»starkes Bewegen und Herumwälzen« kann zur Minderung der Schmerzen führen. Essen und Trinken dagegen verschlimmert schon in kleinen Mengen.**

Ein Ausstrahlen des Schmerzes findet sich recht häufig. Entweder zieht er von beiden Seiten nach der Mitte hin (etwa zum Nabel), oder er strahlt umgekehrt vom Nabel in alle Richtungen aus, unter anderem zum Rücken hin, der dem Kranken dann wie zerbrochen scheint.

Einige charakteristische Beschreibungen der Leibschmerzen aus den Prüfungen:

Immer stärkeres Zusammenschnüren der Eingeweide, alle zehn bis zwanzig Minuten, das **durch starken Gegendruck mit der Hand verschwindet.**

Zusammenziehender Schmerz in der Nabelgegend, gleich nach dem Mittagessen.

Kneipen um den Nabel, **durch Obstgenuß vermehrt**.

Heftige, vom Nabel ausgehende, kolikartige Bauchschmerzen **mit häufigem erleichterndem Blähungsabgang**.

Erst Grimmen (Hin- und Her- und Durcheinanderziehen) in der Nabelgegend, welches sich allmählich wieder besänftigte, dann aber wiederkehrte und rasch in ein **Schneiden, wie mit einem Tischlerschnitzer**, überging, der in der Tiefe des Oberbauchs einschnitt, von da in bogenförmiger Richtung nach hinten und unten bis ans Bekken durchzog, dort mit seiner Schneide sich aufwärts kehrte und wieder einschnitt. Das Schneiden im Unterbauch nimmt mehrmals die Richtung von hinten vor- und aufwärts und **wird durch laute, mit einiger Anstrengung abgehende Winde jedesmal erleichtert**; auch durch Zwang und unter demselben **im dünnen langsamen Zug abgehende schlüpfrige Blasen** und geringe Menge milden Schleims wird es erleichtert; es kehrt in Zwischenräumen von 5–15 Minuten immer in derselben Weise wieder; zuletzt entsteht eben auch nach einem solchen Zwischenraume bloß ein sehr schmerzhafter Drang abwärts, und in kurzem **stürzt mit einem Male eine Masse dünnen Darminhalts durch die keiner Willkür weiter gehorchenden Schließer**; derselbe ist mild; es wird dadurch nicht das mindeste Brennen oder Beißen am After erregt, vielmehr ist alle Umgebung wie durch Schleim schlüpfrig gemacht; dem Darminhalt selbst ist viel Schleimiges beigemischt; mit dessen Entleerung ist alles Leibschneiden verschwunden.

Gepackt von **furchtbaren, zusammenziehenden und drehenden Schmerzen in den Därmen, unmittelbar um den Nabel**, die sich späterhin über den ganzen oberen Teil des Bauches ausbreiteten, den unteren Teil aber ganz schmerzfrei ließen. Nach etwa einer Stunde reichlicher Stuhlgang und sofortige Erleichterung, die jedoch nicht lange anhielt, weil die Schmerzen bald wiederkamen …

Nachmittags heftige kneipende Schmerzen im Bauch, am ärgsten **drei Finger unter dem Nabel, zum Beugen nötigend**, erst nach einem breiigen Stuhl verschwindend.

Bei einem anderen Prüfer hörten die Bauchschmerzen nach einem Stuhl nicht auf, sondern wurden sogar noch stärker und waren »**von einem frostigen Gefühl über den ganzen Körper begleitet**«.

Solche eigentümlichen Frostempfindungen beim Bauchweh gibt es in den Prüfungen mehrfach: »Leibschmerzen mit Unruhe im ganzen Körper, wobei **beide Wangen wie von kaltem Schauer durchweht werden, der vom Unterleib heraufsteigt** und nach stärkerem Schmerz sogleich wieder verschwindet.«

Einzelne tiefgehende **Stiche, wie von einer Nadel, bald in der rechten, bald in der linken Weiche**. Dieses Symptom trat bei einer Prüferin auf, die den Eindruck hatte, die Schmerzen hingen mit den **Eierstöcken** zusammen.

Schmerzen von Leistenbrüchen. Auf diese Indikation deutet folgendes Prüfungssymptom hin: »In der Leiste **Schmerz, als drücke sich da ein Bruch heraus**, und beim Aufdrücken Schmerz, als gehe ein Bruch hinein …«

Mehrfach geheilt wurde ein krampfartiger Schmerz in der linken Darmbein- und Leistengegend und links in der Beckenhöhle.

Einige seltsame Symptome: »Gegen Mittag fährt ein schneidender Schmerz gleich einem elektrischen Schlag durch den Unterleib bis zum After.« »Pulsieren in der Tiefe des Unterleibes.« »Ein Drängen von beiden Seiten des Unterbauches nach der Mitte des Schoßes zu, wie Blähungen, welche nicht abgehen wollen, zur Samenentleerung reizend.«

Bei den Schmerzen ist der Unterleib häufig **stark aufgetrieben, oft trommelartig**. Ständige Borborygmi, auch »Knurren und Mauen im Bauch wie von Fröschen.« Eingeklemmte Blähungen.

Rektum und Stuhl

Colocynthis-Patienten leiden unter **häufigem und heftigem Stuhldrang, oft mit ungenügender Entleerung**.

Sie neigen eher zum **Durchfall**, und »langwieriger Durchfall« gehört zu Hahnemanns Indikationen. Die Patienten können das Gefühl haben, als wären After und Mastdarm von lang anhaltendem Durchfall ganz ausgeleiert und geschwächt.

Bei Diarrhoe ist Colocynthis besonders dann angezeigt, wenn die **Stühle wäßrig** und **mit Schmerz in den Bauchseiten** verbunden sind; wenn sie **nur am Morgen** eintreten; wenn sie **als Reaktion auf starke Schmerzzustände oder auf Ärger und Entrüstung** entstehen; **wenn beim Abgang des Stuhls der Bauch möglichst dicht an die Oberschenkel angenähert wird**; wenn direkt **nach dem Essen flüssige Stühle unter Blähungsabgang** entleert werden; wenn der Durchfall durch das **geringste Essen oder Trinken** erneuert wird.

Durchfällige Stühle bringen häufig vorübergehende Linderung der Bauchschmerzen, doch ist das keineswegs immer der Fall.

Einige Beobachtungen zu Aussehen und Konsistenz der durchfälligen Stühle: »Grünlichgelbe, schaumige Durchfallstühle, von säuerlich-fauligem oder modrigem Geruch« (Bönninghausen). »Erst wäßrig schleimige, dann gallige, dann blutige Stühle.«

Bei Colocynthis gibt es aber auch verstopfte, harte Stühle. In einer der österreichischen Prüfungen heißt es: »Drängen zum Stuhle, jedoch ohne Entleerung, die erst eine Stunde später **in einzelnen, steinharten Stücken** erfolgte.« Die Arznei hat einen eigenartigen Fall von Lähmung des Mastdarms bei einem vierjährigen Jungen geheilt; der feste Kot fiel mitten im Spiel beim Stehen unwillkürlich aus dem After heraus.

Bei einem Prüfer rief das Mittel einen **täglichen Blutabgang aus dem After** hervor, unter heftig stechendem und brennendem Schmerz in Kreuz und After, der nach einem Jahr immer noch nicht verschwunden war.

Hämorrhoiden, die beim Stehen, beim Sitzen und beim Stuhlgang schmerzen.

Harnwege

Häufiger Harndrang, gelegentlich auch abwechselnd mit Stuhldrang; meist aber **mit wenig Harnabgang.**

Colocynthis ist auf diese Beobachtung hin erfolgreich bei akutem Blasenkatarrh angewendet worden, etwa mit folgenden Symptomen: »Zuerst **schneidender Schmerz in der Nabelgegend**, nach der Gegend der Ovarien hinziehend, dann Drang zum Harnen mit Entleerung wenigen trüben, schleimigen Urins, der einen Schleimsatz sehr bald fallen läßt. Dann **wehenartige Schmerzen nach dem Verlauf der Ureter** und bis in den oberen Teil der Schenkel sich erstreckend, dann Brennen in der Harnröhre. **Wasserlassen alle Viertelstunden, das Schneiden in der Gegend des Blasengrundes läßt fast nicht nach** ...«

In den Prüfungen ist allerdings auch »**Abgang** vielen, **wasserklaren Urins**« beobachtet worden, und das »in beiläufig stündlichen Zwischenräumen wiederholt«.

Ferner hat die Arznei bei **Chylurie** heilend gewirkt. »Harn beim Lassen weiß und trübe, gerinnt mit dem Erkalten zu einer milchweißen, gallertartigen Masse, welche beim Umkehren des Nachtgeschirrs wie eine Leber oder geronnenes Blut herausgleitet.«

Schließlich wirkt Colocynthis auf die **Nieren**. Stechende und brennende Schmerzen in der Nieren- und Lendengegend. Zu den Prüfungssymptomen gehört ein heftiger Nachtschweiß »**urinartigen Geruches**«. »Frühschweiß beim Erwachen, an den Unterschenkeln«, besonders in Fällen von Nierenbeschwerden.

Männliche Genitalien

Colocynthis ist bei **Paraphimose** angewandt worden, aufgrund folgenden Prüfungssymptoms: »Die Vorhaut zog sich zurück und war hinter der Eichel wie gelind eingeschnürt; sooft dieselbe auch vorwärts gebracht wurde, so war sie doch beim Erwachen jedesmal wieder hinter der Eichel.«

Hahnemann spricht von einem »Drängen von beiden Seiten des Unterbauchs nach dem Schoß zu, ... zur Samenentleerung reizend.« Ferner: »Starker Geschlechtstrieb, mit Erektionen.«

Weibliche Genitalien

Die Causa »**Ärger, Entrüstung, Kränkung**« spielt auch hier eine wichtige Rolle. Die Arznei wurde erfolgreich angewandt bei **Aus-**

bleiben oder Aufhören der Menstruation aufgrund von Ärgernis, mit Kolikschmerzen, großer Angst und Unruhe. Aufhören des Wochenflusses nach Entrüstung.

Die schmerzhaften Unterleibskrämpfe, die unter »Abdomen« ausführlich erörtert wurden, machen Colocynthis natürlich zu einem sehr wichtigen Arzneimittel bei **Dysmenorrhoe**. Die **Besserung durch Zusammenkrümmen und festen Druck** bildet hier das wichtigste Kennzeichen. Essen und Trinken verschlimmern nicht selten.

Ein Beispiel: Kolikschmerzen jedesmal vor dem Eintritt der Blutung. »Heftige schneidende Schmerzen um den Nabel, von da gegen die Weichen und die inneren Genitalien sich erstreckend, nur zuweilen eine halbe Stunde schweigend, in der Bettwärme verschwindend, mit Kälte der Füße verbunden … **Anziehen der Schenkel an den Unterleib erleichtert die Schmerzen**.«

Auch bei anderen Schmerzen im Uterus- und Ovarialbereich, bei Neuralgien, bei tumorbedingten Schmerzen, bei Entzündungen usw. sollte an die Arznei gedacht werden, wenn die Abdominalsymptome und besonders die Modalitäten mit denen von Colocynthis übereinstimmen. Im Bereich der Ovarien werden speziell stechende Schmerzen verzeichnet: »Deutlich auf die Ovarien zu beziehende, einzelne tiefgehende **Stiche, wie von einer Nadel**, bald in der linken, bald in der rechten Weiche.« In seiner *Gynäkologie und Geburtshilfe* gibt Hering an: »In den Eierstöcken unablässiges Bohren oder spannender **Schmerz, der zum Vorkrümmen zwingt, mit großer Unruhe**.« Zysten der Eierstöcke mit Schmerzen, muß den Oberschenkel ganz zum Bauch heraufziehen, um den Schmerz zu lindern.

Bei einer lebensgefährlichen Entzündung nach Abortus im vierten Monat, die **nach einem »zufälligen Ärger«** eintrat, mit hohem Fieber und Delirium, wird von einer Heilung mit Colocynthis berichtet (von Attomyr). Das Mittel ist daraufhin bei »Kindbettfiebern, die einer Indignation, einer inneren Kränkung über unwürdige Behandlung teilweise ihr Entstehen mit verdanken«, empfohlen worden.

Eine weitere Indikation: »Schmerzhafte Knoten in den weiblichen Brüsten.«

Äußerer Hals und Rücken

Neuralgien verschiedener Art, **Lumbago, Ischialgie** usw. können mit Colocynthis geheilt werden.

Spannende und ziehende Schmerzen am Hals und den Schulterblättern. »Starker, strengziehender Schmerz in den linken Halsmuskeln, ärger bei Bewegung.« »In den Nackenmuskeln ein Gefühl von Hindernis bei Bewegung des Halses«, oder ein »lästiger Druck in der linken Nackenseite, beim Wenden vermehrt«.

In der Gegend des rechten Schulterblatts kann ein innerlicher Ziehschmerz auftreten, »als würden die Nerven und Gefäße angespannt«. Wundheitsschmerz im linken Schulterblatt, in der Ruhe.

Große Druckempfindlichkeit der Dornfortsätze der Halswirbel; auf Druck tritt ein Anfall von Gesichtsschmerz auf.

Gefühl einer schweren Last in der Lumbodorsalregion.

Im Rücken, über den Hüften, Schmerz mit Übelkeit und Frost.

Spannend-stechender Schmerz in der rechten Lende, nur beim Einatmen; am heftigsten in der Rückenlage.

Druckschmerz links in der Gegend des Iliosakralgelenks, mit gleichzeitigem Kribbeln im linken Fuß.

Kreuzschmerzen, wie zerschlagen, wie nach einem Gewaltmarsch. »Stechen im Kreuz bei Bewegung, so arg, **daß er nur auf den Knien und Armen gestützt etwas ruhen konnte**, jede andere Haltung des Körpers durchaus unerträglich.«

Extremitäten

Neuralgische und rheumatische Beschwerden mit **sehr starken ziehenden, reißenden, stechenden Schmerzen**, besonders im Bereich des **Nervus ischiadicus**. Von der Schulter bzw. Hüfte abwärts schießende Schmerzen. Es können auch Sensibilitätsstörungen und Parästhesien vorhanden sein; Gefühle von Ameisenlaufen, Eingeschlafensein, Pelzigkeit, Taubheit.

Steifigkeit in allen Gelenken.

Neigung der Muskeln, sich krampfhaft zusammenzuziehen; auch Sehnenverkürzungen. »Zusammenziehung aller Gliedmaßen, so daß er einem Igel ähnelt.« Zucken einzelner Muskelteile.

»**Zerschlagenheitsschmerz im Achselgelenk, nach Ärgernis**.«

Eitrige Anschwellung der Achsellymphknoten.

Reißendes Ziehen im linken Arm, bis in die Fingergelenke.

Die Hand ist nur schwer ganz aufzumachen, die Finger sind nicht leicht zu strecken; mit krampfhaftem Schmerz in der Handfläche und stechenden Schmerzen in den Mittelhandknochen. Anhaltendes Gefühl von Steifigkeit in den Händen.

Speziell im Daumen treten spannende oder ziehende Schmerzen auf, die dem Gefühl nach in den Sehnen sitzen; die Beweglichkeit wird gemindert.

Starke Schmerzen im Bereich von Becken, Hüften, Gesäß und Schenkeln, insbesondere Ischiasbeschwerden. Ein Prüfungssymptom von Müller, das die Art dieser Ischiasbeschwerden umreißt: »Zuerst einige lebhafte, urplötzlich auftretende und ebenso rasch dahinschwindende **stumpfe Stiche in der Hüftgegend** rechter Seite … Im Sitzen war's wohl besser, aber statt der zeitweiligen stumpfen Stiche fühlte er da eine **schwere Last in der Lumbodorsalgegend**, die in dieser Lage nicht mehr vollkommen wich und sich durch Liegen auf der linken Seite in etwas abschwächte. Dabei schien, doch nur für die subjektive Empfindung, **die Wärmeentwicklung in dem leidenden Teil gesteigert, das Betasten empfindlich.** Beim Aufstehen und Umhergehen traten die oben bezeichneten Stiche neuerdings ein, während das dumpfe Gefühl von Last dahinschwand, vielleicht nur von dem lebhafteren Stichschmerz verschleiert. Nachts in der Bettwärme beruhigte sich der Schmerz, weckte ihn aber zeitig morgens — etwa um 4 Uhr — aus dem Schlafe. Nun äußerte er sich klopfend, fast bohrend. … **Der Ausgangspunkt des Leidens lag in der Sakralgegend, entsprechend der Bildungsstätte des Plexus ischiadicus, zog sich von da durch die Incisura ischiadica major gegen das Hüftgelenk, von welchem der Schmerz an der hinteren Seite des Schenkels gegen das Kniegelenk, die Fossa poplitea hin ausstrahlte.**«

Bereits Hahnemann berichtet von erfolgreicher Anwendung der Koloquinte bei »**Hüftweh, wo das Hüftgelenk wie mit eisernen Klammern am Becken und der Kreuzbeingegend befestigt ist, mit periodisch aus dem Lendenmuskel in den Schenkel herabfahrenden Schmerzen.**« Die Schmerzen nötigen oft zum Stöhnen und Schreien und verhindern jede Bewegung.

Übrigens kann auch bei derartigen Zuständen die Modalität »besser durch Zusammenkrümmen und Druck« belegt werden. So lag in einem Fall von Hirsch (Rückert, *Klinische Erfahrungen*, Supplementband 1:915) der Patient »**stets auf der kranken Hüfte mit möglichst nach aufwärts gezogenem Knie**« und schrie vor Schmerz bei jedem Versuch des Arztes, das Bein zu strecken.

Schmerzen auf einer münzgroßen Stelle, hoch am Oberschenkelknochen, die zum Hinken zwingen und als »tief in den Knochen hineinbohrend« empfunden werden.

Der Oberschenkel schmerzt beim Gehen, wie wenn der Psoasmuskel zu kurz wäre.

Stechend-reißende und ziehend-zuckende Schmerzen, von der Hüfte aus die Schenkel herab bis in die Kniekehle, manchmal sogar bis in die Knöchel; gleichzeitig oder später Taubheitsempfindungen.

Kältegefühl in den Knien, die objektiv aber warm sind.

Seltsame Mißempfindungen: »An der äußeren Seite der rechten Wade der Länge nach das **Gefühl von Einschlafen**; dieses Gefühl nimmt dem Umfange nach so zu, als wenn der Nerv seiner Peripherie nach anschwellen würde, und geht nach und nach in ein dumpfdrückendes Klemmen über, das sich langsam wieder verliert.«

Volumenzunahme der Füße, so daß die Stiefel am Rist zu eng werden.

Auch die Füße neigen zum Einschlafen, speziell der linke; oder erst schläft der linke Fuß ein, und wenn dort das Gefühl zurückzukommen beginnt, schläft der rechte ein.

Dumpf drückende, klemmende Schmerzen im Fußrücken, dem Gefühl nach im Periost der Fußwurzelknochen.

Schlaf

Schlaflosigkeit und Unruhe infolge von Ärger; den Schlaf verscheuchende Schmerzen, auch mit Atembeklemmung und Beängstigung. »Im Schlaf liegt er fast immer auf dem Rücken, die eine Hand unter dem Hinterhaupt, den anderen Arm über dem Kopf.«

Fieber, Frost, Schweiß

Kältegefühl im ganzen Körper oder an einzelnen Stellen, z. B. in den Knien (die objektiv warm sind). Schaudern durch den ganzen Körper bei Hitze des Gesichts.

Seltsame **Kälteempfindungen, die vom Unterleib aufsteigen**, in Verbindung mit Schmerzen. Etwa: »Leibschmerzen mit Unruhe im ganzen Körper, wobei beide Wangen wie von einem kalten Schauer durchweht werden, der vom Unterleib heraufsteigt und nach stärkerem Schmerz sogleich wieder verschwindet.«

Schnelles Wärmeüberlaufen über den ganzen Körper. Hitzegefühl im Inneren des Körpers, besonders im Oberkörper, der auch äußerlich warm anzufühlen ist.

Zwei bedeutsame Schweiß-Symptome: Frühschweiß, beim Erwachen, **an den Unterschenkeln**. Nachts heftiger Schweiß an Kopf, Händen, Schenkeln und Füßen, **urinartigen Geruchs**.

Haut

Jucken wie nach starkem Schweiß; früh beim Erwachen und nach dem Aufstehen, am ganzen Körper, besonders an Brust und Bauch.

CONIUM MACULATUM

Die essentiellen Merkmale

Die Idee von Conium ist nicht in erster Linie die Lähmung, wie wir sie aus dem Bericht über Sokrates' Tod durch den »Schierlingsbecher« kennen. Wirkliche Paralyse stellt erst das Endresultat der Entwicklung der Conium-Pathologie dar, und es dauert oft sehr lange, bis es soweit ist: zehn, zwanzig, dreißig Jahre und mehr. Conium leidet unter **allmählich**, ganz allmählich zunehmender Schwäche und Parese. Das Wort, auf das es hier ankommt, ist »allmählich«. Es geht hier typischerweise eher um die Idee der **Sklerose**, der **Verhärtung**, besonders **der Drüsen, die anschwellen und indurieren. Allmählich** zunehmende Schwäche mit Ausbildung von **Verhärtungen** während des gesundheitlichen Niedergangs — so sieht eine Conium-Krankheit aus.

Lähmung und Verhärtung auf der geistigen Ebene

Dieser Prozeß spielt sich auf allen drei Ebenen ab. Auf der geistigen Ebene beobachten wir einen **langsamen Verfall der Verstandeskräfte.** Nach und nach stumpft der Geist ab, man bekommt Schwierigkeiten beim Auffassen und Begreifen. Das Denken verlangsamt sich, das Gedächtnis wird schwächer, der Patient wird vergeßlich. Die Sinnesorgane verlieren an Schärfe, und die geistigen Reserven gehen zur Neige. Eine **Unfähigkeit, geistige Anstrengungen über einen gewissen Zeitraum durchzuhalten**, ist häufig und charakteristisch. All dies jedoch ist auch bei anderen Arzneimitteln gar nicht so selten; das Typische ist die Langsamkeit, mit der es geschieht. Der Verfall ereignet sich so allmählich, daß der Patient es selbst nicht begreift. Erst nach Jahren wird er, wenn er an früher denkt, auf die Idee kommen zu fragen: Was geschieht denn hier eigentlich mit mir? Aber um das zu merken, braucht er eben Jahre. Und auch den anderen Leuten fällt nichts Besonderes auf, besonders wenn sie ihn jeden Tag sehen — denn der Prozeß ist zu langsam und undramatisch. Selbst wenn der Patient schließlich spürt, daß etwas Tiefgreifendes und Schwerwiegendes mit ihm passiert, wird er oft nicht davon erzählen, denn es scheint ja auch sonst niemandem etwas aufgefallen zu sein. Endlich kommt es zu einer betäubungsähnlichen Abstumpfung, und nun wird der Patient spüren, daß sich hier definitiv ein schwerer Degenerationszustand anbahnt: ein Zustand der Imbezillität, der vorzeitigen Senilität.

Conium ruft sozusagen eine Sklerose oder Verhärtung bestimmter Areale im Gehirn hervor. Conium-Patienten sind Menschen, die sehr eingefahren wirken, wie eingerastet, in einem Ausmaß, daß sie **abergläubisch** werden. Conium ist eines der Hauptmittel bei Aberglauben, bei »abergläubigen Gedanken« (Hahnemann). Es ist wie eine Verhärtung in einer bestimmten Hirnregion. Die Patienten neigen zu **Zwangsgedanken und Zwangshandlungen** — in abgesonderten Bereichen. Das heißt, der Rest ihres Gehirns arbeitet wunderbar, in allem anderen sind sie normal, sie erfüllen ihre Pflichten, sie haben ihre Arbeit, sie sind funktionierende Mitglieder der Gesellschaft usw. — nur auf diesem einen Gebiet haben sie eine fixe Idee, mit der sie nicht fertig werden.

Solche ›abergläubischen‹ Zwangsvorstellungen können harmloser und weniger harmlos wirken. Conium-Patienten mögen zum Beispiel denken: Wenn ich um diese Straßenecke gehe, muß ich die Hauswand anfassen, sonst wird mir etwas Schlimmes passieren. Oder: Ich darf nicht auf die Ritzen zwischen den Gehwegplatten treten, denn dann wird ein Unglück passieren. Solche fixen Ideen können vor allem für die nächsten Angehörigen der Patienten sehr quälend sein.

Ich denke da an einen meiner Fälle. Die Ehefrau des Patienten erzählte mir, daß ihr Mann sich abends nicht die Hose ausziehen konnte, bevor es ganz still geworden war. Wenn er draußen noch ein Auto hörte, war es ihm unmöglich. Er wartete, bis das Motorengeräusch völlig verklungen war, fing an, den Gürtel aufzumachen — da kam wieder ein Auto, und er konnte einfach nicht weitermachen. Dieser Patient war Manager in einer Bank, er hatte also eine verantwortungsvolle Stelle, und man merkte ihm sonst nichts an — aber diese Zwangsvorstellung konnte man ihm nicht ausreden.

Natürlich war das nicht alles, was ihm fehlte. Der Patient merkte auch, daß sein Gedächtnis allmählich nachgelassen hatte und daß er unter Konzentrationsstörungen zu leiden begann. Außerdem konnte er nicht mehr so viel lesen wie sonst, weil er das Gelesene nicht mehr so schnell begriff wie früher. All diese Verfallserscheinungen sind zusammen mit der Zwangshandlung verschwunden, seit der Mann sein Mittel bekommen hat: Conium, in einer 10M-Einzelgabe.

Die fixen Ideen von Conium haben oft (aber nicht immer) etwas damit zu tun, daß man Ruhe haben will und sich an Fremden stört — ähnlich wie es in meinem Fallbeispiel war. So kommt es zum Beispiel nicht selten vor, daß Conium-Patienten nicht die Toilette benutzen können, wenn Leute in der Nähe sind. Sie verhalten Harn und Stuhl und können darum fürchterliche Verstopfung bekommen, besonders auf Reisen, wo es oft kaum zu vermeiden ist, daß andere Leute in der Nähe sind. Es ist erstaunlich, wenn man sieht, wie solch ein Verhalten verschwindet, nachdem der Patient sein Heilmittel Conium erhalten hat.

Lähmung und Verhärtung auf der emotionalen Ebene

Auf der emotionalen Ebene kann man ebenfalls einen allmählichen Lähmungsprozeß mit Verhärtungsneigung beobachten. Die Gefühle werden nach und nach immer mehr geschwächt und gelähmt, bis sie schließlich gar nicht mehr geäußert und in Bewegung gebracht werden können. Der Endzustand ist eine totale Gleichgültigkeit und Teilnahmslosigkeit, nichts kann mehr das Interesse der Patienten erregen.

Ist es so weit gekommen, dann bringen sie gar nicht mehr die Kraft auf, die Gefühle zu zeigen, die von den Umständen gefordert sind. Sie können sich nicht mehr über ein Geschenk freuen, sie können nicht mehr weinen, auch wenn sie es gerne täten — die Gefühle sind vielleicht noch da, aber sie sind versteinert, verhärtet, nicht mehr in Bewegung zu bringen. Dann sind die Patienten trübsinnig und unglücklich, sie wollen keine Gesellschaft und fühlen sich nicht mehr in der Lage, mit irgend jemandem zu kommunizieren.

Doch diese Gleichgültigkeit tritt nicht etwa schnell ein; es kann sehr lange dauern, bis es soweit ist. Und zuvor gibt es ein Stadium der Pathologie, in dem die Patienten sich Sorgen machen, weil sie endlich gemerkt haben, daß es mit ihnen langsam bergab geht. Sie haben Angst um ihre Gesundheit, sie fragen sich, was mit ihrem Kopf los ist und wie das enden soll. Und in solchen Angstzuständen möchten sie nicht gern allein sein. Das heißt, die Abneigung gegen Gesellschaft ist bei Conium kein sehr starkes Merkmal.

Und die Induration, die Härte — wie zeigt sie sich auf der emotionalen Ebene? Als eine Art Unempfindlichkeit. Conium-Patienten sind nicht ›lieb und nett‹, sondern es sind recht harte, irdische, materialistische und pragmatische Typen. Als Arzt werden Sie merken, daß es sich um fordernde Patienten handelt. Solange Sie ihnen helfen und ihnen auch nicht wehtun, sind diese Menschen durchaus loyal zu Ihnen. Sobald das ihrer Meinung nach nicht mehr so ist, werden Sie das schnell erfahren, denn die Patienten werden augenblicklich ihre Rechte einfordern.

Conium-Patienten sind Materialisten in einem anderen Sinn als etwa Leute, die PLATINA benötigen. Sie haben nicht die extreme Ichbezogenheit und Arroganz von PLATINA, sie halten sich nicht für etwas Besonderes oder für groß und erhaben. Aber ihre Bindungen beziehen sich auf die materielle Welt, auf ihr Eigentum, ihre Gewohnheiten, ihre Familie. Sie sagen: »Das gehört mir. Das ist mein Tisch. Das ist mein Haus.« Wenn ihnen etwas davon weggenommen wird, kommt es zu einer Reaktion bei ihnen, einer krankhaften Reaktion, und sehr häufig ist das eine physische Verhärtung, ein **Tumor**, der in den meisten Fällen **bösartig** ist. (CALCAREA-Patienten haben gewöhnlich gutartige, Conium-Patienten gewöhnlich bösartige Tumoren.) Solche Krankheitserscheinungen nach einem Verlust können sehr schnell auftreten, ganz plötzlich, also durchaus in einer ganz anderen Geschwindigkeit, als wir es von der allmählichen Conium-Paralyse kennen. Wenn das Haus eines Patienten niederbrennt und viele wertvolle Dinge plötzlich verloren sind, kann er sehr schnell Symptome entwickeln, harte Tumoren, Krebsgeschwülste — und dann spricht vieles für Conium.

Causa: Unterdrückte Sexualität

Besonders ein Verlust ist es, der schnell zu einem Conium-Krankheitsbild führen kann, nämlich der **Verlust regelmäßiger sexueller Betätigung**. Bei Conium-Patienten ist es nicht selten, daß der Organismus so lange ›mitmacht‹, wie ein Ventil auf der sexuellen Ebene existiert.Das bedeutet: Sie brauchen regelmäßig Sex, ihre Hormone brauchen regelmäßig ›Auslauf‹, sonst geraten sie aus dem Gleichgewicht. Die ›klassische‹ Formulierung lautet: »Hypochondrie, welche sich zuweilen bei ehelosen Mannspersonen mit streng züchtigen Grundsätzen einfindet« *(Reine Arzneimittellehre)*, oder: »Hypochondrische Beschwerden, besonders bei unverheirateten streng enthaltsamen Personen« (Jahr, *Symptomencodex*).

So kommt es, daß man folgende Beobachtung machen kann: Conium ist recht häufig angezeigt bei Frauen, die eine Trennung hinter sich haben und keinen neuen Partner gefunden haben. Weibliche ›Coniums‹ sind abhängig von der geregelten sexuellen Aktivität, an die sie gewöhnt sind; wenn zum Beispiel ihr Mann stirbt, fällt es ihnen nicht leicht, eine neue Beziehung anzufangen. Und wenn dann das ›hormonelle Ventil‹ fehlt, kommt es zu gesundheitlichen Störungen: angefangen vom Schwindel, der gewöhnlich auch wirklich als erstes Symptom auftritt, bis hin zu schweren Krankheiten, auch Krebs, und zwar speziell **Brustkrebs**. Auch **Krebs der Cervix uteri** ist häufig. Es ist das Bild einer harten Geschwulst — nicht ausschließlich der Drüsen, denn solche Erscheinungen können auch anderswo auftreten, aber hauptsächlich der Drüsen. Conium ist auch das Hauptmittel bei Krankheiten einer Drüse, die mit der sexuellen Aktivität des Mannes zu tun hat: der **Prostata**. Wenn ein Conium-Mann seinen Geschlechtstrieb nicht auslebt, wird als erste Drüse die Prostata betroffen sein, und dann kommt es zu Prostatahypertrophie oder gar **Prostatakrebs**. Ferner ist Conium ein wichtiges Mittel bei verhärteten und oft bösartigen **Geschwülsten der Hoden**.

Auch in dieser Hinsicht ist ein Vergleich mit PLATINA aufschlußreich. Conium-Patienten haben, ebenso wie diejenigen Personen, die PLATINA benötigen, einen starken Sexualtrieb, aber anders als diese sind sie eigentlich nicht außergewöhnlich sexualisiert, es ist keineswegs so, daß sie nur an Sex denken könnten; sie sehen Sex eher als etwas, was sie nun mal brauchen. Es sind illusionslose Leute, mit beiden Füßen auf dem Boden, irdisch, materiell, pragmatisch. Ihre Mentalität kann man vielleicht so beschreiben: Das Gute und Schöne im Leben, Essen, Trinken, Sex, ist dazu da, daß wir es genießen — das ist unser Recht. So neigen sie auch nicht zu Schuldgefühlen oder dergleichen, ebensowenig wie zu einer extremen Sexualisierung. Man muß sich das etwa so vorstellen: Sie wissen genau, ohne Sex und das ›Loslassen‹ im Orgasmus geht es ihnen nicht gut, sie brauchen es regelmäßig, damit ihr Körper funktioniert, und das nehmen sie als Tatsache hin, man könnte sagen: als ihr Recht.

Wenn dieses Ventil plötzlich verstopft wird, wenn ihnen ihr ›Recht‹ genommen ist, dann kommt zuerst eine Art Schwindelgefühl auf. Sie klagen ständig darüber. »Ich bin gar nicht mehr richtig klar im Kopf«, sagen sie. Wenn der Schwindel schlimmer wird, kann es zum Menière-Syndrom kommen. Die Gegenstände scheinen sich um sie zu drehen. Besonders schlimm ist es, wenn sie im Bett liegen und sich auf die andere Seite drehen wollen; diese Bewegung ›gibt ihnen den Rest‹. Bei plötzlichen Bewegungen, zum Beispiel **wenn sie sich umsehen, dreht sich ihnen alles.** Die Patienten finden ihre Kopfbeschwerden sehr schwer zu beschreiben; manchmal nennen sie es nicht Schwindel, sondern sprechen von einem »Sausen innen im Kopf«, von Geräuschen im Kopf, von »Duseligkeit« usw. In einem neueren argentinischen Fall (zitiert in *Klassische Homöopathie* 1993, Heft 5) bekam ein 57jähriger Mann »Schwindel, schlimmer beim Umdrehen im Bett, mit **Gefühl, ihm sei das Gehirn eingeschlafen**«, nachdem seine Frau ihn, wie er sagte, »zum Zölibat verurteilt habe«. Oder sie beginnen zu zittern und fühlen sich am ganzen Körper wie gelähmt; auch geistig wie gelähmt, unfähig, ihren Pflichten nachzukommen, mit Konzentrationsstörungen; können geistige Anstrengung selbst über kurze Zeiträume nicht durchhalten.

Übrigens sind sie auch in ihrem Sexualverhalten wenig flexibel, sozusagen fixiert. Sie neigen keineswegs zur Promiskuität; im Gegenteil, wenn sie einmal beschlossen haben, daß sie mit jemandem zusammensein möchten, dann bleiben sie auch dabei, bis der Tod sie scheidet. Und das sind auch die Conium-Patienten, mit denen wir es meistens zu tun haben: Leute, die plötzlich ihren Lebenspartner verloren haben und seitdem Symptome entwickeln. Dann schwellen Drüsen und Lymphknoten, sie fühlen sich nicht mehr »klar im Kopf« und leiden unter Kopfschmerzen, die häufig sehr stark sind, Kopfschmerzen in Verbindung mit Schwindel, sie fangen an zu zitttern … Hätte man hier nicht die Information, daß der Partner plötzlich gestorben ist und seitdem alle sexuellen Aktivitäten auf einen Schlag aufgehört haben, so würde man ein Mittel nach dem anderen geben, ohne daß es irgend etwas bewirkte.

Natürlich kommt eine solche Geschichte auch bei anderen Leuten vor, die nicht Conium benötigen — doch andere werden mit einer solchen Situation fertig, Conium-Patienten entwickeln unweigerlich pathologische Symptome.

Einige Conium-Schwächezustände

Wie oben ausgeführt, nimmt die Schwäche bei Conium ganz allmählich immer mehr zu, bis hin zur völligen Lähmung, und das kann viele, viele Jahre dauern. Conium ist vor allem ein wichtiges Mittel bei Langzeit-Drogenkonsumenten. Es sind nicht die akuten Folgen hoher Dosen, die hier gemeint sind. Vielmehr geht es um Leute, die vorsichtiger mit den Drogen umgehen. Sie nehmen nur geringe Mengen, das aber über viele Jahre hinweg, und in einem ganz langsamen, zuerst kaum zu spürenden Prozeß beginnen ihre geistigen, emotionalen und physischen Kräfte nachzulassen. Schließlich sind, nach vielen Jahren, alle geistigen Fähigkeiten wie gelähmt, man kann nicht mehr denken, auch die Vorstellungskraft arbeitet nicht mehr, alle Energien haben sich erschöpft. In solchen Fällen allmählicher Lähmung aufgrund mäßigen, aber langanhaltenden Drogengebrauchs wird häufig Conium angezeigt sein.

Zu den Drogen zähle ich hier auch Alkohol. Conium-Patienten reagieren ohnehin empfindlich auf Alkohol. Hahnemann schreibt: »Das mindeste Geistige berauscht ihn.« Die Kopfschmerzen werden durch Alkohol stärker, der charakteristische Schwächungs- und Verfallsprozeß wird durch Alkohol beschleunigt. Wir müssen in diesen

Fällen aber daran denken, daß die Disposition zur Conium-Pathologie bereits ›darunter‹ angelegt ist; Alkohol und Drogen können diesen Prozeß beschleunigen und intensivieren, sie sind aber nicht die tiefste Ursache dafür.

Die Conium-Schwäche macht sich im physischen Bereich besonders auf dem Gebiet der Sexualität und der Harnausscheidung bemerkbar. Trotz des starken sexuellen Begehrens finden wir oft Schwäche des sexuellen Vermögens vor, bis hin zur Impotenz. Beim Mann kommt es leicht zu vorzeitigen Samenergüssen. Frauen können Orgasmen bekommen, ohne überhaupt einen Partner oder eine Partnerin zu berühren. Bei Hahnemann heißt es: »**Schon beim Tändeln mit Frauenzimmern entgeht ihm der Samen.**« Und ich habe einmal eine Frau behandelt, die gewohnheitsmäßig mit Priestern flirtete. Ihr machte es Spaß, die Geistlichen zu erregen, und sie bekam einen Orgasmus davon, ohne daß es überhaupt zu einer körperlichen Berührung gekommen wäre. Dieses Symptom brachte mich auf Conium.

Man mag sich die Frage stellen, wieso ich hier von einem Schwächezustand schreibe. Doch tatsächlich verstehe ich es so: Die Sexualorgane sind geschwächt, beinahe gelähmt, sie sind nicht in der Lage, die sofortige Entladung im Orgasmus aufzuschieben. Ein bißchen Stimulation, und schon ist ›es‹ passiert, und das war's dann.

Ein Schlüsselsymptom von Conium ist »**unterbrochenes Urinieren**«. Bei Patienten in einem Conium-Zustand stoppt der Urin sehr oft plötzlich, mitten im Wasserlassen. Sie müssen einen Augenblick warten, dann fängt es wieder an zu laufen, nur um wieder abrupt aufzuhören. Das kann sich drei-, vier-, fünfmal wiederholen, bis die Blase endlich leer ist. »Der Harnabgang stockt plötzlich beim Urinieren und fließt nur erst nach einer Weile wieder« (Hahnemann).

Ein solches Symptom kann nicht nur mit Austreibungsschwäche der Blase zu tun haben, sondern auch mit Verengung der Harnröhrenlichtung. Wenn das aufgrund einer Vergrößerung der Prostata geschieht, kann ebenfalls Conium angezeigt sein. Bei entzündungs- und vernarbungsbedingten Harnröhrenstrikturen sollte man aber auch an THUJA oder MEDORRHINUM denken.

Der Conium-Schwindel

... gehört zu den herausragendsten Arzneizeichen. Er kann beim Aufstehen aus dem Bett oder vom Sitzen auftreten, auch beim Gehen, beim Treppabgehen oder im Liegen. Doch die charakteristische Modalität ist **Schwindel beim Bewegen der Augen oder des Kopfes, und zwar vor allem zur Seite hin**, wie als erster Nash festgestellt hat. Bei dieser Art von Schwindel ist Conium das Hauptmittel, zusammen mit BELLADONNA, und zwar ganz besonders dann, wenn der Schwindel beim Umdrehen im Bett aufkommt. Conium hat hier auch Ähnlichkeit mit COCCULUS, denn auch der Conium-Schwindel hängt häufig mit Schwierigkeiten bei der Akkommodation der Augen zusammen. Einige Prüfer haben berichtet, daß Schwindelgefühle zunächst nur bei offenen Augen zu spüren waren, und zwar, sobald die Augen sich von einem Gegenstand lösten und einen anderen zu fixieren suchten; erst später wurden sie unabhängig von der Augenbewegung empfunden.

Nash gibt einen Fall: Ein Patient schien unter lokomotorischer Ataxie zu leiden. Das auffällige Symptom war, daß er beim Gehen zu taumeln anfing oder gar hinfiel, sobald er Kopf oder Augen auch nur geringfügig zur Seite drehte. Deshalb ging er, wenn er mit seiner

Frau unterwegs war, immer vor oder hinter ihr, aber niemals neben ihr. Dieses eigentümliche Verhalten brachte Nash auf Conium. Und bei Clarke gibt es einen Fall von Lumbago mit »Schwindel beim Umdrehen im Bett«, der mit Conium geheilt werden konnte.

Eine interessante Modalität

Conium-Beschwerden in den Extremitäten werden **gelindert durch Herunterhängenlassen** des betroffenen Gliedes. Diese Modalität ist ein seltenes und ungewöhnliches Symptom, das sofort an Conium denken lassen sollte. »Hier unterscheidet sich Conium von den meisten Arzneien. Schmerzen in den Beinen werden meistens doch eher gelindert, wenn man die Füße hochlegt, auf einen Stuhl oder auf ein Kissen im Bett. Aber der Patient, der Rheumatismus, Geschwüre am Unterschenkel oder sonst eigentümliche Beinleiden hat und Conium benötigt, liegt so da, daß die Beine bis zum Knie aus dem Bett baumeln« (Kent). Ein neueres Beispiel, wie diese Modalität genutzt werden kann, gibt Kishore in *Homeopathic Links*, 1/94: Bei einer 38jährigen Frau bildete sich eine höchst schmerzhafte Warze auf der Fußsohle, die insbesondere das Gehen zur Tortur werden ließ, aber selbst im Liegen sehr wehtat. Nach chirurgischer Entfernung kam sie insgesamt dreimal wieder zurück. Kishore fand heraus, daß es nur eine Position gab, in der der Schmerz erträglich war: im Bett liegend, wobei beide Beine über den Bettrand hingen. Conium C200 bewirkte eine »dramatische Kur«.

Einige Geistes- und Gemütssymptome

Einige Prüfungssymptome, die zeigen, wie sich die Conium-Pathologie auf den Verstand auswirkt:

»Dummheit; **schweres Begreifen dessen, was man liest**, mit Kopfeingenommenheit.« »Dummheit, wie Betäubung, er versteht das Gelesene schwer.« »Gedächtnismangel.« »**Vergeßlichkeit** und Schwäche im Kopf.« »Er **kann sich beim Sprechen nicht gehörig ausdrücken** und nicht recht besinnen.« **Unfähig, eine geistige Anstrengung durchzuhalten.**

Nicht selten sind Zustände von Konzentrationsschwäche und Abwesenheit, ja **Verwirrung, insbesondere nach dem Erwachen aus dem Mittagsschlaf.**

Es gibt eine Reihe von emotionalen Symptomen, bei denen **Ängstlichkeit, düstere Gedanken und Befürchtungen sowie Verdruß** überwiegen. Sie entsprechen dem Stadium, in dem der Patient sich allmählich seines Niedergangs bewußt wird, sind aber nicht an ein solches Stadium gebunden. Zum Beispiel: »In tiefes Nachdenken versunken, **dachte er befürchtend über Gegenwart und Zukunft nach** und suchte die Einsamkeit.« »Hysterische Ängstlichkeit.« »Unmut und Trübsinn.« »Steter Mißmut und Ärger.« »Verdrießliche Gemütsstimmung; er weiß nicht, womit er sich beschäftigen soll; die Zeit vergeht ihm zu langsam.« Oder, aus einer Prüfung von Robinson: Sehr verdrießlich, ärgerlich, **Kleinigkeiten bringen sie leicht aus der Fassung.** Wo solche Symptome dominieren, kann auch ein recht widersprüchliches Verhältnis zu menschlicher Gesellschaft bestehen, wie es dieses Prüfungssymptom beschreibt: »Scheu vor Menschen, bei ihrer Annäherung, und dennoch Scheu vor Alleinsein.«

Gerade im Zusammenhang mit der **Menstruation** sind auch Zustände von Empfindlichkeit, Weinerlichkeit und Unruhe verzeichnet worden: »**Vor Eintritt der Regel lag es ihr in allen Gliedern, mit Weinerlichkeit, Unruhe und ängstlicher Sorge über jede Kleinigkeit.**« Oder: »Sie wird leicht von Kleinigkeiten gerührt und zum Weinen bewegt.« In den *Chronischen Krankheiten* wird sogar ein regelrechter Weinkrampf beschrieben, der später in Schwindel- und Schwächeanwandlungen übergeht: »Anfall: Allein zu Hause kam ihr eine **Neigung zum Weinen an, das, als sie ihr nachgab, in lautes Schlucksen ausartete**, dann Flimmern vor den Augen und undeutliches Sehen, daß sie sich beim Gehen anhalten mußte; darauf Abspannung in allen Gliedern und dumpfes Kopfweh.«

Eine recht große Zahl von Gemütssymptomen schließlich korrespondiert eher mit dem Stadium der Gleichgültigkeit, Apathie, ja emotionalen Lähmung und Versteinerung: »Sehr mißmutig, alle Nachmittage von 15–18 Uhr, als wenn ihn eine große Schuld drückte, dabei **gelähmt in allen Gliedern, gleichgültig und teilnahmslos.**« »Mürrisches Wesen; alles, was ihn umgab, machte einen widrigen Eindruck auf ihn.« »Unlust zur Arbeit.« »**Gemüt ohne alle angenehme Gefühle.**« »Hypochondrische Niedergeschlagenheit und Gleichgültigkeit, beim Gehen im Freien.«

Conium ist bei **depressiven Verstimmungen** erfolgreich angewandt worden, und es liegt nahe, daß das depressive Element bei dieser Arznei im Vordergrund steht. So findet sich in der Literatur ein geheilter Fall einer Frau, die alle 14 Tage in »sehr unglückliche Stimmung« verfiel. Sie hatte keine Lust, sich anzukleiden, Nahrung zu sich zu nehmen, zu sprechen oder ihre Kinder zu sehen.

Die periodische Wiederkehr des »unglücklichen« Zustandes deutet schon an, daß Conium auch bei zyklisch verlaufenden manisch-depressiven Zuständen angezeigt sein könnte. Und wenn auch die depressive Seite überwiegt, so finden wir doch auch Prüfungssymptome wie das folgende: »Die Nähe und das Gerede vorbeigehender Leute ist ihm sehr zuwider, und es kommt ihn die Neigung an, sie anzupacken und zu mißhandeln.« Ein in der Literatur häufig wenigstens bruchstückweise zitierter geheilter Fall zeigt, daß Conium auch beim Wechsel ausgeprägt manischer und depressiver Phasen heilen kann: »Ein 16jähriger … ward gemütskrank … Eigentümlich war, daß er **abwechselnd** 10 **Tage in trüber und** 10 **Tage in aufgeregter Stimmung verbrachte.** Er ist 10 Tage lang still, traurig und besorgt, pflückt an den Fingern, liegt meistens im Bett, gibt nur ungern Rede und Antwort, läßt nachts öfter Urin. Wüstheit im Kopf, sitzt öfters wie im Traum. Er ißt und trinkt, hat aber nur alle 3 Tage Stuhlausleerung; schwaches Gedächtnis. Furchtsam, zu keiner Arbeit zu bewegen. Schlaf höchst unruhig. Ist dann 10 Tage lang sehr aufgeregt, heftig, gebieterisch, zänkisch, schimpft leicht. Zieht gern seine besten Kleider an, kauft unnötige Sachen ein, achtet sie dann nicht, verschwendet oder ruiniert sie. Hat keine Lust zur Arbeit, geht spielen, sucht Händel, verträgt keinen Widerspruch. Er pflückt fast immer in der Nase, welche leicht blutet.«

Eine Auswahl von Symptomen

In der *Reinen Arzneimittellehre* weist Hahnemann auf eine Reihe von Symptomen hin, die auf Conium als ein Heilmittel der »Hypochondrie … bei ehelosen Mannspersonen mit streng züchtigen Grundsätzen« schließen lassen. Es handelt sich unter anderem um folgende Zeichen: »Beklemmung im Unterleibe.« »**Eine Art Steifig-**

keit des Körpers; die Bewegung der Glieder, des Nackens usw. erregt ein widriges Gefühl.« »Dummheit, wie Betäubung, er **versteht das Gelesene schwer.**« »Steter Mißmut und Ärger.« »Gemüt ohne alle angenehme Gefühle.« »Nach einem kleinen Spaziergang fühlt er sich sehr **erschöpft und ermattet und ist wie gelähmt**, wobei die verdrießliche, hypochondrische Gemütsstimmung wieder eintritt.« »Früh, Kälte und Frostigkeit des Körpers, mit **schwindliger Zusammengeschnürtheit des Gehirns**, und **gleichgültiger, niedergeschlagener Gemütsstimmung.**« Dazu eine Reihe von Gemütssymptomen, bei denen Ängstlichkeit, düstere Befürchtungen und Verdruß dominieren (sie werden teilweise oben, auf S. 279, zitiert).

Zudem rühmt Hahnemann Conium als Mittel zur Heilung »**von Quetschung entstandener Drüsenverhärtungen** an der Lippe, den Brüsten usw.« Es hat selbst bei Brustkrebs, der sich nach einem Schlag auf die Brust entwickelt hat, bei Lippenkrebs infolge des Drucks der Tabakspfeife auf die Lippe usw. Erfolge erzielt. Übrigens kann Conium auch bei unheilbaren Karzinomen palliativ wirken, selbst dann, wenn eine Strahlen- oder Chemotherapie eingeleitet wurde.

Mattigkeit und Schwäche bis zur Ohnmacht. Auffällig ist besonders eine **zittrige Schwäche nach jedem Stuhlgang**, die sich im Freien legt. Auch eine »plötzliche Erschlaffung beim Gehen« ist mit Conium geheilt worden. Meist handelt es sich jedoch, wie oben ausgeführt, um allmählich aufkommende und dafür um so tiefer greifende Schwächezustände. »Abspannung des Geistes und Körpers.« »So schwach, daß sie sich legen muß.« »Krank und matt, früh im Bett, mit Mißmut, Schläfrigkeit und Schmerzen im Magen.«

Die Lähmungszustände von Conium **beginnen meist unten und arbeiten sich nach oben vor** (wie es auch bei Sokrates der Fall gewesen sein soll); diese Entwicklungsrichtung kann auch für andere Conium-Symptome zutreffen.

Anfälligkeit für Einflüsse von Kälte und Überanstrengung. So haben Conium-Patienten sehr leicht **Beschwerden vom Verheben** und **neigen zu Erkältungen.** Besonders empfindlich sind sie gegen Folgen von Gehen im Freien, wo Anstrengung und Kälte kombiniert auftreten können: »Große Verkältlichkeit, selbst im Zimmer, nach Spazieren, wobei er geschwitzt hatte ...« »Gehen im Freien mattet sie ab und die Luft greift sie an.« Auch extreme Erschöpfung, plötzliche Ermattung oder verdrießliche Stimmung kommen im Zusammenhang mit »Spazieren« auf.

Wärme dagegen bessert oft deutlich, besonders Sonnenwärme. »Frieren mit Zittern in allen Gliedern, so daß sie sich immer in der Sonnenwärme aufhalten muß.« Dagegen wird helles Licht oft als sehr störend empfunden, und extreme Lichtscheu ist ein auffallendes Conium-Symptom.

Zwei ungewöhnliche Symptome, die als Keynotes fungieren können:

Schweiß, sobald man die Augen zutut. Mit diesem Symptom als Wegweiser hat zum Beispiel Lippe einen 80jährigen geheilt, dessen Hauptbeschwerde eine halbseitige Lähmung war.

»**Die Kleider liegen wie eine Last auf Brust und Achseln.**«

Conium kann bei Pfeifferschem Drüsenfieber (Mononucleosis infectiosa) angezeigt sein, besonders in der glandulären Verlaufsform. Natürlich müssen die Symptome übereinstimmen. Andere Mittel, die bei dieser Krankheit relativ oft in Frage kommen, sind etwa IODIUM und MERCURIUS.

Schwindel

Ich verweise auf den Abschnitt »Der Conium-Schwindel«, S. 277. Hier nur einige Prüfungs- und geheilte Symptome:

Schwindel, früh beim Aufstehen aus dem Bett.

Sehr duselig beim Gehen.

Schwindel im Kreise herum, wenn er vom Sitz aufsteht.

Schwindel, am schlimmsten im Liegen, als ginge das Bett im Kreis herum.

Schwindel nach Bücken, beim Wiederaufrichten, als wollte der Kopf springen.

Schwindel beim Umsehen, als wollte der Kranke auf die Seite fallen.

»Beim Aufblicken von einem nahen zu einem entfernteren Gegenstand wurde das Sehen unscharf, und mich überkam plötzlich ein Schwindelgefühl. **Solange meine Augen auf einen bestimmten Gegenstand fixiert waren, verschwand der Schwindel** ...« Ein weiterer Prüfer schwankte sogar beim Gehen, aber **als er die Augen schloß**, »konnte ich geradeaus und sicher gehen, und das sogar ohne jedes Schwindelgefühl ...«

Kopf

»**Heftiges Kopfweh mit Schwindel**, woran sie traurig und ohne zu sprechen, auf einer Stelle sitzend, drei, vier Tage lang zubrachte.« Mit Schwindel verbundene Migräne-Kopfschmerzen, die von einer **Unfähigkeit, Wasser zu lassen**, begleitet sind.

Auch Kopfschmerzen mit **ungenügenden, allzu kleinen Stuhlgängen** kommen vor.

Anhaltende Benommenheits- und Betäubungsgefühle im Kopf. »Stete Benommenheit des Vorderkopfes in der Stirn, in der Gegend der Augenbrauen und der Nasenwurzel.« Dabei verschlimmert Alkohol schon in verdünnter Form und geringer Menge: »Selbst gewässerter Wein stieg ihm in den Kopf.«

Große **Empfindlichkeit** des Gehirns, insbesondere **gegen Erschütterung.** »Beim Schütteln des Kopfes Kopfweh von der Stirn bis zum Hinterhaupt, als sei etwas lose.« »Bei jedem Tritte, im Gehen, ein Knipsen im Scheitel, ohne Schmerz.« »Wuchten und Greifen in der Stirn, wie aus dem Magen, mit **so großer Empfindlichkeit des Gehirns, daß es schon vom Geräusch und vom Sprechen schmerzhaft erschüttert ward.**«

Auch: Kopfschmerzen infolge von Überanstrengung beim Lernen.

Schweregefühle im Kopf, besonders im Hinterkopf, beim vorgebeugten Sitzen entstehend und durch Aufrichten wieder vergehend.

Seltsame Empfindungen: »**Taubheits- und Kältegefühl auf der einen Kopfseite.**« Gefühl in der rechten Gehirnhälfte, als wäre ein großer **Fremdkörper** darin. Heiße Stellen am Scheitel oder Hinterkopf, schlimmer bei Aufregung oder Überarbeitung.

Häufig sind auswärts gerichtete starke Kopfschmerzen. Kopfweh wie zu voll, **als sollte der Kopf platzen**, morgens beim Erwachen. Stechende Kopfschmerzen, im Oberkopf und »zur Stirn heraus«. Sehr starke Hinterkopfschmerzen bei jedem Herzschlag, »**als würde der Hinterkopf mit einem Messer durchbohrt**«. Klopfendes Kopfweh, in der Stirn.

Andererseits finden wir auch ein Gefühl von »**schwindliger Zusammengeschnürtheit des Gehirns**« vor, oder einen **Kopfschmerz** »**wie von äußerer Zusammengezogenheit**« oben auf dem Stirnbein, oder Kopfweh »**wie ein Zusammendrücken von beiden Schläfen aus**, nach jedem Essen«.

Ein Ziehen im Kopf, sobald man an die kalte Luft geht; es läßt nach beim Schließen der Augen. Dabei wird »große Schwäche im Kopf und im ganzen Körper« empfunden.

Reißende Schmerzen einerseits im Hinterhaupt und Genick, andererseits in den Orbitae, mit andauernder Übelkeit, was zum Liegen zwingt.

Kopfweh mit Schwarzwerden vor den Augen oder anderen Sehstörungen, auch mit einem **Gefühl, als ob so etwas wie eine Franse vor dem Auge herabfiele**.

Neigung zum Haarausfall.

Augen

Eine **Schwäche der Augenmuskulatur und insbesondere der Akkommodation des Auges**, die bis zur Lähmung gehen kann, ist hier das bedeutendste Symptom. Aus Harleys Prüfung: »Trägheit der Adaptation des Auges. Unbewegte Gegenstände konnte ich gut erkennen, aber wenn man einen Gegenstand mit unebener Oberfläche vor den Augen bewegte, konnte ich nur verschwommen und neblig sehen, und daher wurde mir schwindlig.« Die Arznei kann daher bei **Presbyopie** angezeigt sein, wie schon Hahnemann in der *Reinen Arzneimittellehre* vermutet hat. »Weitsichtigkeit: er konnte ziemlich entfernte Gegenstände deutlich erkennen« ist ein Prüfungssymptom.

»**Schwäche und Blenden der Augen, verbunden mit Schwindelgefühl und Schwäche des ganzen Körpers**, besonders der Arm- und

Beinmuskeln, so daß ich beim Gehen taumelte wie einer, der zuviel Schnaps getrunken hat.«

Auch **Doppeltsehen** kommt gelegentlich vor, ebenso wie Schielen usw. Alle Muskeln im Augenbereich sind betroffen, so daß jede Augenbewegung Probleme macht, etwa auch beim Umsehen, Wenden des Kopfes usw. Gefühl, als würden die Augen von der Nase weg nach außen gezogen. Und: »**Er konnte kaum die Augenlider heben, welche durch ein schweres Gewicht herabgedrückt zu werden schienen.**«

Sehschwäche kann mit Conium geheilt werden, vor allem aber eine Reihe anderer **Sehstörungen**. Zum Beispiel: Vor den Augen **dunkle Punkte und farbige Streifen**, oder Wolken und lichte Flekken, oder auch **Bögen, die manchmal in allen Regenbogenfarben schillern**; Rotsehen.

»Feurige, durcheinander sich bewegende Zacken vor dem Gesicht, wenn er die Augen zutut, nachts.«

Sehr starke Lichtscheu, häufig unter Fehlen jeglicher Entzündungszeichen am Auge. Selbst im Zimmer Blenden der Augen vom Tageslicht. Die Photophobie kann mit Lidkrampf verbunden sein. Aus einem klassischen Fall: »Mir ist öfters die bedeutendste Lichtscheu mit Augenliderkrampf vorgekommen, wo nach mühsamen Versuchen, die Augenlider voneinander zu ziehen, dieses endlich unter Hervorstürzen eines Stromes heißer Tränen gelang, aber sowohl Hornhaut als Sclerotica frei von Entzündung sich zeigten.«

Verletzungsbedingte Sehstörungen; etwa: Augenentzündung nach Verletzung durch Holzsplitter, mit Trübung der Hornhaut; **Linsentrübung (Star) nach einem Stoß gegen das Auge**; usw.

Bedeutende und anhaltende Erweiterung der Pupillen.

Brennen in den Augen, und besonders auf der Innenfläche der Augenlider. Drücken in den Augen, am meisten beim Lesen.

Ein **beißender Schmerz im inneren Augenwinkel, als wäre etwas Ätzendes hineingekommen, mit Tränen des Auges**. Dieses Symptom ist kürzlich durch eine Heilung bestätigt worden (Waldecker, *Klassische Homöopathie* 6/90). Jucken unter den Augen, Reiben bessert nicht, sondern führt zu beißendem Brennen.

Gerstenkörner. Conium hat die Neigung zu Hordeola beseitigt, besonders in Fällen, »wo sich ein oder mehrere Gerstenkörner **verhärten**, um sich bei Gelegenheit wieder zu entzünden«.

Gelbliche Verfärbung des Weißen im Auge. Die Augen neigen zum Hervortreten aus den Augenhöhlen.

Ein seltsames Symptom von Bönninghausen: »Kältegefühl in den Augen, beim Gehen im Freien.«

Ohren

Größere Ansammlungen von Ohrenschmalz, bis hin zur Verschließung des äußeren Gehörgangs, was zu **Schwerhörigkeit** führt. Cerumen sieht verändert aus, blutrot oder »wie zerfaultes Papier, mit eiterähnlichem Schleim vermischt«. Wenn der Pfropf beseitigt ist, hört der Patient besser, aber dann sammelt sich erneut Ohrenschmalz an. Besonders wenn diese Erscheinung **mit Leberschmerzen verbunden** ist, kann Conium heilend wirken.

Beim Schneuzen fährt es vor die Ohren, die dann wie zugestopft sind.

Oder: Schmerzhafte Empfindlichkeit des Gehörs, bei Geräusch Schreck verursachend.

Ohrgeräusche: helles Klingen, Sausen, Sumsen, »Wübbern und Brummen«. Tinnitus, Menière-Krankheit.

Reißen und Stechen in den Ohren und ihrer Umgebung. Oder: Auswärts gerichtetes ziehendes Stechen im Ohr.

Anschwellung und Verhärtung der Parotis, mit schmerzhaftem Spannen der Haut.

Nase

Neigung zum Bohren in der Nase, welche leicht blutet. Nasenbluten beim Niesen.

Übermäßig feiner Geruchssinn.

Brennen an den Nasenlöchern.

Stechender Wundheitsschmerz in der Nasenscheidewand, auch an der Nasenspitze.

Vor der Menstruation Schmerz inwendig in der Nasenwurzel, durch Schneuzen und Druck vermehrt.

Allzu häufiges Niesen, oder **verstopfte Nase, auch chronisch**. »Jahrelange Nasenverstopfung« (Hahnemann).

Ausfließen von Eiter aus der Nase, auch mit Blut vermischt.

Gesicht

Reißend-stechender Gesichtsschmerz, dicht vor dem Ohr; oder ein Ziehen von der Kinnlade zum Ohr hin, oder auch schmerzhaftes Spannen in Ohrennähe. Gesichtsschmerzen, die hauptsächlich **nachts** auftreten.

Hautausschläge im Gesicht, juckend; pustulös oder vesikulär; fressende Geschwüre im Gesicht.

Blasen an der Oberlippe, am Rande des Roten, schmerzhaft.

Verhärtete Geschwülste an den Wangen und besonders den Lippen, auch nach Druck oder Quetschung (Tabakspfeife). Bösartige Tumoren der Lippen. Verhärtung und Anschwellung der Unterkieferdrüsen.

Mund

Ziehende Zahnschmerzen bis durch die Schläfen, die vom Essen von Kaltem schlimmer werden, nicht aber von kalten Getränken.

Ziehender, zuckender oder nagender Zahnschmerz mit einem Lockerheitsgefühl der Zähne, besonders beim Kauen.

Zunge steif, geschwollen und schmerzhaft, mit Artikulationsschwierigkeiten. Zungenlähmung.

Säuerlich schmeckender Speichel, oder bitterer Mundgeschmack.

Hals

Bitterkeit im Hals.

Stete Neigung zum Schlucken, besonders beim Gehen im Wind.

Ein seltsames Aufsteigen im Hals, mit einer Empfindung von Vollheit, als sollte sich dort etwas festsetzen. Dies kann ein hysterisches Symptom sein (Globus hystericus): »**Drücken von der Magengrube herauf bis in den Schlund, als wollte ein runder Körper heraufsteigen.**« Oder: »Vollheit im Halsgrübchen, mit versagendem Aufstoßen.«

Atmung, Husten, Brust

Hustenreiz im Kehlkopf, besonders in der Form, daß **ein »trockenes Fleckchen« im Kehlkopf zu sein scheint, wo es kribbelt und zu trockenem, fast stetem Husten reizt.** Auch ein juckender, kitzelnder oder kratzender Hustenreiz im Hals kommt vor.

Conium hat einen 13jährigen Jungen geheilt, bei dem im Zusammenhang mit der Ausatmung ein »klappendes Geräusch« im Kehlkopf deutlich zu hören war. Diesem Geräusch gingen meist auffällige Zuckungen der rechtsseitigen Gesichtsmuskeln voraus.

Schwieriges Einatmen, auch mit Atemnot; mit Gefühl, als ob sich die Brust nicht richtig ausdehnte oder als ob sie zusammengeschnürt würde; besonders morgens beim Erwachen und abends im Bett.

Husten, der fast ausschließlich im Liegen auftritt, und zwar zu Anfang des Liegens, gleich wenn man sich hingelegt hat; muß sich aufsetzen und abhusten, dann hat er Ruhe.

Husten, der durch Hinlegen und tiefes Atmen ausgelöst wird; besonders **abends und nachts.**

Lockerer Husten, ohne daß etwas ausgeworfen werden kann; der durch das Husten gelöste Schleim muß geschluckt werden.

Bönninghausen beschreibt den **Keuchhusten** von Conium so: **»Gewaltsame, krampfartige, nächtliche Keuchhustenanfälle, von Jücken und Kitzeln in Brust und Halse oder von einem trockenen Fleckchen im Kehlkopf erregt**, nachts ohne, am Tage mit schwierigem, blutig-eitrigem, zuweilen verhärtetem Auswurf von faulem Geschmack und Geruch.«

Conium ist nicht selten bei hartnäckigem trockenem Husten angezeigt, der nach einer Grippe oder Erkältung zurückbleibt.

Husten, der Brechreiz im Gefolge hat. »Häufig war der **Nachthusten** so geartet, daß er sich zu unbestimmten Stunden, häufiger bei Nacht einstellte und ununterbrochen **so lange fortwährte, bis Würgen und Erbrechen eintrat**, wodurch eine unbedeutende Quantität schaumigen Schleims ausgeworfen wurde, der einen gelblichen eitrigen Kern hatte« (Mayrhofer, zitiert nach Rückerts *Klinischen Erfahrungen* 3:41).

Husten, der vom Bauch herzukommen scheint, mit einem Gefühl, als müßte man den Bauch festhalten.

Trockener Husten, der durch jegliche Kälteexposition erregt wird, selbst wenn man nur den Arm aus dem Bett streckt; dabei Schmerz in der linken Lungenspitze und Wundheitsgefühl an einer Stelle hinter dem Schlüsselbein, gerade in der Mitte zwischen Hals und Schulter. Der Schmerz in der Lungenspitze war schneidend-stechend und erstreckte sich abwärts und einwärts, zum Brustbein hin.

Stechende Schmerzen im Brustbein und im ganzen Brustraum sind bei Conium häufig. »**Starke Stiche in der Seite, wie Messerstiche, mit lautem Jammer darüber.**« Oder: Heftiges Stechen in der rechten Brustseite, um die Mamilla herum, beim Gehen, und zwar jedesmal beim Einatmen; starker Druck mit der Hand auf die Brust mildert den Schmerz. **Scharfer Stoß mitten durch die Brust, vom Brustbein gegen die Wirbelsäule.**

Herz

Herzklopfen nach dem Stuhlgang, mit Aussetzen von Herzschlägen.

Starkes Herzklopfen; nach dem Trinken oder beim Aufstehen.

Magen

Bei vielen Conium-Beschwerden besteht Appetitlosigkeit. Doch hat Conium ausgeprägte **Speiseverlangen: nach Salz und salzigen Speisen**; nach Saurem; **nach Kaffee**. Milch wird schlecht vertragen. Brot schmeckt nicht und »will nicht hinunter«.

Leeres Aufstoßen ist häufig. Es kann morgens beginnen und sich den ganzen Tag über fortsetzen. Meist ist es geruch- und geschmacklos, es gibt aber auch »fauliges Aufstoßen«.

Magenübersäuerung und Sodbrennen. »Nach dem Essen schwulkt ihr Saures aus dem Magen herauf.«

Viel Übelkeit, nach jedem Essen, mit Brechreiz und oft genug auch mit Erbrechen. Conium kann bei **Hyperemesis gravidarum** angezeigt sein. Mehrfaches Erbrechen von 5 Uhr früh bis zum Frühstück; Erbrochenes zunächst weiß und schaumig, dann gelb und galleartig; auch tagsüber immer wieder Erbrechen.

Starke, **krampfartige Magenschmerzen, vor allem bei Neigung zur Obstipation**. Aus einer Fallbeschreibung: »Es kommt ihr vor, als ziehe es den Magen zusammen, es drücke wie eine schwere Last auf denselben, sie dürfe ihre Kleider nicht fest binden, der Magenkrampf höre nie ganz auf, lasse nur zeitweise nach und steigere sich wieder zu unerträglichen Leiden.«

Zusammenziehende Magenschmerzen, verbunden mit Kältegefühl im Magen und im Rücken; **Wundheitsgefühl und Roheitsempfindung im Magen**.

Bei **stärksten Magenschmerzen im Zusammenhang mit perforierendem Magengeschwür oder Magenkrebs** ist Conium mit Vorteil gegeben worden und hat die Schmerzen und das Allgemeinbefinden des Patienten deutlich bessern können. Die Schmerzen waren in einem Fall nagend und traten zwei bis drei Stunden nach dem Essen sowie nachts auf, in einem anderen Fall waren sie drückend-brennend und klemmend und pflanzten sich bis in den Rücken und die Schultern fort. Die bemerkenswerteste Modalität aber war: »**In der Knie-Ellenbogen-Lage sind die Schmerzen am erträglichsten**.«

Abdomen

Bauchauftreibung, häufig **harter, gespannter Bauch, mit Blähungen**. »Härte und arge Aufgetriebenheit des Bauches, abends nach dem Essen; der Nabel ist hervorgetreten, was ihren Schlaf beunruhigt.« Anschwellung der Mesenteriallymphknoten.

Vor allem **nach Milchgenuß** kommt es zu schneller Aufblähung des Unterleibes. Vor Abgang der Gase ist ein Schneiden im Leib zu spüren.

Ein seltsames Begleitsymptom: »Auftreibung des Bauches, wie Blähungskolik, abends, nebst **Kälte des einen Fußes**« (vgl. LYCOPODIUM).

Stiche, auch intermittierende, in der Lebergegend, oder schmerzhaftes Reißen dort. **Anschwellung der Leber** mit drückendem Schmerz **und Ansammlung von Ohrenschmalz** mit Schwerhörigkeit.

Um die Hypochondrien eine schmerzhafte Spannung, wie von einem zusammenschnürenden Band. Drückend-spannender Schmerz im linken Hypochondrium, bis an die Seite des Unterbauchs.

Beklemmendes Zusammenziehen des Unterbauches. Zusammenziehender Schmerz im Unterbauch, wie zu Nachwehen.

Starkes Kneipen im Bauch, wie zum Durchfall.

Krampfartige und herabdrängende Bauchschmerzen, wie bei Menstruationsschmerzen oder Wehen.

Wundheitsgefühl im Bauch beim Gehen auf Steinpflaster.

Zittern des ganzen Abdomens.

Rektum und Stuhl

In diesem Bereich hat Conium einige sehr kennzeichnende und ungewöhnliche Symptome. So ist das Symptom »**Abgang kalter Blähungen**« wohl einzigartig in der Materia Medica. Und Clarke berichtet, daß in einem Fall von schlimmer Diarrhoe, wo **die Stühle sich kalt anfühlten**, erfolgreich Conium gegeben wurde.

Freilich gibt es auch die entgegengesetzte, viel ›normalere‹ Temperaturempfindung: »Beim Stuhlgang, Brennen im Mastdarm« und »Hitze unten im Mastdarm« (aber nicht im After!).

Sehr kennzeichnend sind auch die Schwächeattacken nach dem Stuhl: **Nach jedem Stuhl zittrige Schwäche, die sich im Freien legt.** Und: **Nach dem Stuhl Herzklopfen, mit Aussetzen von Herzschlägen.**

Conium ist öfters bei **Stuhlverstopfung mit vergeblichem Stuhldrang oder ungenügenden Stuhlgängen** erfolgreich gegeben worden, auch wenn in Verbindung damit starke Magenkrämpfe auftraten. Harter Stuhl, nur alle zwei Tage. »**Steter Stuhldrang, ohne Stuhl.**« »Häufiger Drang zum Stuhl, ohne Erfolg.« »Täglich öfterer Stuhldrang, wobei jedesmal etwas, aber nur sehr wenig abgeht.«

Doch die Arznei kann auch bei Durchfall angezeigt sein, insbesondere dann, wenn ein **wäßriger oder flüssiger Stuhl mit harten**

Teilen vermischt ist und mit geräuschvollen Winden abgeht. »Öftere Durchfallstühle, wie Wasser, mit vielem leerem Aufstoßen und reichlichem Harnabgang.« Wäßriger Durchfall mit Beimischung von unverdauten Nahrungsbestandteilen.

Mit Blut überzogene Stühle.

Unwillkürlicher Abgang von Stuhl im Schlaf.

Stechen im After, außerhalb des Stuhlgangs.

Harnwege

Das bekannteste Symptom in diesem Bereich ist bereits oben genannt worden: »**Der Harnabgang stockt plötzlich beim Urinieren und fließt nur erst nach einer Weile wieder.**« Häufig ist damit **Schneiden in der Harnröhre beim Wasserlassen** verbunden; auch Brennen beim oder nach dem Urinieren.

Die Schwierigkeiten beim Wasserlassen können mit einer Austreibungsschwäche der Blase im Zusammenhang stehen, aber auch mit **Prostatahypertrophie**. Conium ist u.a. auch Hunden mit vergrößerter Prostata gegeben worden, die in der typischen Haltung mit angehobener Hinterpfote standen, aber keinen kräftigen Strahl hervorbrachten (vgl. Vingerling, in: *Klassische Homöopathie*, 5/88).

Der Harn geht leichter im Stehen ab, doch zu Beginn kommt selbst im Stehen kaum etwas; später aber fließt der Urin frei ab.

Häufiger Harndrang und Strangurie; mit Brennen in der Harnröhre und Hitzegefühl während der Miktion.

Häufiges nächtliches Wasserlassen. »Mehrere Nächte muß er früh um 2 Uhr zum Harnen aufstehen.«

Harntröpfeln alter Männer.

Trüber, weißlicher, dickflüssiger Harn.

Männliche Genitalien

Ausführlich wurden in den früheren Abschnitten die **Folgen von plötzlichem Verlust des Sexualpartners** erörtert, die sich bei beiden Geschlechtern bemerkbar machen.

Sexuelle Schwäche: **Impotenz; fehlende, inkomplette oder zu kurz anhaltende Erektionen; Ejaculatio praecox.** Niedergeschlagen und matt nach dem Koitus.

Dagegen ist das sexuelle Begehren durchaus vorhanden. **Starkes Sexualverlangen mit mangelndem Sexualvermögen** ist charakteristisch. »Reger Geschlechtstrieb, ohne Erektion.«

Häufiger Abgang von Prostatasekret, bei jeder Gemütsbewegung, beim Pressen auf den Stuhl usw.; auch mit Jucken der Vorhaut.

Nächtliche Pollutionen ohne erotische Träume. Spermatorrhoe; stockender Harnabgang.

Anschwellung und Verhärtung der Hoden, besonders nach Quetschung; Hodenkrebs. Prostatakrebs.

Starke Hodenschmerzen. »**Schmerz, als schnitte ein Messer mitten durch den Hodensack, zwischen den Hoden hin bis über die Wurzel des Penis herauf**, öfters kurz wiederholt.« Bei Clarke wird von einer Hodenquetschung mit Schmerzen berichtet, die dem eben zitierten Prüfungssymptom sehr ähnelten; Conium C 200 half binnen 5 Minuten! Auch: Druckschmerzen, Kneipen und Reißen in den Hoden.

Schneiden in der Harnröhre beim Durchgang des Spermas.

Weibliche Genitalien

Conium hat in diesem Bereich vor allem **Verhärtungen und harte Tumoren mit stechenden Schmerzen erzeugt** und geheilt. Es ist sehr oft bei **Brustkrebs und Uteruskrebs** angewandt worden, ebenso auch bei Verhärtung und Geschwulst der Ovarien.

Einige Prüfungssymptome: »**Härte ihrer rechten Brust, mit Schmerz beim Befühlen und nächtlichen Stichen darin.**« »**Stechen wie mit Nadeln in der linken Brustdrüse.**« Besonders häufig erwies sich Conium als nützlich bei harten Tumoren, die sich **nach einem Stoß oder Schlag gegen die Brust** bildeten.

Ferner ist Conium angezeigt bei einer Vielzahl von Beschwerden, die mit dem weiblichen Zyklus zusammenhängen. Zu den **prämenstruellen** Symptomen, die Conium erzeugt und geheilt hat, gehören: Gliederschmerzen, **Weinerlichkeit, Unruhe und ängstliche Sorge über jede Kleinigkeit**; **Angstträume**; **Schmerzen in den Brüsten, insbesondere bei jeder Erschütterung**; trockene Hitze im ganzen Körper, jedoch ohne Durst; **stechende Schmerzen in der Lebergegend**, besonders nachts im Liegen und speziell beim Einatmen; Blähungen; Schmerzen innen in der Nasenwurzel.

Dysmenorrhoe mit starken Uteruskrämpfen. Einige Beschreibungen: »Es fängt über der Scham an zu wühlen, spannt den ganzen Bauch auf, kommt in die Brust und sticht in der linken Seite.« **Pressen nach unten und Ziehen im Oberschenkel** oder Stechen in der Vagina. Zusammenziehender Schmerz im Unterbauch, der beim Gehen im Freien vergeht. Begleitsymptome sind etwa: große Angst, wenn sie allein ist, dennoch Furcht vor Fremden und Gesellschaft; **Stechen in den Brüsten**; Kopfschmerzen; Ausschlag über den ganzen Körper, aus kleinen roten Knötchen bestehend, die nach Kratzen heftig brennen und mit dem Ende der Blutung wieder verschwinden.

Ferner hat Conium ein **Ausbleiben oder Aufhören der Regelblutung** bewirkt und ist entsprechend auch bei **Amenorrhoe und damit zusammenhängenden Beschwerden** heilsam gewesen, ebenso auch bei allzu schwacher Blutung. Insbesondere wenn alle vier Wochen die oben genannten prämenstruellen Symptome eintreten, die Blutung aber völlig fehlt, kann Conium angezeigt sein. »**Aufhören der Menses nach Tauchen der Hände in kaltes Wasser.**« Dieses Symptom hat in neuester Zeit zum Beispiel zur Heilung einer Frau geführt, deren Blutung nach dem ersten Tag plötzlich aufhörte, nachdem sie mit den Händen in kaltem Wasser Sojabohnen entkernt hatte. Sie litt unter Schmerzen und Blutandrang in Abdomen, Rücken und Brüsten (was sonst nicht der Fall war). Die Causa ließ den Behandler an Conium denken, das sehr bald zum Wiedereinsetzen der Blutung und zur Schmerzfreiheit führte (vgl. Sharma, in: *Klassische Homöopathie* 6/92).

Ausfluß, dem viele Bauchschmerzen sowie ein Schwäche- und Lahmheitsgefühl im Kreuz vorausgehen; danach Mattigkeit. »**Scheidefluß weißen, scharfen Schleims, der Brennen verursacht.**« »Dicklich milchfarbiger Weißfluß mit zusammenziehendem wehenartigem Bauchweh, von beiden Seiten her.« Auch ein Ausfluß blutigen Schleims wird berichtet.

Conium kann ferner angezeigt sein bei Schwangerschaftserbrechen; bei völliger Schlaflosigkeit und **extremer Erschöpfung tagelang nach der Entbindung, mit außerordentlicher Photophobie**; bei Ausfließen von Milch aus den Brüsten lange nach der Entwöhnung des Kindes; aber auch bei starker Schrumpfung der Brustdrüsen. »Die weiblichen Milchdrüsen schrumpfen vom Gebrauch des

Conii zusammen, so daß der schönste volle Busen einer leeren Hautfalte gleicht« (aus *Heraclides*).

Heftiges Jucken tief in der Vagina. Starke Stiche an den Schamteilen. Große Berührungsempfindlichkeit der Vulva.

Äußerer Hals und Rücken

Conium ist ein wichtiges Mittel bei **verhärteten Geschwülsten der Halslymphknoten**.

»Eingeschlafenheits-Kriebeln im Rückgrate.« **Permanentes Taubheitsgefühl der Region um die Schulterblätter**.

Spannende Schmerzen im Rücken, besonders in den Muskeln unter den Scapulae, durch Heben der Arme verstärkt.

Schmerzen wie verrenkt in der linken Seite des Rückens, auch im Hals.

Stiche im Kreuz, mit Ziehen durch die Lendenwirbel, im Stehen.

Kreuzschmerzen, besonders ein Abwärtsziehen und -drängen, im Zusammenhang mit der Menstruation, einem Uterusprolaps oder dergleichen.

Üble Folgen von Verletzungen des Rückens. Berichtet wird etwa der Fall eines jungen Mannes, der aus dem zweiten Stock aufs Straßenpflaster gestürzt war und noch nach über einem Jahr unter sehr empfindlichen Schmerzen in der Kreuzgegend litt, auf die er gefallen war, besonders beim Lachen, Niesen und schnelleren Atemholen. Conium hat zu durchgreifender, rapider und anhaltender Besserung der Schmerzen geführt.

Extremitäten

Natürlich gehören Schwäche, Kraftlosigkeit, Abgeschlagenheit, Lähmungsgefühl und Lähmung der Extremitäten zu den Indikationen von Conium. »**Kraftlosigkeit beim Erwachen aus der Mittagsruhe**, die Arme und Beine sind wie abgeschlagen.« Die Glieder sind steif, schwer und kaum zu gebrauchen, ihre Bewegung erregt ein »widriges Gefühl«; kann kaum gehen. **Lähmung zunächst der unteren, dann der oberen Extremitäten**.

Zittern aller Glieder.

Taubheits- und Kälteempfindungen, insbesondere in den Fingern und den Zehen, bisweilen von dort aus gegen den Rumpf vordringend.

Zerschlagenheitsgefühl in allen Gelenken, besonders in der Ruhe; bei Bewegung kaum oder gar nicht zu spüren.

Gefühl, als ob die Schultern wund gedrückt wären. Die Kleider scheinen wie eine Last darauf zu liegen.

Anschwellung und Verhärtung der Achsellymphknoten, auch im Zusammenhang mit Knoten in den Brüsten.

Krampfartiger Schmerz in den Muskeln der Unterarme, besonders beim Aufstützen der Arme.

Knacken im Handgelenk, besonders abends.

Schweiß der Handteller.

Gelbe Flecken an den Fingern; **gelbe Fingernägel**.

Stolpernder, taumelnder Gang, wie betrunken, zieht die Füße nach. Kann bei geschlossenen Augen geradeaus gehen, beginnt aber zu taumeln bei offenen Augen.

Schmerzen, die vom Hypogastrium in die Schenkel ziehen, bei Dysmenorrhoe.

Schwächegefühl bis zum Zittern im rechten Oberschenkel, beim Gehen. Oder: Beim Gehen im Freien, krampfartiger Schmerz in den vorderen Muskeln des rechten Oberschenkels.

Müdigkeit und Ermüdungsschmerz in den Knien.

Knacken der Knie beim Aufrichten.

Wadenkrämpfe; spannende Steifheitsschmerzen in den Waden.

»Schmerzhafte rötliche Flecken an den Waden, die später grün oder gelb werden, wie nach Kontusionen, und die Bewegung des wie von Sehnenverkürzung gekrümmten Fußes hindern.«

Taubheit und Unempfindlichkeit der Füße; sie werden leicht kalt, was Erkältungen zur Folge haben kann.

Kälte eines Fußes, bei Bauchauftreibung.

Gefühl, als stieße der Knochen durch die Ferse hindurch.

Schlaf

Schlaflosigkeit und **spätes Einschlafen, erst nach Mitternacht**. Unruhiger Schlaf, Alpträume, Angst- und Schreckträume, die den Schlaf unterbrechen.

Träume von Toten und Leichen; von Leuten, die in Wirklichkeit noch leben, im Traum aber tot sind.

Oder: **Betäubungsähnlicher, allzu tiefer Schlaf, der nicht erfrischt**; Verstärkung des Kopfwehs nach dem Schlaf. Besonders nach dem Erwachen aus einem **Mittagsschlaf** können »Unbesinnlichkeit«, Kraftlosigkeit, Verwirrung und andere Symptome auftreten.

Unüberwindliche Schläfrigkeit am Tage. »Er konnte sich mit aller Mühe des Schlafs nicht enthalten, er mußte sich legen und schlafen.«

Fieber, Frost, Schweiß

Große innere und äußere Hitze, mit starker Nervosität. Brennende Hitze im ganzen Körper. Gefühl innerer und äußerer Hitze nach dem Schlaf.

Ein Fiebersymptom aus den *Chronischen Krankheiten:* »Hitzgefühl im ganzen Körper, auch äußerlich fühlbare stärkere Wärme der Haut, mit trockenen, klebrigen Lippen, ohne Durst, selbst mit Abneigung von Getränken und fadem Speichel im Munde; **Geräusch und helle Gegenstände greifen ihn an, sowie jede Bewegung; er wünscht mit geschlossenen Augen einsam zu sitzen.**«

Frösteln, Schauder und Kälte, besonders frühmorgens und nachmittags; um 5 Uhr; um 15–17 Uhr.

»Frieren mit Zittern in allen Gliedern, **daß er sich immer in der Sonne aufhalten muß.**«

Der Conium-Schweiß hat eine sehr auffallende und wichtige Modalität: »Bloß beim Anfang des Schlafes, **sobald sie die Augen zutut**, einiger **Schweiß**; selbst am Tage, beim Schlummern im Sitzen.«

Haut

Hautjucken, besonders an den Rücken der Finger. »Juckende Stiche, wie von Flöhen, dicht aufeinanderfolgend, hie und da am ganzen Körper, doch einzeln, nie zwei auf einmal.«

Gelbe Verfärbung der Haut, auch der Fingernägel und des Weißen der Augen.

Braune Flecken am Körper.

Nesselausschlag nach starker Körperbewegung.

Hartnäckige flechtenartige Ausschläge: an verschiedenen Körperstellen, um den Hals, hinter den Ohren, in der Kniekehle, an Händen und Unterarmen; meist **nässend** und **brennend schmerzend, schlimmer durch Wärme**; bisweilen handgroße Borken bildend. Ein Beispiel von Hartlaub: »Bekam plötzlich eine Flechte am Vorderarme. Sie fing an einer kleinen Stelle an und griff immer weiter um sich … die Haut nahm ein poröses, hochrotes, rohes Aussehen an und zeigte stellenweise Vertiefungen und Furchen. Hier und da bildeten sich von selbst wunde Stellen, aus welchen eine zähe, klebrige Lymphe, zuweilen auch etwas Blut, ausgesondert wurde, diese Lymphe trocknete dann zu einem weißen Schorf aus, unter welchem es jedoch noch fortnäßte; in den kranken Stellen äußerte sich, besonders abends, ein unerträgliches und unwiderstehliches, zum Kratzen reizendes, juckendes Fressen, und im Umkreis derselben waren unter der übrigens scheinbar gesunden Haut angeschwollene Drüsenknötchen zu fühlen, welche allmählich rot und endlich auch mit in die Flechte hineingezogen wurden.«

Brennende Knötchen auf der Haut während der Menses, die mit dem Ende der Blutung verschwinden.

Petechien, besonders bei alten Leuten.

Neigung zu nekrotisierenden Geschwüren.

CORALLIUM RUBRUM

Die essentiellen Merkmale

Die typische Corallium-rubrum-Person gehört zu der Gruppe jener Unglücklichen, die ab einem bestimmten, gewöhnlich recht frühen Zeitpunkt in ihrem Leben unter ständiger Reizung der oberen Atemwege leiden. Sie scheinen eine Erkältung nach der anderen zu bekommen, und ihr Husten geht gar nicht mehr weg. Corallium rubrum kann zum Beispiel angezeigt sein bei ›ewigen Erkältungen‹, chronischem Schnupfen, chronischer Sinusitis und rezidivierenden Mandelentzündungen, **wenn die Infekte so dicht aufeinanderfolgen, daß der Patient praktisch das ganze Jahr über krank ist.**

Besonders charakteristisch ist ein ›**Schnellfeuerhusten**‹, wie ihn Guernsey beschrieben hat: »Keuchhusten oder sonstiger Husten, wo der Anfall mit extrem schnellem Husten beginnt und **die Attakken so dicht aufeinanderfolgen, daß sie beinahe ineinander übergehen.**« Nicht nur in akuten Fällen findet man dieses Ineinander-Übergehen der Anfälle.

Oft dürfte dieses Mittel mit MERCURIUS verwechselt werden, und zwar wegen seiner **Empfindlichkeit sowohl gegen Hitze als auch gegen Kälte**. Allgemein kann man festhalten, daß es Corallium-Patienten im Freien besser geht, insbesondere bezüglich ihrer Atembeschwerden.

Das psychische Bild

Es ist interessant zu beobachten, wie das Gemüt dieses Kranken seiner Nase ähnelt! Die Nase macht Probleme, indem sie dauernd läuft. Und das Gemüt folgt demselben Muster — kurz und bündig: Er schnieft jämmerlich vor sich hin. Klagen und Beschwerden scheinen in endlosem Strom aus ihm herauszulaufen wie das Sekret aus seinen Nasenlöchern; weinerliches Gejammer. Und in seinem traurigen Gesundheitszustand kann man auch das folgende Symptom gut verstehen: »Sehr wehleidig, er schimpft und flucht vor Schmerzen.« Die meiste Zeit ist der Patient ärgerlich und schlecht gelaunt.

Weitere Schwachpunkte der Corallium-Konstitution

Es gibt noch zwei weitere Organe bzw. Funktionen, die bei Corallium-Konstitutionen geschwächt sind. Da ist einmal die **Leber**, deren Funktion oft beeinträchtigt ist. Charakteristisch ist besonders eine große **Überempfindlichkeit gegen Alkohol, speziell Wein**. Dieser »betäubt ihn allsogleich«.

Und ein weiterer Schwerpunkt der Corallium-Wirkung sind die **Genitalien**, speziell die **männlichen**. Die Arznei hat sich als nützlich erwiesen bei **Balanitis**, mit roter, geschwollener, empfindlicher Eichel, die hier und da Risse bekommt und einige Tage später übelriechenden Schleim und gelblichgrünen Eiter absondert. Corallium kann auch angezeigt sein bei **Empfindlichkeit und Schmerzhaftigkeit der Vorhaut**, die **schon bei Berührung mit der Kleidung** wehtut. Die allgemeine Schwäche des Organismus manifestiert sich ferner in Pollutionen bei schlaffem Penis und ohne erotische Gedanken oder Träume. In dieser Beziehung hat das Mittel Ähnlichkeiten mit SELENIUM — aufgrund der Neigung zur ›passiven‹, ›freien‹ Spermatorrhoe, ohne Krämpfe, Schmerzen oder sonstige Empfindungen.

So erhalten wir eine allgemeine Idee des Corallium-Patienten: Die Nase läuft dauernd, ein Strom von Klagen kommt aus seinem Mund, das Sperma läuft aus, die Genitalien sind ausgetrocknet. Man bekommt den Eindruck eines Menschen mit schwachen Abwehrmechanismen — der Organismus wird mit Temperaturextremen ebensowenig fertig wie mit Temperaturveränderungen, er verträgt Reizmittel wie Alkohol oder Drogen nicht, es fehlt ihm an sexueller Potenz und er wird immerfort Opfer von Viren, Bakterien oder sonstigen Keimen.

Eine Auswahl von Symptomen

Diese Arznei wirkt kräftig auf die Schleimhäute, besonders diejenigen der Atemwege. Besonders bei Husten ist sie immer wieder erfolgreich gegeben worden, aber auch andere Beschwerden im Atemwegsbereich, vom Schnupfen über die Tonsillitis bis zur Bronchitis, können Corallium indizieren, wenn die Symptome übereinstimmen.

Corallium rubrum hat neben dem oben beschriebenen ›Schnellfeuerhusten‹ auch eine Art von ›Saluthusten‹, wie Hering und Clarke es nennen. Gemeint sind damit **einzelne, isolierte Stöße eines kurzen, trockenen Hustens, die den ganzen Tag über in einigermaßen regelmäßigen Abständen aufeinander folgen** — so ähnlich wie die im Minutenabstand abgefeuerten Salutschüsse nach dem Tod einer berühmten Persönlichkeit. Dieser Husten kann sich gelegentlich zu einem stürmischen, krampfhaften Anfall ›verdichten‹ und intensivieren.

Ein Ergebnis der Corallium-Wirkung auf die Schleimhäute ist, daß diese sehr empfindlich werden, und zwar insbesondere gegen jede **Temperaturveränderung der eingeatmeten Luft.** »Jede Luftveränderung bringt den Patienten zum Husten« (Hering), ganz besonders der Übergang vom Warmen ins Kalte, etwa **beim Verlassen eines warmen Zimmers.**

Diese Empfindlichkeit läßt an CISTUS CANADENSIS denken, zumal sie bei Corallium ebenfalls mit eigentümlichen Kälteempfindungen von Kälte verbunden ist. Doch die Corallium-Empfindung ist eher die von **kaltem Wind oder Luftzug** im Körper, während bei CISTUS meist einfach von einem Gefühl der Kühle die Rede ist. Zu den Symptomen, die Corallium mehrfach hervorgerufen und geheilt hat, gehört zum Beispiel: »Beim tiefen Einatmen ist's, **als wenn die Luft eiskalt wäre, die durch die Luftwege streift**, mit einigem Hustenreiz und vielem beschwerlichem Ausrachsen des Bronchialschleims, früh.« In der Prüfung findet sich übrigens auch das Symptom: »**Große Trockenheit der Nasen- und Rachenschleimhaut.**« Doch sind die ›Windgefühle‹ von Corallium keineswegs auf die Atemwege beschränkt. Sie können zum Beispiel auch im Kopf wahrgenommen werden: »Beim schnellen Bewegen oder Schaukeln des Kopfes ist es ihr, **als ginge Wind durch die Schädelhöhle.**« Der Kopf kann »wie leer« und »wie hohl« sein, so daß der Wind hindurchzupfeifen scheint.

Besonders empfindlich ist bei Corallium-Patienten der **Nasen-Rachen-Raum.** Nash hat dieses Mittel als »die nützlichste aller Arzneien bei **Retronasalkatarrh**« bezeichnet. Ein vielfach bestätigtes Prüfungssymptom: »**Starke Nasenschleimabsonderung durch die hinteren Nasenlöcher, was ihn zum steten Räuspern nötigt**.«

Ein Schlüsselsymptom von Corallium rubrum bei allen möglichen Arten von Beschwerden ist ein **Verlangen nach sauren Speisen**, das sehr stark sein kann (vgl. HEPAR SULPHURIS, VERATRUM ALBUM). Besonders wenn die Schleimhäute der Atemwege affiziert sind, wie es oben beschrieben wurde, kann ein auffallendes Verlangen nach Saurem den Ausschlag für Corallium rubrum geben. Und ein **Appetit auf Salziges, insbesondere auf gesalzenes Fleisch**, kann ebenfalls sehr ausgeprägt sein. Die beiden Speiseverlangen müssen übrigens keineswegs zusammen auftreten. Wenn eines von ihnen in ungewöhnlichem Maße vorhanden ist und weitere Symptome von Corallium vorliegen, sollte man aber auf jeden Fall an dieses ›kleine‹ Mittel denken.

Ein wichtiges Merkmal von Corallium ist schließlich die **Empfindlichkeit gegen beide Temperaturextreme**, also nicht nur gegen Kälte, sondern auch gegen Wärme. Dies ist ein gutes Unterscheidungskriterium zwischen HEPAR SULPHURIS und Corallium rubrum. In der Corallium-Prüfung heißt es: »**Deckt er sich im Bett auf, so ists ihm zu kalt, und unter der Decke zu heiß**« (vgl. MERCURIUS). Ist der Körper brennend heiß, so kann Entblößen lindern (etwa einen starken, zur Stirn herausdrückenden Kopfschmerz). Andererseits findet man in der Prüfung auch: »Die heißen Teile frieren beim Entblößen.« Und schließlich: »Den Hitz- und Kältesymptomen tut künstliche Hitze wohl.«

Die Hautveränderungen des Mittels haben meist, wenigstens zunächst, seine eigene Farbe: **korallenrot**. »Anfangs korallen-, dann dunkel-, endlich kupferrote, glatte Flecke an der Handfläche und an einzelnen Fingern.« Corallium hat aber nicht nur bei derartigen roseola-ähnlichen Effloreszenzen, sondern auch bei rauhen, frieselartigen roten Hautausschlägen heilend gewirkt, wenn sie ein mehr oder weniger rundes Areal einnahmen. Berichtet wird zum Beispiel die schnelle und vollständiges Heilung eines Ausschlags an beiden Ellenbogen, der sich »wie eine Raspel anfühlte«.

Corallium ist ein vorwiegend **linksseitiges Mittel**, viele Symptome treten hauptsächlich oder ausschließlich auf der linken Körperseite auf.

Kopf

Bereits genannt wurden die Empfindungen, **als wäre der Kopf leer und hohl** und **als ginge beim Bewegen des Kopfes Wind durch den Schädel**.

Andererseits gibt es auch Empfindungen des **Drückens von innen nach außen** und der **Vergrößerung**: »Der Kopf kommt ihr sehr groß, etwa um das Dreifache vergrößert vor.« Heftiger Kopfschmerz, als wenn die Scheitelbeine auseinandergetrieben würden. Bücken verschlimmert diese Schmerzen meist und kann außerdem bewirken, daß alles Blut in Kopf und Gesicht schießt (BELLADONNA).

Diese Symptome können Corallium bei einer **Sinusitis** indizieren. Ein weiteres Prüfungssymptom: »**Kopfschmerz wie vom Druck an der Stelle der Stirnhöhlen, bei vermehrter Absonderung des Nasenschleims**, im Freien erleichtert.«

Eine interessante Modalität: »Äußerst heftiger Kopfschmerz, zur Stirn herausdrückend, der den Kopf von einem Ort zum andern zu bewegen nötigt, aber weder dadurch noch durch Aufsitzen, wohl aber **durch beinahe gänzliches Entblößen des brennend heißen Körpers** auf eine kurze Zeit **gelindert** wird.«

Drückender Kopfschmerz in der Stirn, so daß sie die Augen nicht offenhalten kann; besser durch Gehen und Bewegung im Freien.

Drücken in Stirn und Schläfe, »wobei ihr das **Vorderhaupt wie plattgedrückt** erscheint«.

Augen

Drücken in den etwas geröteten Augen, als ob Sand darin wäre, abends.

Beim Schließen der Augenlider heiße Empfindung im Auge, als ob es in Tränen schwämme.

Wundheitsschmerz der Augen, sobald die Augäpfel oder auch nur die Lider bewegt werden.

Nase

Die bedeutsamsten Symptome in diesem Bereich sind die **starke Schleimsekretion durch die Choanen mit Nötigung zum Räuspern** und das **Gefühl, als wäre die eingeatmete Luft eiskalt**.

Chronische Erkältungen mit Verstopfung der Nase, die gar nicht mehr aufhören wollen; eine Erkältung geht in die nächste über. **Verstopfung nur des linken Nasenlochs**.

Große Trockenheit der Nasenschleimhaut.

Ein seltsames Prüfungssymptom: »Nach zweitägigem Stockschnupfen ein sehr heftiger Fließschnupfen, wobei ein dem geschmolzenen Unschlitt [= Talg] ähnlicher, auch ähnliche Flecken in der Wäsche bildender Schleim in solcher Menge abfloß, daß in einer Stunde vier Sacktücher voll wurden. Der beschriebene geruchlose Schleim tröpfelte aus der Nase so frei heraus wie das Blut beim Nasenbluten, hörte auf eine kurze Zeit auf und kam dann wieder, durch 2 Wochen.«

Schmerzgefühl, als würde das Nasenbein auseinandergetrieben, teils bis in die Stirnhöhle, teils gegen die Augen und bis in die Schläfen ziehend.

Gesicht

Gesichtshitze, durch Vorbeugen des Kopfes vermehrt.

Wird blaurot und sogar schwarz im Gesicht, bei heftigstem krampfhaftem Husten mit Atemnot.

Gesichtsschmerzen, meist auf der linken Seite auftretend: »Ein äußerst empfindlicher Ziehschmerz in der äußeren Wand der linken Orbita, von wo aus sich der Schmerz bis hervor unter das Wangenbein erstreckte.« Oder: Zerschlagenheitsschmerz des linken Wangenknochens, schlimmer bei Berührung.

Ebenfalls linksseitig ist ein Verrenkungsschmerz im Kiefergelenk, der bei starker Abduktion des Unterkiefers sowie beim Beißen und Gähnen auftritt. Linke Submandibulardrüsen geschwollen und schmerzend, besonders beim Schlucken und Vorbeugen des Kopfes.

Aufgesprungene, schmerzhafte Lippen.

Mund

Die beiden linken Zahnreihen werden wie stumpf empfunden, als ob die Zähne zu nah aneinander wären oder **als ob zwischen je zwei Zähnen etwas Zähes, Klebriges stecken würde**.

Weiß belegte Zunge.

Störungen des Geschmackssinns: alles schmeckt wie Sägespäne; Mehlspeisen schmecken wie Stroh; Bier schmeckt süß.

Hals

Hier stechen das **Gefühl, als wäre die eingeatmete Luft eiskalt**, und die große **Trockenheit der Rachenschleimhaut** hervor.

Sehr häufig rezidivierende Tonsillitiden. Katarrhalische Beschwerden im Hals. **Muß dauernd räuspern, weil so viel Schleim durch die Choanen in den Rachen kommt**.

Atemwege

Das wichtigste Leitsymptom soll noch einmal im Originalwortlaut wiederholt werden: »**Beim tiefen Einatmen ist's, als wenn die Luft eiskalt wäre, die durch die Luftwege streift**, mit einigem Hustenreiz und vielem beschwerlichem Ausrachsen des Bronchialschleims, früh.«

Schleimhäute von Hals und Brust so empfindlich, daß jede Temperaturveränderung der eingeatmeten Luft, insbesondere von Warm nach Kalt, Husten erregt.

Husten. Corallium hat sich als hilfreich erwiesen bei:

Schnellfeuerhusten; Hustenattacken, die mit sehr schnellem Husten beginnen und **wo die Anfälle so dicht aufeinanderfolgen, daß sie fast ineinander überzugehen scheinen**; Patient hustet so lange, bis er schlaff wie eine Fetzenpuppe in die Kissen zurückfällt.

›Saluthusten‹; **einzelne, isolierte Hustenstöße in regelmäßigen Abständen den Tag über**, abends zu einem heftigen Krampfhustenanfall sich steigernd. Oder: Hustenanfälle alle 10–15 Minuten, gelegentlich eine Stunde lang aussetzend, besser nachmittags und abends, schlimmer nach Mitternacht und vormittags; starke Glottiskrämpfe, die den Husten kruppartig klingen lassen.

krampfhaftem Husten der Kinder, der so heftig ist, **daß sie keine Luft mehr bekommen und blaurot bis schwarz im Gesicht werden**, mit Gefühl von Eiseskälte der eingeatmeten Luft. Dabei häufig **inspiratorischer Stridor.**

Hustenanfällen, die in der zweiten Nachthälfte und vor allem morgens schlimmer werden; den Attacken geht ein Erstickungsgefühl voraus. Laryngospasmus, schlimmer im Schlaf und nach dem Aufwachen.

Auswurf fühlt sich kalt an.

Magen

Appetitlosigkeit; alles scheint wie Sägespäne zu schmecken; starker Durst.

»Verlangen nach Saurem.« »Verlangen nach gesalztem Fleisch.«

Eine Stunde nach dem Essen: heiße Wangen, brennendheiße Stirn, kalte Füße.

Übelkeit: mit trockener Zunge; mit heftigem Kopfschmerz, sowohl Übelkeit als auch Kopfschmerz stark verschlimmert durch Aufsitzen.

Rektum und Stuhl

Sechstägige Stuhlverstopfung, danach ein breiiger, reichlicher Stuhlgang.

Harnwege

Harnbrennen.

Lehmfarbiger Urin, mit ähnlich gefärbtem Bodensatz.

Männliche Genitalien

Corallium rubrum ist bei »oberflächlichen, hie und da speckigen, mehr aber roten Geschwüren an Eichel und Vorhaut, mit leicht entfernbarer, kopiöser, dünner, übelriechender Jauche bedeckt«, benutzt worden.

Balanitis, Eichel rot, geschwollen, Risse aufweisend, gelblichgrünen Eiter und übelriechenden Schleim abgebend.

Anschwellen der Vorhaut, **deren Rand bei Berührung mit der Kleidung wund schmerzt.** Bändchen der Vorhaut schmerzt wie von feinen Nadeln verletzt.

Starker Schweiß der Geschlechtsteile.

Gehäufte Pollutionen im Schlaf; ohne Erektion, ohne erotische Träume; sexuelle Schwäche und **Spermatorrhoe.**

Schlaf

Schläft mit dem Kopf unter der Bettdecke.

Er schläft vor Mitternacht nicht ein, wirft sich dabei im Bett umher, kann nirgends Ruhe finden. **Deckt er sich auf, so ists ihm zu kalt, und unter der Decke zu heiß.**

Haut

Roseola und ähnliche Effloreszenzen; glatte Flecke, erst korallen-, dann dunkel-, endlich kupferrot, an Handfläche und Fingern.

Ein geheilter Fall eines anderen Hautausschlages: »Ein rauher, roter, juckender, frieselartiger Blütenausschlag, eine Rundung von 3 Zoll im Umfang bildend, wie eine Raspel sich anfühlend, schon 14 Tage bestehend und zu verschiedenen Zeiten sich verschlimmernd, an beiden Ellenbogen einer 52jährigen Frau, wich auf Corallium rubrum … in zwei Tagen, so daß man keine Spur davon auffinden konnte« (nach Rückert, *Klinische Erfahrungen*, Band 4, Seite 239).

INDEX DER ARZNEIQUERVERWEISE